Thieme

Christiane Kuhlmann

Psychodynamische Osteopathie

Ein Ansatz in der Traumabehandlung

17 Abbildungen

Georg Thieme Verlag
Stuttgart • New York

Bibliografische Information der Deutschen Nationalbibliothek
Die Deutsche Nationalbibliothek verzeichnet diese Publikation in der Deutschen Nationalbibliografie; detaillierte bibliografische Daten sind im Internet über http://dnb.d-nb.de abrufbar.

Anschrift
Christiane Kuhlmann
Osteopathie Kuhlmann
Praxis für Osteopathie
Otto-Nagel-Str. 3
14467 Potsdam
Deutschland

Ihre Meinung ist uns wichtig! Bitte schreiben Sie uns unter:
www.thieme.de/service/feedback.html

Rüdigerstr. 14
70469 Stuttgart
Deutschland
www.thieme.de

Printed in Germany

Umschlaggestaltung: Thieme Gruppe
Coverfoto: Thieme Gruppe
Zeichnungen: Karin Baum, Paphos, Zypern
Anatomische Aquarelle aus: Schünke M, Schulte E, Schumacher U. Prometheus. LernAtlas der Anatomie. Kopf, Hals, und Neuroanatomie. Illustrationen von M. Voll und K. Wesker. 4. Aufl. Stuttgart: Thieme; 2015
Satz: L42 AG, Berlin
Druck: Westernmann Druck Zwickau GmbH, Zwickau

DOI 10.1055/b-004-129700

ISBN 978-3-13-219721-3 1 2 3 4 5 6

Auch erhältlich als E-Book:
eISBN (PDF) 978-3-13-219711-4
eISBN (epub) 978-3-13-219691-9

Vorwort

Die Osteopathie war eine Offenbarung für mich, als ich sie kennenlernte. Sie ist es bis heute, und es ist nicht absehbar, dass sich dies ändert.

Sie ist ein vollkommen schlüssiges Zusammenspiel, das sich zusammensetzt aus viszeraler Osteopathie, kraniosakraler Osteopathie und parietaler Osteopathie, den berühmten drei Säulen, auf die sich diese manuelle Medizinform stützt.

Dennoch stieß ich während meiner Behandlungen immer mal wieder an Grenzen, Grenzen, von denen ich hoffte, sie würden sich mehr und mehr nach außen verschieben, wenn ich nur mehr Berufserfahrung oder noch den ein oder anderen Kurs zur Vertiefung addieren könnte. Mich ließ die Frage nicht los, was die eigentliche Dysfunktion sein könne und wieso der Körper auf diese Weise reagiert hatte. Teilweise hatte ich mit dieser Lernstrategie Erfolg. Teilweise.

Meine innere Suchbewegung mit der Frage nach dem Warum und einem liebevoll durch eine meiner Mentorinnen in meinem Nacken platzierten Satz: „Dig on!“ wurde ein Finden. Natürlich vollkommen anders, als ich es mir vorgestellt hatte. Ich wachte nicht eines Morgens auf und hatte eine Erkenntnis. Traumatische Ereignisse und Konflikte in meinem eigenen Leben gaben mir den Schlüssel in die Hand: Ich erfuhr am eigenen Körper und an seinen Reaktionen, was für ein unglaublich feines Messinstrument dieser Körper ist und wie genau er abbildet, was wir erleben. Auch erlebte ich leiblich, dass manche dieser Reaktionen noch lange erhalten bleiben, selbst wenn der Auslöser verschwunden ist.

Auf einmal erkannte ich ähnliche Abbildungen auch bei manchen Patienten und begann, eine Karte anzulegen. Ich hoffte, dass darin eine Regelhaftigkeit liegen könnte. Meine Anamnese wurde genauer, auch und vor allem im Hinblick auf psychische Traumata – und nach und nach fügte sich das Bild zusammen.

Gleichzeitig wurde mir klar, wie viel Verantwortung wir für unsere Patienten haben und dass ein alleiniges Ansprechen oftmals in eine Retraumatisierung führte, selbst wenn Patienten ins Weinen kamen. Weinen wird in vielen Therapieformen als ein wunderbares Lösungsgeschehen interpretiert – jedoch empfand ich es oft eher als kathartisch. Ich stellte fest, dass es unterschiedliche Arten des Weinens gibt und dass nur der Körper Auskunft darüber gibt, ob tatsächlich ein Lösungsprozess stattgefunden hat oder eine weitere Traumatisierung hinzugefügt wurde. Hier machen verschiedene Disziplinen den Unterschied zwischen emotionaler und vegetativer Entladung. Eine reine emotionale Entladung lässt sich, wenn die vegetative, körperliche Entladung nicht erfolgt ist, beliebig oft wiederholen und wird dadurch beileibe nicht gelöst.

Ich begann, mehrere psychotherapeutische und alternativmedizinische Aus- und Weiterbildungen zu machen. Nun kam ich mit den wunderbaren Sichtweisen und Erkenntnissen vieler neuer Lehrer in Kontakt, erkannte, dass meine durch eigene und Patientenerfahrung gespeiste körperliche Landkarte und ihre Abbildungen der Traumata erweitert und ergänzt werden konnte durch die längst beschriebene Organ- und Körpersprache anderer Disziplinen wie der Traditionellen Chinesischen Medizin (TCM), die Kinesiologie und die klassischen Psychotherapiegrundlagen der Übertragung und Gegenübertragung, die in einen körperlichen Dialog münden können. Ich lernte verschiedene körperpsychotherapeutische Methoden wie die biodynamische Psychotherapie. Später fügte ich die Hypnotherapieausbildung nach Milton Erickson hinzu mit dem Wunsch, auf jeden Fall gewährleisten zu können, einen Patienten stabil nach Hause zu entlassen, wenn eine Therapiestunde vorüber, das Problem aber noch nicht gelöst war. Auch die Ausbildung im Somatic Experiencing von Peter Levine und die Ausbildung in Systemaufstellungen bei Albrecht Mahr fügten meinem Werkzeugkoffer wertvolle Instrumente hinzu. Und schließlich studierte ich anthroposophische Medizin und Physiognomie und konnte darüber Thesen aufstellen, welche Person vermutlich wie auf ein bestimmtes Problem reagieren würde oder reagiert hatte analog den ihr eigenen und einzigartigen Strukturen. Wiederum wurde die Kartografie des Körpers ergänzt und lebendiger.

Ich verstehe mich als Vollblutosteopathin und so integrierte ich sämtliches Gelernte in die körperliche Organisation und ins Erfahrbare und Palpierbare im menschlichen Körper.

Meine Frage war dann schnell, ob diese Erkenntnisse und die Umsetzung in eine für uns Osteopathen wichtige Gewebequalität samt deren Beeinflussbarkeit meiner eigenen Intuition geschuldet sei oder ob dem eine auch für andere erfahrbare Regel innewohnt. Ich lud sowohl Studenten wie auch Therapeuten in mein Osteopathiezentrum ein, um in Erfahrung zu bringen, ob diese Art der Anamneseergänzung und des Sicht- und Tastbefunds sowie der therapeutische Umgang damit für sie erstens nachvollziehbar und zweitens bereichernd für ihre Therapie sei. Ihre Antwort war einhellig und bestätigte mir, dass darüber das große Feld der psychosomatischen Erkrankungen über die Osteopathie erschließbar und ergänzend behandelbar wurde – die psychodynamische Osteopathie war geboren. Mir ist durchaus klar, dass wir als Osteopathen in langer Tradition mit vielen Techniken ebenfalls psychosomatische Manifestierungen im Körper behandeln, auch ohne dies psychodynamische Osteopathie zu nennen. Jedoch – und daher kommt der Name psychodynamische Osteopathie – führe ich ganz bewusst die Sprache mit ein in die Behandlung. Neben dem körperlich-geweblichen Dialog gibt es einen verbalen Dialog, der Bewusstwerdung über das eine oder andere zugrunde liegende Thema ermöglicht und sich nach der Bearbeitung im körperlichen Nervensystem eine Alternative eröffnet, die ewige Schleife der Wiederholung zu durchbrechen und eine andere, reife Entscheidung zu treffen.

Immer noch bin ich auf der Reise, immer noch auf der Suche im Finden. Mich hat eine tiefe Ehrfurcht ergriffen vor den erahnbaren inneren und äußeren Zusammenhängen des Seins und des Lebens – obgleich die Erkenntnis nur ein Bruchteil dessen sein kann, was es wirklich ist. Viele der Gedankengänge sind noch nicht zu Ende gebracht und zeigen meine derzeitigen Grenzen. Ich bin mir sehr bewusst darüber, dass das Sammeln und das erkennende Zusammenfügen ein fortlaufender, wahrscheinlich lebenslanger Prozess sein wird und dass es viele Blickwinkel gibt, so wie es ganz unterschiedliche Patienten gibt, die in ihrer Vielgestalt und zu verschiedenen Zeitpunkten ihres Prozesses differenzierte und sicher nicht konforme Interventionen benötigen, um den nächsten Schritt auf ihrer individuellen Reise zu tun. Die weitere Entwicklung liegt längst in unser aller Hände und hat es immer getan.

Die psychodynamische Osteopathie ist eine durch viele Lehrer und Disziplinen gespeiste Therapieergänzung und beileibe nicht durch mich ganz neu erfunden. Dennoch kann ich nur verantwortlich zeichnen für das, was ich erprobt habe: Aus diesem Grund gibt es einen speziellen Behandlungsaufbau, der den Namen PDO trägt. Allein dieser Behandlungsaufbau ist durch empirische Arbeit in seiner Wirkweise gestützt.

Ich habe eine spezielle Behandlungstechnik entwickelt und sie zunächst den „Kuhlmann-Release“ genannt. Diese habe ich weder gelehrt bekommen noch irgendwo beschrieben gefunden. Wenn wir über das Gleiche reden wollen, müssen wir einen Namen haben. Es dient also nichts anderem als der Unterscheidbarkeit. Mir ist folgendes Phänomen aufgefallen: Wie sehr verbinden wir mit dem Namen Lisfranc das Leben und Wirken des gleichnamigen Herrn? Gar nicht – jedoch wissen wir sofort, wo die von ihm beschriebene Gelenklinie liegt. Und so bekommt der Name ein eigenes, vollkommen Losgelöstes von dem tatsächlichen Ich der Person. Und statt der Aufzählung sämtlicher Gelenkpartner ebendieser Linie am Fuß sagen wir einfach „Lisfranc“. Ein zweites Problem ist die noch nicht nachgewiesene Wirkachse. Sollte ich also den Namen Hypothalamus-Hypophysen-Nebennierenrinden-Achsen-Release wählen, würde dies bedingen, dass eine wissenschaftliche Nachweisbarkeit des Releases dieser Achse gewährleistet ist. Das ist es noch nicht. Ich experimentiere gerade mit einem einfachen Kortisolspeicheltest und der Herzratenvariabilität. Aber auch dadurch lässt sich nicht zweifelsfrei belegen, dass es wirklich diese Achse ist, der wir die Wirkung zuschreiben dürfen. Daher bot sich auch vor diesem Hintergrund ein neutraler Name, d. h. ein Projektname, an. Vor allem jedoch geht es mir darum, dass wir in den Kursen sogleich und ganz unvoreingenommen beginnen, zu forschen und zu experimentieren und uns nicht an Namen abzuarbeiten, von denen mein Anatomieprofessor ganz richtig sagte, sie seien nur Schall und Rauch. Und so bin ich mit der Zeit dazu übergegangen, das weniger strittige Wort PDO-Release zu wählen.

Ich bin sicher, dass das Feld der psychodynamischen Osteopathie ein so großes ist, dass immer mehr Dinge folgen werden. Sie alle haben ihren Platz darin. Denn das bisher Gefundene kann nur der Rahmen sein. Sie werden es weiter füllen oder haben längst andere Bausteine hinzugefügt.

In diesem Buch möchte ich den Neugierigen teilhaben lassen an den kleinen Mosaiksteinchen, die ich fand, und wie sie sich für mich in das große Bild einfügen.

Sie sind herzlich eingeladen, es auszuprobieren und auf Ihrer eigenen Reise als Inspiration zu nehmen.

Hamburg, im Juli 2019
Christiane Kuhlmann

Zum Gebrauch dieses Buches

Weder bin ich eine Philosophin noch bin ich eine Neurobiologin oder Bindungsforscherin. Was mich ausmacht, ist meine leidenschaftliche Neugier und Offenheit für verschiedene Richtungen. Ich bin neugierig darauf, was den Menschen ausmacht, sein Wachsen und Werden, sein Sein und sein Zusammensein mit anderen. Mich interessiert, weshalb Menschen nicht ihr volles Potenzial leben, und auch, was ich in meiner kleinen Osteopathiepraxis dazu beitragen kann, dass hemmende Hindernisse nicht mehr im Weg stehen, sondern der Weg in die eigene Erfüllung freigegeben wird. Ich bin überzeugt davon, dass Menschen dann weder ein Burn-out erleiden noch auf irgendeine andere Art und Weise symptomatisieren müssen. Letztendlich ist das für mich vielleicht sogar eine Form der Friedensarbeit: Denn wenn ein Mensch in Kontakt mit seinem Herzen und seiner Seele ist, ist es nicht mehr so leicht, andere über den Tisch zu ziehen oder sich unredlich zu verhalten – es würde im Widerspruch zur eigenen Wahrheit stehen. Damit wird der Mensch zur Quelle des friedlichen Miteinanders.

Daher habe ich begonnen, verschiedene Quellen aus Unterrichtsmaterial, Kursen und Kongressen, Büchern, Vorträgen und Aufsatzpublikationen, aus Gesprächen und eigenen Beobachtungen, Gedanken und Erfahrungen zusammenzutragen. Sie finden am Ende des Buches diese Quellenangaben, Urheber und Inspiratoren und Sie sind eingeladen, sich persönlich von der Reichhaltigkeit ihrer Arbeit zu überzeugen – für viele ist es ihr Lebenswerk. Diese zu achten und gleichzeitig einen Überblick zu geben über das, was in der Traumaarbeit meines Erachtens wichtig ist und mit hineinspielt, ist ein Drahtseilakt. Und muss ob der Fülle bruchstückhaft bleiben.

Das Buch ist in die Themenbereiche aufgeteilt, die ich in meinen Kursen unterrichte. Sie entsprechen dem Behandlungsaufbau einer PDO-Behandlung und beinhalten die Quintessenz der hierzu erforderlichen Informationen. Hintergrundinformationen zu den sehr komplexen und ganzheitlichen Betrachtungsweisen der Anthroposophie, TCM oder des Ayurveda, die ebenfalls einfließen, können und sollen nicht vollumfänglich dargelegt werden:

1. **Grundlagen:** In diesem Kapitel finden Sie verschiedene Grundlagen zur therapeutischen Beziehung, hier: therapeutische Haltung mithilfe des Tetraeders.
2. **Trauma:** Um das Trauma als solches und dessen Folgen nachvollziehen zu können, folgen in diesem Kapitel Grundlagen zur Entwicklung des Gehirns, zur Dissoziation und Spaltung und der Funktionsweise des Gehirns und Nervensystems bei Gefahr. Die Polyvagal-Theorie mit den adaptiven Reaktionen des autonomen Nervensystems, zu denen die Defensivreaktionen gehören, ist beschrieben, und es wird ein Überblick über die beiden Traumaformen, das Schock- und das Entwicklungstrauma, gegeben. In diesem Zusammenhang darf das Thema Bindung nicht fehlen.
3. **Erkennen:** Diesem Kapitel zugeordnet ist das, was der Körper als Ausdrucksfläche der Seele erkennen lässt: der Körper als Prozess. Hier ist in meinem Unterricht auch die Physiognomie platziert als Ausdruck gewordene Eigenschaften. Da es mittlerweile das gut strukturierte Buch *Physiognomik* von Rau und Rau [186] gibt und diesem nichts weiter hinzuzufügen ist, habe ich diese Inhalte nicht aufgenommen. In diesem Buch finden stattdessen exemplarisch drei für unsere Arbeit in der PDO wichtige Organe aus dem Blickwinkel der Anthroposophie Platz: das Blut als Organ, das Herz und die Niere.

   Hier würden darüber hinaus alle übrigen Organe aus dem anthroposophischen Blickwinkel betrachtet sowie Dinge, die Sie aus der viszeralen Osteopathie, der TCM oder dem Ayurveda gelernt haben, hineingehören: Organbedeutungen, Ausdruckszonen etc. Auch Mimik und Körpersprache sind ein großer Bereich des Erkennens eines Gegenübers – all dies hat hier keinen Platz gefunden, würde den Rahmen jedoch wundervoll füllen. Fühlen Sie sich eingeladen, genau das zu tun!

4. **Benennen:** Hierunter finden Sie ein Plädoyer für die Sprache in der Osteopathie. Da dies vielleicht ungewöhnlich ist, habe ich etwas mehr Raum für dieses Thema vorgesehen. Es geht um Reden und Schweigen – und um die Tücken der Erinnerungen.
5. **Behandeln:** Im Mittelpunkt steht natürlich vor allem eines, das Behandeln. In diesem Kapitel finden Sie sprachliche Mittel und Tools, in diesem Sinne spezielle Techniken. Und Sie lernen etwas über den Behandlungsaufbau, den ich auf diese Weise entwickelt habe, der Sie aber nicht einengen soll: Sie können hier wiederum den Rahmen füllen. Die Trance bzw. der innere Raum und der Grundgriff, der in den PDO-Release mündet, bilden das Gerüst, auf dessen Basis Sie z. B. wunderbar Eye Movement Desensitization and Reprocessing (EMDR) oder systemische imaginative Elemente einsetzen können.
6. Zum Abschluss des Buches finden Sie einen Überblick über einen **Behandlungsaufbau**.

Fallbeispiele, denen reale Behandlungen zugrunde liegen, die allerdings namentlich verändert wurden, habe ich in die verschiedenen Bereiche eingestreut. Diese Behandlungen kann man so oder ganz anders durchführen, sie bilden meine zu diesem Zeitpunkt getroffene therapeutische Entscheidung ab.

Grundlage aller therapeutischen Wege kann die Herzkohärenz sein, die Ihnen ziemlich sicher den Weg weist. Die Reaktionen des Patienten sind maßgebend dafür, ob die Richtungen dann beibehalten oder verändert werden müssen. Die Absicht, die wir therapeutisch haben, darf nicht über der Wirkung stehen.

Inhaltsverzeichnis

Autorenvorstellung

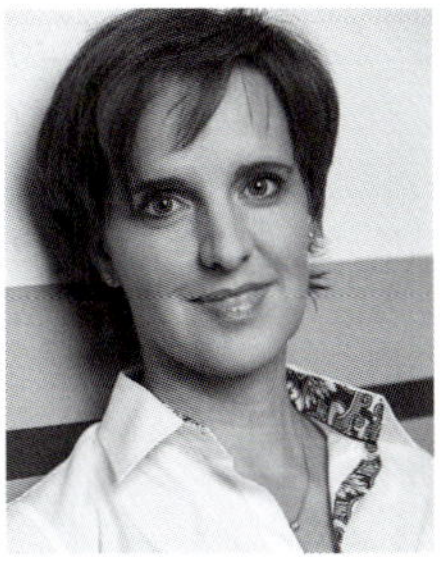

Christiane Kuhlmann

Berufliche Qualifikation

- Studium Osteopathische Medizin, College Sutherland
  Masterstudiengang pädiatrische Osteopathie, Osteopathieschule Deutschland und University of Wales
  Studium anthroposophische Medizin, Ärzteseminar Witten/Herdecke
  Heilpraktikerzulassung

Weiterbildung

- Biodynamische Osteopathie, Dr. James Jealous
  BLT-Kurse
  SCC-Ausbildung Kraniosakrale Osteopathie am Cranial College Sutherland London
  Fasziale Decodierung, Serge Paoletti
  Viszerale Osteopathie, Jaap van der Wal
  Patrick van den Heede
  Viszerale Osteopathie, Jean-Paul Barral
  Viszerale Osteopathie, Thomas Hirth
  Funktionelle Sprech-Stimmstörungen, Jacob Liebermann
  Osteopathie in der Gynäkologie und Geburtshilfe, CORPP

Berufspraxis

- 2019 Überführung des Osteopathiezentrums Kuhlmann in eine Gemeinschaftspraxis zusammen mit Lisa Marie Schmecht
  2016 Gründung der Praxis für Osteopathie Potsdam
  2010 Gründung und Leitung des Osteopathiezentrums Kuhlmann
  2007 Gründung des Osteopathiezentrums Martinistraße mit Peter Wührl
  seit 2004 Tätigkeiten als Osteopathin in folgenden Praxen: Praxis Friederike Kaiser, Praxis Dr. Christoph Bäumer, Praxis Torsten Liem und Praxis Bellevue

Ausbildung

- SE-Training nach Peter Levine
  Hypnotherapieausbildung, Milton-Erickson-Institut Hamburg
  Ausbildung Energetische Psychotherapie EDxTM Fred Gallo
  Ausbildung Systemische Familien- und Strukturaufstellungen bei Dr. Albrecht Mahr
  Ausbildung zur Physiotherapeutin, Anna-Stift Hannover

Lehre

- Dozentin national und international mit den Schwerpunkten Osteopathie im viszeralen Bereich, Kinderosteopathie, Psychodynamische Osteopathie®, Psychophysiognomie

1 Grundlagen

Trauma ist so alt wie die Menschheit selbst. Es findet nicht nur statt, wenn man es selbst erlebt, sondern kann auch stattfinden, wenn man Zeuge eines schlimmen Erlebnisses ist. Außerdem ist es in seiner Auswirkung nicht nur beschränkt auf denjenigen, der ein solches Ereignis selbst erlebt hat, sondern teilt sich in seiner Schwingungsfrequenz auch der Umwelt mit – ein traumatisierter Mensch reagiert und interagiert anders.

Es ist etwas, was ein natürlicher Teil unseres Lebens ist. Trauma ist also allgegenwärtig. Auf der Suche nach Nahrung und Unterkunft sowie nach einem überlebenswichtigen sozialen Netzwerk haben sich Menschen seit Urzeiten immer wieder in solche herausfordernde Situationen, ja sogar Kriege begeben, zumal der Mensch diese Ziele mit vielen Spezies teilt.

Allerdings stammen wir von Menschen ab, die Traumata überlebt haben, d. h., deren Nervensystem einen Weg gefunden hat, damit umzugehen.

1.1 Grundlegendes zur Arbeit mit Traumatisierung

Zuallererst findet ein Trauma im **autonomen Nervensystem** statt; weder das Bewusstsein im Großhirnbereich noch die emotionale Komponente des limbischen Systems haben hier einen Einfluss. Das autonome Nervensystem schärft in Sekundenbruchteilen alle seine Sinne, um die Quelle der Gefahr ausmachen zu können: „Was ist es? Wo ist es? Ist es gefährlich?"

Die Reaktion des autonomen Nervensystems umfasst Fliehen, Kämpfen oder Totstellen, und es stellt die hierfür notwendigen Transmitter und Botenstoffe zur Verfügung. Die Entscheidung für einen der 3 Mechanismen ist unabhängig von der Ursache des Traumas. Hier können wir über die Psychophysiognomie Rückschlüsse über **wahrscheinliche Handlungsimpulse** eines Menschen ziehen.

Die aus diesem Erlebnis möglicherweise nach Jahren entstehende Symptomatisierung sagt jedoch nichts über die Ursache des Traumas aus; diese gilt es feinfühlig und empathisch zu erforschen.

Wir unterscheiden verschiedene Arten von Trauma (Kap. 2.6). Das eine ist das **Schocktrauma**, gekennzeichnet durch ein Erleben von „zu viel", „zu plötzlich" und „völlig überwältigend", das andere sind **Entwicklungstraumata**. Diese finden sehr langsam statt und entstehen z. B. durch Ausbleiben der Bedürfnisbefriedigung oder Überforderung, die gekennzeichnet sind durch die Diskrepanz zwischen dem kindlichen Entwicklungsstand und seinen unreifen neuronalen Netzwerken einerseits und den an das Kind gestellten Anforderungen und Bedingungen andererseits. Missbrauch in seinen verschiedenen Schattierungen, so er über einen längeren Zeitraum stattfindet, wäre hier einzuordnen, kann aber beim Vorliegen von sexuellem Missbrauch auch als Schocktrauma erlebt worden sein.

Dabei ist nicht das Ereignis selbst das Trauma, sondern es wird erst dann zum Trauma, wenn das Nervensystem einer Person nicht angemessen damit umgehen konnte. So kann ein und dasselbe Ereignis auf die eine Person traumatisierend wirken, für eine andere jedoch völlig ohne Bedeutung sein. Hier ist es wesentlich, dass wir nicht in Relation zu etwas außerhalb von uns empfinden und reagieren. Zum Zeitpunkt eines Traumageschehens gibt es erst einmal die Reaktion unseres Reptiliengehirns, und es helfen keine kognitiv aufmunternden Vergleiche, die das derzeitige Erleben mit dem Grauen der Welt in Beziehung setzen: Unser inneres Empfinden beruhigt sich nicht durch das kognitive Wissen, dass es einen Völkermord in Ruanda gegeben hat.

Eine **Traumadefinition** von Judith Herman ([91], S. 33) ist hier sehr hilfreich:

> *„Traumatische Ereignisse sind außergewöhnlich, nicht, weil sie selten vorkommen, sondern weil sie die normalen Anpassungsmechanismen des Menschen an das Leben überwältigen. […] Der gemeinsame Nenner eines psychologischen Traumas ist ein Gefühl intensiver Angst, Hilflosigkeit und drohender Vernichtung."*

In diesem Zusammenhang sprechen wir von **Resilienz**, von der Widerstandskraft einer Person; und der Begriff der Resilienz ist deutlich zu unterscheiden vom Begriff der Ressource. Resilienz meint im Wortsinn „Zurückgehen in die Ausgangsform". Dies lässt sich an folgendem Beispiel verdeutlichen: Würde man versuchen, ein Eisen zu verbiegen, bis es bricht, ginge es nicht um Resilienz, auch wenn es hernach nur verbogen wäre. Würde das Eisen aber wieder in seine Ausgangsform zurückkehren, dann spräche man von Resilienz (Kap. 2.2.2).

Bei Tieren in der Steppe kann man diese Vorgänge tagtäglich beobachten. Obgleich ein Tier aus ihren Reihen gejagt und erlegt wurde und die ganze Herde in Aufruhr war, legt sich die Aufregung sehr schnell, das Nervensystem der einzelnen Tiere normalisiert sich wieder, sie grasen nach kurzer Zeit wieder friedlich weiter. Im Nervensystem findet also ein Rhythmus von Aktivierung und Deaktivierung statt.

Ein Kind zu Beginn seines jungen Lebens kann eine Regulation noch nicht selbst aufbauen, es ist angewiesen auf die Regulation/Modulation durch die Mutter. Daher ist eine gute Bindung ein wesentlicher Baustein für den späteren Umgang mit Stress und den Aufbau der Impulsregulationskontrolle. In dieser Phase der vollkommenen Abhängigkeit und fehlenden Selbstwirksamkeit ist ein Kind extrem vulnerabel, und Entwicklungstraumata sind relativ häufig.

! Merke

Jede Arbeit mit Traumatisierung bedeutet eine Arbeit mit der Grenze, da diese bei Traumaerleben zerstört worden ist.

Des Weiteren spielt der Faktor **Zeit** eine wesentliche Rolle. Zum Zeitpunkt des Traumas ist das Erlebnis als zu schnell, zu plötzlich empfunden worden, daher ist es bei der Arbeit mit dem Patienten jetzt enorm wichtig, mit ausgedehnter Zeit zu arbeiten, damit das Erleben im limbischen System differenziert wahrgenommen werden kann. Uns kommt die Aufgabe zu, diesen Prozess zu begleiten und zu gestalten.

Und zu guter Letzt spielt der **Kontakt zum Therapeuten** eine entscheidende Rolle. Natürlich ist dieser Kontakt eine Bindung im Sinne der therapeutischen Beziehung, er empfindet jedoch in ihrer Bedingungslosigkeit und Wertfreiheit eine ideale Mutter-/Vater-Kind-Beziehung im Erleben des Patienten nach, in dessen Schutz und mit dessen Hilfe er wieder lernen kann, sich selbst zu regulieren.

Die Arbeit mit traumatisierten Menschen setzt voraus, dass der Therapeut in der Lage ist, eine sichere, den Patienten stützende Bindung aufzubauen. Der Therapeut ist hierbei ein sichtbares und spürbares Gegenüber, an dem sich der Patient in der Auseinandersetzung mit seinem Trauma orientieren kann. Dieses Sichtbarwerden des Therapeuten unterscheidet sich grundlegend von der eher subtil oder integrativ begleitenden Biodynamik oder der Kraniosakraltherapie. Statt des direkten Weges hinein in die Gesundheit oder das universell Heilende – ohne Bewusstheit des Patienten in diesem Prozess – führt der Weg der psychodynamischen Osteopathie über das **bewusste Erleben** und **Integrieren** durch den Patienten.

Die **therapeutische Entscheidung** für diesen Weg findet zumeist statt, wenn man z. B. Wiederholungstendenzen, Vermeidungsstrategien oder eine Somatisierung beim Patienten bemerkt. Diese Strategien im Patienten weisen darauf hin, dass er die Themen entweder bewusst oder unbewusst nicht ablegen kann und versucht, sie auf einer anderen Ebene (oft erfolglos) zu lösen. Hier eignet sich der Weg des Bewusstseins. Dieser Weg setzt zwingend eine gute, reflektierte therapeutische Haltung voraus. Wenn sich der Therapeut der Position des Gegenübers entzieht, steht der Patient wiederum alleine davor und eine Retraumatisierung ist ein mögliches Resultat.

Ein guter Weg, bei sich **und** beim anderen zu sein, ohne von Eindrücken des Patienten oder Wahrnehmungen vielgestaltiger Art überschwemmt zu werden, ist das Tetraedermodell.

1.2

Tetraedermodell der Intelligenzen (Synergie-Modell)

Dieses Modell wurde von Dr. Hans Hein [85] entwickelt und bietet eine wunderbare (therapeutische) Grundhaltung, um bei sich **und** gleichzeitig beim anderen zu sein. Mit **Synergie** bezeichnet man das Zusammenwirken von verschiedenen Kräften, Elementen und Teilen, die durch ihr Zusammenwirken mehr ermöglichen, als es nach den Eigenschaften der einzelnen Beteiligten möglich wäre. Ein gutes Beispiel von Synergien ist das Nervensystem.

Stellen Sie sich zu Beginn vor, Sie sitzen in einem tetraedischen Körper, der Spitzpol liegt in Ihrem Rücken, nach vorn links und rechts öffnen sich die beiden Schenkel (▶ **Abb. 1.1**). Dann folgen Sie seinen Schenkeln und versuchen Sie, diese isoliert wahrzunehmen.

Beginnen werden wir mit dem Schenkel vorn rechts, der **rationalen Intelligenz**. Stellen Sie sich vor, Sie würden vollständig in diesen Pol eintauchen, nur rationale Intelligenz sein. Er wird auch in Ihrer rechten Körperhälfte repräsentiert, wer also mit dem Tetraeder Schwierigkeiten hat, begibt sich einfach in die isolierte Wahrnehmung seiner rechten Körperhälfte.

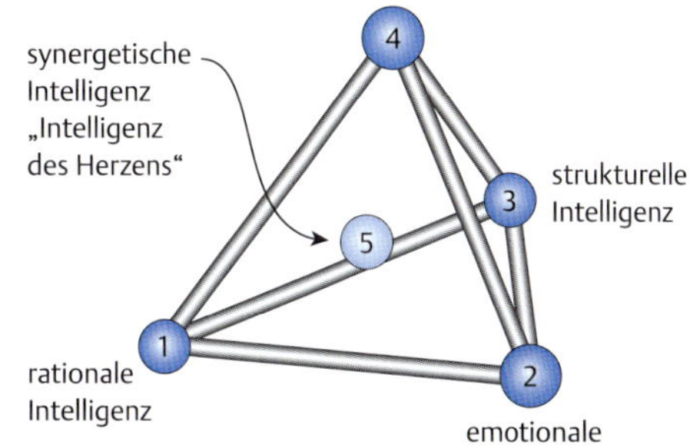

▶ **Abb. 1.1** Tetraedermodell der Intelligenzen. (Dr. Hans Hein, Hannover)

1.2.1 Rationale Intelligenz

Dazu gehören:

- Handeln, Ausführung/Umsetzung, Bewegung
- Ideen des Handelns, Planen, Erfinden, Entdecken
- Struktur des Handelns/Gebrauchsanweisung
- Überprüfen/Checken/Imitation

Diese Form der Intelligenz, eine wunderbare Kompetenz übrigens, ist eine uns wohl bekannte. Wer kennt es nicht: Der Patient berichtet über sein Symptom, und wir legen die Instrumente zurecht, ziehen Schlüsse, ohne dass wir den Patienten auch nur auf die Ursache untersucht hätten, und stürzen uns ins Gefecht, sobald der Patient auf der Behandlungsliege liegt. Diese Kompetenz mussten wir mühsam hintanstellen, als wir die Osteopathie erlernt haben, und konnten es kaum aushalten, erst einmal nichts zu machen, eben nicht in eine blinde Aktion zu verfallen. Wir mussten lernen, die Hände und den Geist stillzuhalten, dieser rationalen Intelligenz für eine kleine Weile zu entsagen, damit das Gewebe sprechen konnte und wir seiner Richtung lauschen lernten. Wenn ich unterrichte und ein Teilnehmer danach fragt, wie oft man dies oder jenes tun müsse, dann weiß ich sehr genau, dass der Teilnehmer gerade seinen rechten unteren Ast beflügeln will, einen Ast, der uns schon oft im Leben Sicherheit suggeriert hat und der wie bekanntes Terrain im Angesicht des großen Unbekannten, des Traumas, scheint.

Wir kennen diesen Ast der rationalen Intelligenz auch zu Beginn unseres Lernens der Osteopathie, wenn zuverlässig alle vier Ebenen durchschritten werden müssen, bevor wir etwas wirklich können. Wir sprechen von den vier I: Imitation, Inkorporation, Identifikation und Integration.

Das Lernen von Techniken oder Denkebenen wird eingeleitet durch die **Imitation**. Meine Hände machen genau das, was der Lehrer vorgemacht hat – und dennoch erzielen sie nicht das gleiche Resultat, sie imitieren zuerst nur. Es ist also pures Handeln ohne Verknüpfung und nur zufällig begleitet von belastbaren Aussagen über das Ertastete.

Die nächste Stufe ist die **Inkorporation** oder freier formuliert: „Der Lehrer wird einverleibt." Ich will alles wissen und erfahren, lasse keine seiner Bewegungen außer Acht, belege ihn mit Fragen, sobald ich seiner habhaft werden kann.

Die Inkorporation wird abgelöst von der **Identifikation**: „Ich bin er." Und das, was er erzählt hat, identifiziere ich nicht mehr als fremd und von außen zu mir gekommen, sondern mache es zu meinem; der eigentliche Autor verschwindet.

Erst auf der Stufe der **Integration**, dem vierten I, existieren wieder das Andere und ich. Hier wären wir dann im Bereich der strukturellen Intelligenz (Kap. 1.2.3). Aber dazwischen wollen wir der Ordnung halber noch die emotionale Intelligenz näher betrachten.

Betrachten wir wieder das Tetraedermodell: Verlassen Sie nun den rechten Schenkel und gehen Sie vollständig in den linken hinein. Versuchen Sie diesen linken Schenkel oder wahlweise die linke Körperhälfte isoliert und ausschließlich in Ihre Aufmerksamkeit zu nehmen. Der linke Pol ist repräsentiert durch die **emotionale Intelligenz**.

1.2.2 Emotionale Intelligenz

Dazu gehören:

- Fühlen
- Mitgefühl, Mitleid

Auch mit dieser Form der Intelligenz und Kompetenz ist die Mehrzahl der Therapeuten schon in Berührung gekommen. Hier ist das Fühlen, aber auch das Mitgefühl und die stufenbildende Form, das Mitleid, verortet. Hiermit ist nicht nur die rein emotionale Ebene gemeint, sondern auch die Ebene der Körperempfindungen und Sinneswahrnehmungen. Zusammenfassend könnte man sagen, dass man sich hier auf dem Wahrnehmungsschenkel des Tetraeders befindet, eigener und fremder Wahrnehmungen.

Die **Körperempfindungen** umfassen sowohl die Areale der Körperoberfläche wie auch das Körperinnere in Form bewusster Wahrnehmungen, von z. B. Farben, Geräuschen, Wärme, Kälte, Anspannung oder Kribbeln. Diese können durch den Therapeuten selbst hervorgerufen sein, z. B. in Reaktion auf Erzähltes und Anklang an seine eigene Geschichte; oder aber der Therapeut reagiert im Sinne der Übertragung ohne Bezug zum eigenen System auf das Erzählte. Das Erlernen dieser Differenzierung ist unumgänglich, damit man sich nicht im Strudel der Identifikation mit dem Patienten wiederfindet.

Das bewusste Wahrnehmen und Erleben von **Affekten** wie Freude, Traurigkeit, Wut, Eifersucht und anderen Gefühlen gehört ebenso in den linken, unteren Schenkel des Tetraeders wie das Mitgefühl mit dem Patienten.

Indem ich von der stufenbildenden Form des Mitgefühls spreche, dem Mitleid, mache ich bewusst einen Unterschied zwischen beiden, obwohl sie im Sprachgebrauch oft synonym benutzt werden. Jedoch erschafft das Mitleid eine Ebenenungleichheit. Derjenige, der Mitleid hat, erhebt sich – bewusst oder unbewusst – über den anderen. Bei dem Erleben des Mitgefühls stimme ich mich auf der gleichen Wellenlänge ein, auf der mein Gegenüber ist, wissend, dass es **sein** Wasser und **sein** Ozean sind, und bin mir meiner eigenen Identität vollkommen bewusst.

Zurück zum Tetraedermodell: Nun gleiten Sie mit der Aufmerksamkeit zu dem Spitzpol hinter sich. Wenn Sie sitzen, dürfen Sie auch vom Steißbein aus ein Lot nach unten fällen. Hier ist die **strukturelle Intelligenz** verortet.

1.2.3 Strukturelle Intelligenz

Dazu gehören:

- Regeln
- Naturgesetze
- Werte/Ökonomie
- Gesetze

Die strukturelle Intelligenz scheint unspektakulär und schafft gleichzeitig Sicherheit par excellence. Wir wissen oftmals nicht einmal um das hier Abgespeicherte, so sehr ist es Struktur geworden, und wir müssen uns bei Nachfragen verwundert die Augen reiben, wenn das Assoziativgedächtnis aus irgendwelchen Strukturhinterhöfen das gewünschte Wissen unverstaubt zutage fördert.

Hier sind **gesellschaftliche Werte** verortet und die Form, in der diese Werte ihre Niederschrift und Verbindlichkeit finden: die Gesetze. Naturgesetze wie Ebbe und Flut, Tages- und Jahreszeiten, Generationenunterschiede und der selbstverständliche Umgang damit, z. B. indem Erwachsene die Verantwortung für Kinder übernehmen, finden hier Raum. Es ist der hintere Schenkel des Tetraeders. Gleichfalls liegt hier die Ökonomie, d. h. das, worüber ich im ökonomischen Sinne verfügen kann: meine Wohnung, die Nahrung, meine Arbeitsstelle.

Regeln, über die wir nicht mehr nachdenken müssen, z.B. die Deklination von lateinischen Wörtern oder was immer sich bei Ihnen auf Ihrer höchsteigenen Strukturebene unwiderruflich eingebrannt hat, sind recht unterschiedlich. Hierzu gehören Gedichte, alte Kinderlieder oder das Vaterunser, das inkorporierte Wissen wie Fahrradfahren etc. Weckte jemand Sie nachts um vier Uhr, fragte Sie nach etwas Bestimmten, und es wäre auch im Halbwachzustand abrufbar: Herzlichen Glückwunsch, das ist die Struktur.

Folgen Sie nun im Tetraedermodell mit Ihrer Wahrnehmung einer inneren Mittellinie nach oben, bis Sie im Kopfpol und ein Stück darüber hinaus auf der Scheitelebene landen, die sich nach oben öffnet. Hier befindet sich der Punkt der **inspirativen Intelligenz**.

1.2.4 Inspirative/spirituelle Intelligenz

Dazu gehören:
- Denken
- automatisiertes Denken/Grübeln
- Affektlogik
- strategisches Denken
- Erkenntnis
- Eingebung/Inspiration
- Kreativität

Die inspirative oder auch spirituelle Intelligenz ist im Kopfpol verortet und bildet folgerichtig den oberen Pol des Tetraeders.

Auch diesen Teil kennen wir als Osteopathen nur zu gut. Er wird im Studium gefordert, indem sämtliche anatomische Gegebenheiten irgendwann verstanden, gewiss aber platziert werden sollten, Zusammenhänge erkannt werden müssen und schlussendlich alle Teilgebiete, beispielsweise Embryologie, Anatomie, Physiologie, Pathologie, Pharmakologie und Radiologie, zu einem großen Ganzen zusammengefügt werden. Erst dieses **umfassende Wissen** macht die Osteopathie zu einer ganzheitlichen Medizinform!

Weiter ist der inspirativen Intelligenz eine **ordnende Rolle** im situativen Erlebnisfluss des Lebens zuzuschreiben. Zeitliche Ereignisse in eine Reihenfolge zu bringen, sich zu erinnern, aus einem bewusst gewählten Abstand heraus etwas zu betrachten oder eine Zukunftsperspektive zu entwickeln – all dies gehört in diese Region.

Die **Kreativität** auch großer Denker, Dichter und künstlerisch Schöpfender fußt zumeist auf fundierter Sachkenntnis, einem großen Erfahrungsschatz und lange bewegten Gedankengängen. Die ständige, leidenschaftliche Beschäftigung mit einem Thema lässt das Gehirn nicht ruhen, und so scheinen selbst mutmaßlich einzigartige Ideen oft Ergebnis einer treuen Dienstleistung des Gehirns zu sein. Dieses kommt dabei in der tiefen Beschäftigung auch ohne Anwesenheit der Bewusstwerdung darüber aus, sodass das Ergebnis einer Problemlösung selbst seinen Schöpfer manchmal vollkommen unvorbereitet überrascht. Der bekannte Soziologe Max Weber fasst das in seinem Vortragstext „Wissenschaft als Beruf" zusammen [262]:

> *„Es ist in der Tat richtig, daß die besten Dinge einem […] bei der Zigarre auf dem Kanapee, […], jedenfalls aber dann, wenn man sie nicht erwartet, einfallen, und nicht während des Grübelns und Suchens am Schreibtisch. Sie wären einem nur freilich nicht eingefallen, wenn man jenes Grübeln am Schreibtisch und wenn man das leidenschaftliche Fragen nicht hinter sich gehabt hätte."*

Die inspirative Intelligenz verlangt aber mehr von uns als das schlichte Verknüpfen angesammelten Wissens und Ordnens. Das wirkliche Sein zu erahnen, vielleicht zu erfassen, verlässt irgendwann die Denkebene und geht auf einen ebenfalls dem Geist zugeordneten Bereich, der **Intuition**. Wenn das Denken als solches still geworden ist, vielleicht weil wir wie in einer Urexpedition bekannte und damit erdenkbare und von anderen erdachte Pfade verlassen müssen, selbst eine Machete ergreifen und uns durch unbekannten Urwald begeben, begeben wir uns diese eine Stufe höher und erhalten Informationen wie Eingebungen, deren Verfasser nicht klar ist.

Der Intuition haftet oftmals der Geruch des Unverstandenen an, da sie sich Erklärungen entzieht, Expertenwissen überwindet und dem drängenden produktiven Wollen gänzlich unempfindlich gegenübersteht – sie verschließt sich schlicht dem

Forschen oder Grübeln. Den zensierenden Instanzen des Verstandes setzt sie ihre Blitzartigkeit entgegen, mit der sie elegant die Gültigkeit der Gesetzmäßigkeiten zwischen dem, was wir für möglich, und dem, was wir für unmöglich halten, aufhebt. Auch verwischt die Intuition die Grenzen zwischen Gefühl und Verstand, indem sie sich mittels eines Gefühls, das in den Verstand sickert, ausdrückt. Jede andere Sinnespforte, deren sich das Gefühl normalerweise bedient, scheint verschlossen, und so wird die Herkunft der Ahnung gänzlich verschleiert. Auf diese Weise verschmelzen beide und die schmerzliche Unterordnung des einen unter den anderen entfällt in Gegenwart der Intuition. Auf diese Weise fegt die Intuition Befürchtungen beiseite, lässt neue Ordnungen entstehen und erlaubt vollkommen neue Handlungsentwürfe. Manchmal birgt dies – wie in vielen Lebensläufen der Physiker – erkenntnisreiche Elemente, manchmal hält sie aber auch ganz lebenspraktische Lösungen bereit und manchmal sogar lebensrettende. Der schwedische Naturwissenschaftler und Mystiker Emanuel Swedenborg (1688–1772) hatte im Jahre 1759 eine Vision des im 450 km entfernten Stockholm ausgebrochenen Feuers und auch davon, wo die Feuerlinie zum Stillstand kam. Ein eintreffender Bote bezeugte diese Vision. Zeitgenössische Quellen belegen die Glaubwürdigkeit. Das ist Intuition, die nicht mehr mit logischem Denken zu erklären ist.

Im Unterschied zum guten Bauchgefühl braucht Intuition bzw. Inspiration kein direktes Gegenüber. Es ist eben nicht der Instinkt, den wir hiermit beschreiben, sondern die viel schwerer greifbare Instanz des Darüberliegenden. Die Ahnung, dass diese Idee, diese Energie, nicht einfach nur von ungefähr kommt, kann man dann schnell in die **Spiritualität** übersetzen. Wenn ich vermehrt solche Erfahrungen mache, einfach offen bin für diese innere Stimme unbekannter Genese, wird das ein natürlich gelebter Teil, dem in seiner Selbstverständlichkeit sämtliche Dramatik abgeht – es ist eben nicht „esotöricht", sondern zutiefst spirituell.

Albert Einstein hat mit einem Ausspruch die Intuition geadelt (zitiert in [68], S. 1):

„Alles, was wirklich zählt, ist die Intuition. Der intuitive Geist ist ein heiliges Geschenk und der rationale Geist ihr treuer Diener. Wir haben eine Gesellschaft geschaffen, die den Diener ehrt und das Geschenk vergessen hat."

Ich bin trotzdem eine Verfechterin davon, möglichst alle Kompetenzen an Bord zu haben, daher folge ich gern Hans Hein in die 5. Ebene [85].

1.2.5 Synergetische Intelligenz, „Intelligenz des Herzens"

Dazu gehören:

- das Nichts
- absichtsloses Beobachten
- Zufriedenheit
- Hingabe
- Flexibilität
- Gelassenheit
- Achtsamkeit mit sich und anderen

Einmal durch das Tetraeder unserer Kompetenzen gereist und sich ihrer bewusst geworden, kommen wir zur Ruhe: Wir gelangen zum frei schwebenden Punkt in der Mitte, der **Intelligenz des Herzens**. Bildlich finde ich die Vorstellung hilfreich, man sitze in seinem eigenen Herzen im Schneidersitz und nehme die Punkte der anderen Eckpunkte des Tetraeders aus der Ferne wahr. Zu keiner gehe ich hier explizit hin, keine befrage ich gesondert, weder die Emotion noch die Ratio, nicht die Struktur und auch nicht die Inspiration. Und dennoch ist mir die Existenz dieser Kompetenzen bewusst und ich **könnte** sie isoliert anhören, wenn es vonnöten wäre.

Im Punkt des Herzens kommt es nun ganz darauf an, still zu werden. Hier ist der Punkt absichtslosen Beobachtens, der Punkt **innerer Gelassenheit bei gleichzeitiger Präsenz**.

Eventuell sich aufbäumende muntere Tatbereitschaft oder Problemlösungsverhalten werden sanft wieder in ihre Schenkel des Tetraeders zurückgeschickt, auch die Emotion, das Mitleiden, kann sich nicht Raum verschaffen und wird so zum Mitgefühl, bei dem der Therapeut sich bewusst ist, dass nicht er es ist, der das Geschehen, das der Patient ihm erzählt, erleidet.

Wir wühlen auch nicht in den Instrumentarien dessen, was wir bisher in der Osteopathie gelernt und im Punkt der strukturellen Intelligenz hoffentlich abgelegt haben. Das wäre, als würden wir, während der Patient uns seine Geschichte erzählt (nonverbal-geweblich und/oder verbal), gleich einem Chirurgen, der in einem Entwicklungsland ohne OP-Schwester agieren muss, unsere Instrumente säubern und ordnen und wären nur mit halber Aufmerksamkeit beim Patienten, der ohnedies im nächsten Moment von der Narkose verschluckt werden wird.

Und wir verschwinden auch nicht im Punkt der Inspiration und verlassen so das direkte Gegenüber.

Wir stellen hier über das bewusste Verlassen der genannten Punkte des Tetraeders und das bewusste Einlassen auf den Bereich des Herzens eine **Herzkohärenz** her.

Gerade in der Arbeit mit Traumata ist es wichtig, von der Herzensebene her zu agieren. Dies bewahrt Sie davor, Ideologien oder Kochrezepte zu verfolgen, die aus der kognitiven Vorwegnahme durch Konzepte resultieren können. Trauma ist so vielschichtig, Sie wissen nicht, was sich hinter der nächsten Wendung verbirgt.

Sie wissen einzig, dass der Patient, was auch immer er durchlebt hat, **überlebt hat** und dass er in dem jetzigen Moment in Ihrer Praxis **sicher** ist. Dirigiert aus Impulsen, die das eigene Herz Ihnen vorgibt, können Sie einen Prozess begleiten, der sich ganz dicht am Erleben des Patienten orientiert, und haben daher ein inneres Wissen über das Tempo oder die Intensität der Behandlung.

Phänomenologisch können wir uns jetzt als geistig klar (ohne Gedankenaktivität), wach, präsent und gleichermaßen emotional offen sowie entspannt empfinden. Meist stellt sich eine gewisse Weite im Brustbereich ein, begleitet von Wärme. Und erst jetzt nehmen wir physischen Kontakt zum Gewebe auf und platzieren die Hände.

Über diese Vorübung, die ich in den Kursen **therapeutische Grundhaltung** nenne (ich setze dann regelmäßig um das Wort „therapeutische" Klammern und erkläre es zu einer Lebensgrundhaltung), wird ermöglicht, dass ich mich weder von Gefühlen überschwemmen lasse noch in Aktionismus verfalle, noch in einen Bereich des Dösens gerate oder von Abgrenzungsproblemen getrieben werde.

Viele der Osteopathiestudenten schildern auf die Frage, was ihnen am meisten Probleme mache, dass dies ihr großes Fühlvermögen sei und die Unmöglichkeit der Abgrenzung. Sind wir aber als Therapeuten ständig darum bemüht zu spüren, ob man den Patienten jetzt innerlich noch loswerden könne oder ob es bereits zu viel sei, verstellt sich uns der Blick für das Wesentliche, und es kann sein, dass damit die Aufgeschlossenheit gegenüber allen Feinheiten, die der Patient uns durch alle Sinnespforten mitteilt, verloren geht.

Die Übung, sich das Tetraedermodell immer wieder zu vergegenwärtigen, ermöglicht es dem Therapeuten, ein **bewusstes Gegenüber** zu werden, ein präsenter Teil der sich entwickelnden therapeutischen Beziehung, und versetzt ihn so in die Lage, eine phänomenologische Haltung einzunehmen, in die hinein sich der Patient öffnen kann.

Vielleicht ist es vergleichbar mit einem Musiker, der in einem Konzert zunächst einmal innehält, bevor der erste Ton erklingen darf, er wartet, sammelt sich. Das Ungeordnete, vom Alltag besetzte Leben wird so aus dem Konzertsaal verbannt. Und auch im Publikum stellt sich über diese Haltung eine Stille, eine Bereitschaft zum Einlassen auf die Musik ein; diese Stille öffnet einen Raum, in dem die Seele bereit ist, sich berühren zu lassen.

Eine emotionale Offenheit und Flexibilität im Bezug auf die noch nicht bekannte Geschichte des Patienten kann der Therapeut nur erlangen, wenn er sich einerseits mit seiner eigenen Geschichte auseinandergesetzt hat, sodass keine Abwehr entsteht, und andererseits eine gute Präsenz mit dem Bewusstsein über das eigene Dasein entwickelt hat. Dem Therapeuten ist zu jedem Zeitpunkt klar, dass er eine andere Seinsform hat als sein Patient. So kann er zum Bademeister werden, der nicht auch Wasser schluckt, wenn der Schwimmschüler dies tut, ein Bademeister, der vom Rand aus sichere Anweisungen geben kann, sehen kann, wie er den Schwimmenden unterstützen muss, und zur Not mit hineinspringt, wenn der Schwimmende unterzugehen droht, dabei aber sehr wohl weiß: Er selbst kann schwimmen. Und er kann dem Schwimmenden Hilfestellung leisten. Das gibt ihm eine sichere, zuversichtliche Ausstrahlung, in deren Schutz der Schwimmende spürt, dass ihn das Wasser trägt.

Das Modell des Tetraeders als sichere, kompetente Basis ist eine praktische Übung zum Erlernen einer solchen Haltung, die ich sehr schätze. Und im Resultat des täglichen Praktizierens liegt nichts weniger als eine wunderschöne Präsenz.

Fallbeispiel

Fallbeispiel Johannes

Johannes wird mir von einer Kollegin überwiesen. Er ist, als ich ihn kennenlerne, 8 Jahre alt.
Die eigentliche Verbindung zwischen Johannes und mir findet in Bruchteilen von Sekunden gleich zu Beginn unserer 1. Sitzung ihren Anfang. Ich begleite ihn und seine Mutter aus dem Warte- in das Behandlungszimmer. Da es die 1. Sitzung ist, gehe ich voraus und schließe, als auch Johannes gefolgt ist, die Tür. In diesem winzigen Moment, als ich ihn durch die Tür lasse und ihn dabei ansehe, trifft mich ein unglaublich prüfender Blick von diesem Kind, beinahe taxierend, als wolle er einschätzen, ob dies eine Hilfe sein könne. Als die beiden nun vor mir sitzen, beginne ich die Sitzung damit, zu fragen, ob Johannes denn wisse, weshalb er hier sei.
Klar und deutlich antwortet er, wieder mit diesem festen, prüfenden Blick: „Weil ich aggressiv und hyperaktiv bin." Innerlich notiere ich die Diskrepanz zwischen diesem ruhig dasitzenden, beinahe herausfordernd dreinschauenden Kind und meinem Erfahrungsbild eines real hyperaktiven Kind, das wenigstens mit den Beinen wippt oder den Blick unstet durch das Zimmer schweifen lässt oder sonst irgendwelche Zeichen der ja nicht ohne Grund genannten Hyperaktivität zeigt. Oder aber den durch Medikamente getrübten Blick eines so behandelten Kindes. Nichts dergleichen finde ich bei Johannes. Vielmehr leuchtet mir neben dem Taxieren eine wache Intelligenz aus den Augen dieses Kindes entgegen, eine Aufmerksamkeit, der nichts zu entgehen scheint. „Ist es für dich in Ordnung, wenn ich deine Mama dazu ein bisschen befrage?", frage ich ihn. Als er bejaht, antwortet sie schlicht: „Ja, das ist so. In keiner Unterrichtsstunde sitzt er still oder hört zu, er schlägt und prügelt sich und ist ganz schnell reizbar. Zu Hause bringt er mich auch sofort zur Weißglut, er ist einfach überhaupt nicht ausgeglichen. Und nun soll er schon wieder die Schule wechseln, die kommen auch nicht mit ihm klar. Wir haben bereits seit Jahren Kinderpsychotherapie gemacht – aber es ändert sich nichts."
„Stimmt das für dich auch, was die Mama da erzählt?", frage ich ihn. „Ja." „Warum machst du das?", frage ich ihn freundlich. Hyperaktivität, die durch tatsächlichen Katecholaminüberschuss entsteht, kann man kaum willentlich beeinflussen, daher macht dieses kleine Wort „machst" klar, dass ich finde, dass er es macht, und nicht, dass er es hat. Ich will sehen, wie er mit dieser Herausforderung umgeht. Er nimmt sie an und bleibt weiter mit seinem Blick fest bei mir: „Mein Bruder ist bei einem Flugzeugabsturz ums Leben gekommen. Deswegen mache ich das." Blitzschnell gleiche ich die Reaktionen der beiden ab, die der Mutter wie die von Johannes. Beide wirken, als hätten sie diese Situation schon hundertmal durchgespielt, und keiner von beiden reagiert auf emotionaler Ebene sichtbar.
„Wir waren deshalb schon seit seinem 3. Lebensjahr in verschiedenen Psychotherapien, u. a. Verhaltenstherapie, haben uns so oft mit Jarons Tod beschäftigt – nichts hat geholfen. Nun sagte uns einer der Ärzte, es sei Hyperaktivität, und will Johannes Medikamente geben." (Gemeint ist mit dem Medikament Methylphenidat, z. B. Ritalin.) „Davor habe ich ein bisschen Angst und dachte, man könnte vielleicht osteopathisch etwas machen", berichtet die Mutter.
Die weitere Anamnese am Schreibtisch wird mir zu heikel, da ich nicht weiß, wie sie beide das Unglück verarbeitet haben, und ich beschließe, die restlichen Fragen an der Behandlungsbank zu stellen, wenn ich Johannes in meinen Händen habe und genau spüren kann, wann sein Körper auf welches Thema vegetativ reagiert.
Die Kollegin, die mir Johannes überwiesen hatte, ist eine sehr geschätzte Osteopathin, die jedoch weiß, dass ich mich auf die Behandlung psychischer Traumata spezialisiert habe. Daher erwarte ich osteopathisch keine allzu großen Dysfunktionen mehr, mache mich aber dennoch an eine genaue osteopathische Untersuchung. Nichts besonders Augenfälliges springt mir entgegen und auch seine Midline scheint er gut gefunden zu haben. Ratlos lasse ich sein Gewebe eine Weile auf mich wirken.

Dann wende ich mich der Mutter zu, die neben der Bank auf einem Stuhl sitzt. Ich frage sie, ob es in Ordnung ist, wenn ich mich noch mal ein wenig mit dem Bruder beschäftige und vertiefend frage. Wie schon vermutet, haben beide schon so oft davon erzählt in all den Therapien, dass es beiden nichts ausmacht, so versichert sie, auch Johannes' Körper verrät keinerlei Alarmzeichen.

„Wie alt warst du, als dein Bruder starb?", frage ich ihn zunächst. Hier antwortet nun die Mutter: „Anderthalb Jahre alt." Keine Gewebereaktion bei Johannes hierauf. „Und dein Bruder?" – wieder stelle ich ihm direkt die Frage. „Zwölf", antwortet nun Johannes, immer noch ohne jede autonome Gewebereaktion. Beinahe plaudernd fährt er fort, welchen Fußballverein sein Bruder Jaron gehabt hatte und was für ein cooles T-Shirt, das er selbst nun trage. Er kennt sein Lieblingsessen und seine Lieblingsband. Und bleibt bei alldem vollkommen ruhig wie auch die Mutter, die ich allerdings nur beobachten und nicht geweblich spüren kann.

Ich frage nun nach dem großen Altersunterschied zwischen beiden Kindern und erfahre, dass der Ältere der beiden Jungen aus einer ersten Beziehung stammt und folglich ein Halbbruder von Johannes ist. Ich frage, ob Jaron hauptsächlich bei ihnen gewohnt hat oder ob er auch viel beim Vater war. Wie in vielen Patchworkfamilien teilten sich beide Eltern das Sorgerecht und somit auch die Tage der Woche. Mittlerweile schweift Johannes ein bisschen ab, schaut sich die Bilder und die Vorhänge an und ist geweblich weiter völlig ruhig.

Ich wende mich an ihn: „Johannes, ich glaube nicht, dass du ausschließlich wegen Jaron so reagiert hast." Irritiert blickt er mich an. Und auch die Mutter schaut aus ihrem beinahe gleichförmigen Erzählfluss auf und hält inne.

„Weißt du, Johannes, ich behandele so viele Kinder in so vielen Altersstufen. Und was ich ganz sicher gelernt habe, ist, dass sich zwölfjährige Jungen für alles Mögliche interessieren, aber doch sehr wenig für kleine Krabbelkinder. Die haben andere Dinge im Kopf. Oder war das bei euch anders?" Mit dieser Frage wende ich mich wieder an die Mutter: „War Jaron eines der wenigen Kinder, die ihre rare Zeit in der neuen Familie der Mutter mit ihrem kleinen Geschwisterchen verbringen?" Die Mutter verneint und bestätigt, dass sich Jaron tatsächlich um alles andere gekümmert hat und auch Streite zwischen ihr und Jaron ausgefochten wurden. All die Heiligtümer, Jarons T-Shirt und auch die Platte der Rockband, die Johannes aufbewahrt, zeugen nicht wirklich von der innigen Beziehung der beiden Brüder, sondern vielmehr von einer Erinnerungskultur, die womöglich seinerzeit nicht einmal durch das Kleinkind initiiert worden ist. Der große Altersunterschied lässt in Zeiten der Kindheit auch noch keine Beziehung auf Augenhöhe zu. Und dennoch gibt es natürlich eine systemisch vorhandene Beziehung, eine Bruderliebe, in die Johannes eingebunden ist und die auch nicht endet, wenn das Geschwisterkind verstirbt.

Jedoch gibt es diese auffällige, als hyperaktiv deklarierte Verhaltensweise von Johannes, die immer noch anhält, jedem intensiven Behandlungsversuch bisher getrotzt hat und mit der er nun wiederum riskiert, das zweite Mal von einer Schule gewiesen zu werden. Sanft wende ich mich der Mutter zu und frage sie, ob es ihr möglich sei, mir den Unglückstag noch einmal zu beschreiben. „Ja klar", antwortet sie leichthin. Auf dieses Terrain wage ich mich, eben weil beide schon diverse Therapien gemacht haben.

So berichtet sie mir von dem Tag, da sich ihr Leben so drastisch änderte und ihr älterer Sohn zu einem Rundflug in eine kleine Propellermaschine stieg, die später abstürzte.

Sehr konzentriert folge ich ihrer Erzählung und gleiche diese mit der Reaktion in Johannes' Körper ab. Er liegt die ganze Zeit ruhig auf der Bank und hat auch keinerlei Berührungsängste. Die Diagnose Hyperaktivität und Aufmerksamkeitsdefizit-Hyperaktivitätsstörung (ADHS) habe ich in Gedanken schon längst gestrichen, auch grundlose Aggressivität finde ich schwer vorstellbar, da er zwar über die Energie verfügt, jedoch in völlig harmonischem Dialog und in Beziehung zu mir ist und folgerichtige Reaktionen zeigt. Die erste Reaktion in Johannes' Gewebe kommt heftig, als sie an der Stelle angelangt ist, an der sie berichtet, sie selbst habe eigentlich ebenfalls in die Maschine steigen wollen, habe aber, weil sie sich zu sehr mit Jaron stritt, ihren Mann gebeten, mitzufliegen.

„Der Stiefvater von Jaron? Johannes' Vater?", hake ich nach. „Ja", antwortet sie leise und nun sehe ich auch das erste Mal in ihren Zügen einen Hauch inneren Erlebens. Undeutlich, nur zu erahnen. „Und was geschah mit ihm?", frage ich. „Er überlebte als Einziger schwer verletzt und lag über Monate auf einer Intensivstation mit schwersten Brandverletzungen."

Johannes fügt nun beinahe überdreht hinzu: „Der sieht heute immer noch ganz gruselig aus."
Eine Möglichkeit für seine heftige Reaktion könnte darin liegen, dass auch sein Vater akut bedroht war. Leise und einfühlsam frage ich die Mutter: „Das muss der schwerste Moment in Ihrem Leben gewesen sein, nicht wahr? Mann und Sohn in einem Flugzeug zu wissen, das über Ihnen sichtbar außer Kontrolle geraten ist und schließlich abstürzt."
Sie nickt starr und tonlos. Und Johannes wird stocksteif in meiner Hand!
„Haben Sie selbst je Therapie gehabt danach?", frage ich sie nach einer Weile, in der die Stille eine warme Verbindung zwischen uns dreien schafft.
„Ja, diverse Gesprächseinheiten und auch Körperpsychotherapie."
Ich wende mich wieder Johannes zu und spreche ihn direkt an, immer noch ist sein kompletter Rücken vollständig hart und er fühlt sich an wie manch ein Baby mit Opisthotonus. Langsam führe ich seine Nieren aufeinander zu und halte sie in einem Release-Zustand. „Johannes!" Sein klar prüfender Blick hat sich vollständig gewandelt und hängt in inneren Bildern fest. Jetzt schaut er mich wieder an, beinahe hilfesuchend. „Deine Mama hatte dich zwar an der Hand. Du aber hast in diesem Moment alles verloren, nicht wahr? Denn mit diesen beiden Liebsten im Flugzeug stürzte auch deine Mama innerlich ins Nichts und du bliebst vollkommen allein." Jetzt beginnt er leise zu weinen, und ich halte ständig seine Lumbalregion mit den Nieren im Release, sodass er nicht zurück in die Schockreaktion gehen kann und ich die Konfrontation, die ein solches Gespräch unbedingt ist, dosieren kann. „Du hast um deine Mama getrauert, nicht wahr? Du hast sie einfach nicht mehr gespürt in diesem Moment."
Auch die Mutter fängt leise an zu weinen und löst sich Stück um Stück selbst aus der Erstarrung. Ich bitte sie, sich zu Johannes auf die Bank zu legen und ihn fest im Arm zu halten. So kann ich beide gleichzeitig behandeln.
Beinahe kriecht Johannes leise weinend in sie hinein, minutenlang. Ich versuche, beide auf ein relativ ähnliches Niveau zu bringen, was die Spannung in der Lumbalregion angeht. Langsam fühlen sie sich mehr und mehr weich an.
Der Tod seines Bruders, was jahrelang therapiert worden war, so folgere ich aus seinen körperlichen Reaktionen während unseres Gesprächs, war nicht sein wichtigstes Erleben in diesem Moment als Kleinkind. Es war das innere Sterben seiner Mutter. Ein Kind im Alter von 1½ Jahren bezieht sich unmittelbar auf seine Mutter, sie ist sein regulativ und seine Orientierung. Und diese brach von einer Minute auf die andere weg. Auch der Vater, der sonst kompensatorisch hätte da sein können für das kleine Kind, lag in einer Klinik und kämpfte ums eigene Überleben.
Liebevoll schaue ich Johannes an, dessen Blick mittlerweile immer noch tränennass, aber doch wieder klar ist und sich auf mich heftet. „Und du kluger kleiner Mann hast eine so wunderbare Taktik gefunden, die Mama wieder ins Jetzt zu holen! Du hast sie einfach immer wütend gemacht." – „Wut holt einen unmittelbar zurück in die Präsenz", erläutere ich ihr, die mich ebenfalls anschaut und damit signalisiert, dass die Phase des Zu-sich-Kommens abgeschlossen ist.
Beinahe erleichtert dreht sich Johannes nun auf der Bank um und fordert: „Ich habe Durst!" Prima, denke ich, er schafft den Übergang ins normale Hiersein blendend. Das Bemerken von Grundbedürfnissen ist ein solches Zeichen dafür.
Mit der Mutter verabrede ich eine eigene Therapiestunde, um diesen Moment des Zuschauens zu bearbeiten. Johannes selbst fragt mich dann, wann er wiederkommen dürfe.
In einer Einzelstunde kann die Mutter über die Technik der doppelten Erscheinung in Verbindung mit dem osteopathischen Nieren-Release wunderbare Fortschritte machen, sodass sie sich mittlerweile, ein gutes halbes Jahr nach unserem Erstkontakt und nunmehr 6 Therapiestunden, nach ihrer eigenen Aussagen wieder lebendig anfühlt, Körperempfindungen spürt und nicht mehr fremdgesteuert ist. Das Erlebte scheint in ihre Biografie integriert zu sein und in ihrer körperlichen Matrix eine Raum gefunden zu haben. Was geblieben ist, ist eine tiefe, stille Trauer; der Schock ist jedoch nicht mehr da.
Mit Johannes habe ich später ca. 8 Stunden. In einer der Stunden testet er mich als sein Gegenüber. Und dieses Mal bin ich es, die seine Herausforderung annimmt.
Wut ist einer unserer treuesten Grenzwächter, und ich staune nicht schlecht, als ich zu einer der folgenden Stunden mit ebendiesem Grenzwächter von Johannes in Berührung komme. Eine stille Überlegung ist sofort, dass er den Wahrheitsgehalt dessen testen will, was ich ihm gleich zu Beginn unserer Therapie zugesagt hatte, indem ich versicherte, er sei mein

Chef und er bestimme, was und wie viel wir arbeiten würden. Die zweite Überlegung ist, dass ich ihm vielleicht in den ersten Stunden wider Erwarten doch zu nahe gekommen bin, seine Grenze verletzt habe und er dies als bedrohlich empfunden hat.

Er löst, klar wie er ist, das Geheimnis über sein Wutmotiv allerdings schnell auf, indem er mir wütend klarmacht, dass seine Mama ihm nichts von dem Termin heute erzählt und ihn einfach von der Schule abgeholt habe. Ich frage sie, ob dies stimme. Als sie nickt, wird Johannes nun etwas ruhiger, ist aber keineswegs zur Kooperation bereit. Wie um dies zu unterstreichen, verlässt er den Behandlungsraum und verschwindet auf die Toilette. Sogleich will die Mutter mir erklären, weshalb alles so gelaufen sei – ich unterbreche sie aber sofort und erläutere ihr, dass wir nichts ohne den Jungen im Raum besprechen werden. Und so sitzen wir minutenlang schweigend voreinander, sie irritiert, ich abwartend. Schließlich kommt er vom Klo und hält inne, da wir uns weder verändert haben noch in ein Gespräch vertieft sind. „Wir haben auf dich gewartet." Mit einer einladenden Geste bedeute ich ihm, Platz zu nehmen, er bleibt mit verschränkten Armen stehen. „Ich mach das hier heute nicht!", weigert er sich. „Das kann ich vollkommen verstehen, Johannes. Ich würde mich auch ärgern, wenn etwas über meinen Kopf hinweg bestimmt würde, und deine Mama sicher auch." Allein diese Anerkennung lässt ihn wiederum weicher werden. Ich erhebe mich und spreche nun ausschließlich zu ihm. „Ich gebe dir jetzt meine Visitenkarte und einen neuen Termin, heute machen wir gar nichts. Und du rufst mich selbst an, wenn du den Termin nicht wahrnehmen willst, in Ordnung?" Mit einem Textmarker markiere ich die richtige Nummer. Befriedigt nimmt er die Visitenkarte an sich, zieht seine Jacke an und wendet sich zum Gehen.

Diese Aufgabe des Selbstanrufens nimmt er schließlich so wichtig, dass er in der folgenden Woche auch anruft, dass er zu kommen gedenkt. Ab hier haben wir nun ein vollkommenes Vertrauensverhältnis.

Eine weitere Stunde dieses großen Lehrers Johannes möchte ich noch zu Papier bringen, verdeutlicht sie doch, wie genau die Kinder wahrnehmen und uns leiten können und wie klar sie sind.

In einer der letzten Therapiestunden kommen Johannes und seine Mutter in den Raum und sind sichtlich erbost übereinander. Ich lasse sie erst einmal ankommen und sage zunächst außer der Begrüßung nichts. Bis beide erwartungsvoll zu mir blicken, verunsichert, wie sie mit meinem Schweigen umgehen sollen. „Was ist los?", frage ich, und meine Frage richtet sich an beide. „Er bringt mich immer wieder zur Weißglut! Ich dachte, das könnte jetzt vorbei sein!", antwortet die Mutter vorwurfsvoll. „Sie werden also wütend?", mit dieser Gegenfrage rücke ich sanft die Verantwortung für ihr Gefühl der Wut zurück zu ihr – das macht kein anderer in uns. „An sich ist Wut ja erst einmal nichts Schlechtes. Zeigt es uns doch, wo unsere Grenze ist." Dann frage ich Johannes, ob er ebenfalls denkt, dass die Wut immer noch ein großes Thema zwischen beiden sei. Als er dies auch bejaht, entschließe ich mich, systemisch zu arbeiten. Mittlerweile bin ich gewohnt, dass die Menschen manchmal etwas irritiert auf den für Osteopathen unorthodoxen Behandlungsstil reagieren, nicht so Mutter und Sohn in diesem Fall.

Ich lasse sie beide gegenüber und mit etwa 1 Meter Abstand voneinander einen Platz finden, frage dann die Mutter: „Wie schafft er das aus Ihrer Sicht, dass Sie wütend werden?" „Das weiß ich auch nicht", antwortet sie ratlos und frustriert. Darauf lasse ich sie die Positionen wechseln. „Okay, und nun stellst du dir vor, Johannes, dass du deine Mama wärst und die Große. Stell dir ihre großen Füße vor, stell dir vor, du **bist** sie. Was muss nun Johannes (ich deute auf seine Mutter) tun, damit du ärgerlich wirst?" Er fängt an zu lachen und findet die Übung sehr lustig. „Johannes, stell dir wirklich vor, du **bist** sie. Ganz und gar." „Okay, Schimpfwörter machen mich wütend!", antwortet er dann. Die Mutter steigt sofort in das Rollenspiel ein; wahrscheinlich auch im Überlauf all der angestauten Wörter in ihr selbst hagelt nun ein Schwall von Schimpfwörtern und Frechheiten auf das Gegenüber, Johannes in der Position seiner Mutter, ein. Zunächst amüsiert ihn, der ein bisschen Schwierigkeiten hat, in seiner Rolle zu bleiben, das Geschimpfe seiner Mutter. Sanft erinnere ich ihn daran, dass er sich wieder vorstellen soll, dass er die Mutter sei. Und nun wird er richtig wütend. Und erstaunt sagt er dann: „Ich bin ganz wütend! Aber anders!" „Was meinst du, Johannes?", hake ich nach. „Ich bin wütend im Kopf – und der drückt!", antwortet er. „Wo sitzt denn die Wut eigentlich?", frage ich ihn. „Na, im Bauch!" Da versucht nun dieses kleine Genie, seine Mutter zu lehren, wo die Wut hingehört, denke ich bei mir und lasse sie wieder in ihre eigentlichen Positionen gehen, jeder ist wieder er selbst. Zur Mutter gewandt frage ich: „Haben Sie manchmal Kopfschmerzen, Migräne?" „Ja, oft." „Okay, stampfen Sie mal auf den Boden! Beobachten Sie dabei, was mit der Wut passiert! Ballen Sie die Faust!" Johannes betrachtet fasziniert, wie seine Mama sich langsam und zögerlich dem annähert, was er selbst so gut kennt. Irgendwann kann sie tatsächlich wahrnehmen, dass sich körperlich etwas verändert hat: Sie beginnt den Mut zu entwickeln, die Wut in ihrem Körper zu spüren. Damit kann sie ein Gegenüber für Johannes sein, der so dringend diese direkte Spiegelfläche benötigt und sich immer wieder unterbewusst vergewissert, dass seine Mutter wirklich da ist.

Diesen systemischen Teil finde ich unschätzbar wertvoll, wenn in Symptomen Dysfunktionen auf der Beziehungsebene klar werden. Manchmal schließt sich dieser systemische Teil wie bei Johannes und seiner Mutter an Osteopathiebehandlungen an, manchmal stehen sie auch zu Beginn, wenn Spannungen zwischen Mutter und Kind so offensichtlich sind, dass ich zunächst einmal nicht den Fokus auf das Kind und seine „Störungen" lenken will, sondern die im Kind symptomatisierten Beziehungsaspekte in den Vordergrund rücke. Natürlich ist mir bewusst, dass ich damit die Ebene der rein osteopathischen Behandlungsweise verlasse.

Zusammenfassend ist zu sagen, dass mit diesen wenigen Therapiestunden eine medikamentöse Intervention abgewendet werden konnte. Die Basis war mit den jahrelangen psychologischen Therapien gelegt, jedoch erlaubte die Art der manuellen Diagnostik über die tatsächliche Relevanz eines Themas mithilfe der Hypophysen-Nebennierenrinden-Region eine punktgenaue Benennung des tatsächlichen Gefühls von Johannes, womit dann auch seine Verhaltensweise nicht mehr aufzeigenden Charakter haben musste.

2 Trauma

Die Menschheit hat von alters her mit Bedrohungen zu tun gehabt. Diese ergaben und ergeben sich noch immer aus der Suche nach Nahrung und nach geeignetem Unterschlupf, durch die wir den Fortbestand unserer Art gewährleisten konnten, weil dort gefahrlos und nahe an Nahrungs- und Wasserquellen der Nachwuchs aufgezogen werden konnte.

Mangels anderer natürlicher Waffen war und ist der Mensch ein Rudeltier: Er überlebt nur im sozialen Gefüge der Gemeinschaft. Dieses Bedürfnis bzw. die Notwendigkeit, dazuzugehören, steht in der Fortentwicklung der Spezies Mensch fortwährend im Konflikt mit seinem Wunsch nach Individualität. Der Mensch will sich auch innerhalb der Gesetze einer Gruppe als sich selbst erleben können, ein Individuum sein.

Und so entstanden und entstehen immer noch in diesen Kontexten Bedrohungen und Verletzungen, die, wenn sie die normale Funktion des Körpers nachhaltig beeinträchtigen, d. h. seine Fähigkeit zur Regulation durchbrochen haben, zu traumatischen Erlebnissen werden können.

Die erfolgreich bewältigten Bedrohungen gehen auf hormonell-nervaler Ebene wieder auf ihren Ausgangspunkt zurück, wir integrieren das Erlebte als **Erfahrung**, an der wir gewachsen und gereift sind. Denn auch das bringt eine solche herausfordernde Bedrohung mit sich: Der Mensch wird aus seiner vielfach erprobten Komfortzone gebracht und gezwungen, neue Mechanismen zu entwickeln, wie er mit dieser Herausforderung umgehen kann. Auch bringt er sich selbst automatisch an seine eigene Grenze und ist vielleicht mehr als einmal erstaunt darüber, dass diese Grenze tatsächlich so weit oben anzusiedeln ist oder die erzwungenermaßen entdeckte Problemlösungsstrategie sogar eine Erweiterung der Grenze um ein Vielfaches mit sich bringt. Im Zustand der **Nichterfahrung** der eigenen Kompetenz haben wir kein Bewusstsein über ihr Vorhandensein und entwickeln uns unterhalb unserer Möglichkeiten weiter. Das Leben scheint jedoch voranschreiten zu wollen.

Unter spirituellen Gesichtspunkten würde uns, wenn wir uns daran denn erinnern könnten, ein ganz einschneidendes Erlebnis weiterhelfen, wenn wir wieder vor einer Herausforderung stehen: das Erlebnis der **eigenen Geburt**.

Dies könnten wir als eine Art universell gegebene Metapher begreifen: Der **Fötus** merkt nicht, dass er sich ganz leise auf den Eintritt in das Diesseits vorbereitet. Er merkt nicht, dass er Lungen entwickelt, die ihm, sobald die Versorgung durch die Nabelschnur gekappt sein wird, zur Verfügung stehen werden. Auch hat er keine Kenntnis darüber, dass sich sein Verdauungssystem ebenfalls bereit macht, ihm die dann fehlende Ernährung über die Plazenta zu ersetzen. Er hat vermutlich keine Ahnung davon, was ihn hier erwartet, auch nicht, dass er seine Temperatur allein wird regeln müssen und nicht mehr in dem gleichbleibenden Milieu des Fruchtwassers schwimmt, ebenso wenig, dass es Kontakt geben wird, der Leben spendet, und dessen Fehlen als existenziell bedrohlich einzustufen sein wird. Er vertraut sich einfach und eher wenig bewusst dem Lauf des Lebens an, gibt sich den Prozessen hin. Selbst wenn er es war, der das Signal zum Geborenwerden über ein Hormon an die Mutter aussendet, sollte alles nach Plan verlaufen, könnte es sein, dass er Angst verspürt, wenn das Fruchtwasser verschwindet und er rhythmisch kompromiert wird durch die Wehen. Auch sein Körper wird auf die Geburtsstunden vorbereitet, indem er vom mütterlichen Adrenalin im Blut darauf eingestellt wird, dass eine besondere Situation ins Haus steht. Und man kann hoffen, dass in den Wehenpausen eine Art Regulation des jungen Nervensystems stattfinden kann, wie es auch der Mutter zur Verfügung steht. Natürlich geht auch ihr Nervensystem in den Pausen zwischen zwei Wehen nicht auf den Zustand eines gemütlichen Sonntagnachmittags zurück, aber es gibt immer wieder Zeiten, in denen das mütterliche Erregungsniveau deutlich abflacht. Der Fötus wird sich diesem Wechsel also anvertrauen müssen, ob er nun will oder nicht. Und wenn er dann geboren ist, hat er das erste Mal dem Gesicht der Herausforderung, ja manchmal Bedrohung, gegenübergestanden – und sie erfolgreich gemeistert. Das geschieht natürlich nicht in jedem Fall, die Sparte der prä- und perinatalen Traumata streifen wir später. Aber im Normalfall gelingt es eben doch.

Spirituell gesehen verweilen wir also in einem **bestimmten Raum**, in unserem Beispiel dem Uterus, der gerade richtig für uns ist. Dies ist ein Raum, der uns Schutz bietet, ein Raum, der sowohl einmaliges Angebundensein als auch Raum zur individuellen Entwicklung bietet. Wir wachsen und gedeihen unmerklich. Und dann kommt das, was wir eine Ortsveränderung nennen können, denn wir sind zu groß für diesen Raum geworden. Blieben wir länger, würden wir selbst und die Umgebung zugrunde gehen.

Dies geschieht, als Metapher gesehen, immer wieder im Leben: Wir wachsen und reifen, verändern unsere Räume – manchmal auch die unterschiedlichen Beziehungsräume –, ziehen vom Kindergarten in die Grundschule um und irgendwann auch von zu Hause aus. Immer wieder fühlen wir uns unreif, nicht in der Lage dazu, weil wir diese sachte, stetige Veränderung und Reifung in uns nicht wahrnehmen. Wir können sie nicht erkennen, da sie sich nicht zeigen, nicht beweisen muss. Mithilfe einer liebevoll unterstützenden Umgebung stellen wir uns dann den mit unserem Ortswechsel zusammenhängenden Themen und vergessen irgendwann unsere anfängliche Verzagtheit: Weil wir so sehr unsere eigene Kraft erfahren haben, dass wir nicht mehr wissen, wie es war, nichts darüber zu wissen. Man stelle sich ein Kind vor, das gerade laufen gelernt hat: Breitbeinig stakst es durch die Welt, aber ebenso breit ist wohl sein Lächeln, ein Gesicht, das Stolz ausdrückt und sich kaum mehr an all die Fehlversuche erinnert, die dem Laufen vorangegangen sind.

Eine Bedrohung bietet also zwei Möglichkeiten an: Entweder ist sie noch handhabbar, wir reifen daran und bezwingen sie, gehen mit ihr um – dann können wir es eine Herausforderung nennen – oder wir sind der Handhabung einer solchen (noch) nicht gewachsen, weil es ganz einfach viel zu überwältigend war, zu viel auf einmal, wie es z. B. in der Kindheit oft der Fall ist, wenn unser Nervensystem noch unreif ist oder bei großen einwirkenden Kräften. Und dann wird die Bedrohung zum Trauma.

Merke

Trauma liegt nicht im Erlebnis, sondern in der Person.

Das kann man nicht oft genug wiederholen, denn allzu oft erliegen wir der Versuchung, **kognitiv** und damit meist vergleichend einschätzen zu wollen, ob das, was der andere uns erzählt, auch in **unseren** Augen traumatisch ist.

Etwas, was für ein Kind unmöglich zu halten ist, weil etwa seine Mechanismen überhaupt noch nicht ausgereift sind, ist aus der Sicht eines Erwachsenen ein Nichts. Machen Sie sich Folgendes immer klar, wenn Sie mit Traumatisierten arbeiten.

Merke

Sie müssen nicht nachvollziehen können, weshalb das Erlebnis schädigend und traumatisierend gewirkt hat. Sie müssen und dürfen es nicht kategorisieren, es einordnen in scheinbar vergleichbare Intensitäten. Sie müssen einfach damit arbeiten.

Das Beispiel der kleinen Emma möge dies verdeutlichen.

Fallbeispiel

Fallbeispiel Emma

Ein Elternpaar kam zu mir, weil Emma unter ständigen Bronchialinfekten litt und sie gehört hatten, dass Osteopathie dabei eine gute Unterstützung sein könne. Emma war ein Kind, das seine Eltern dauernd beobachtete – und nicht sicher gebunden war. Mit mir nahm sie nur zögerlich Kontakt auf. Als sie schließlich sprach, fiel mir sofort ihre heisere, für ein Kind im Alter von 3 Jahren sehr tiefe Stimme auf. Nach häufigen Hustenanfällen gefragt, verneinten die Eltern dieses. Emma habe zwar ein ständiges Rasseln auf der Brust und die Nase laufe ihr beständig, aber richtige Hustenanfälle seien gar nicht so häufig. Ich verwies auf ebendiese kratzige, dunkle Stimme, ein deutliches

Zeichen, dass diese junge Stimme entweder eine funktionale Stimmlippendysfunktion hatte oder aber vollkommen überbeansprucht war.
Und nun berichtete der Vater, er stelle Emma regelmäßig nachts auf den Balkon, um ihr beizubringen, dass sie die Eltern nicht einfach so stören dürfe in der Nacht, wo doch Hunger und Einnässen nicht vorgelegen hätten. Er warte auch immer hinter der dunklen Terrassentür im Zimmer, sie sei also definitiv nicht in Gefahr, er habe sie ja die ganze Zeit im Auge. Er ließ kein Zeichen des Schuldbewusstseins erkennen, ja verwies sogar stolz auf diese in seinen Augen gewaltlose Form der Bestrafung.
Dieser noch junge Vater konnte sich nicht vorstellen, dass seine kleine Tochter nicht im Entferntesten eine Ahnung davon hatte, dass er sich hinter der Tür befand – er selbst wusste es doch auch! Ihm war nicht klar, dass es aus Sicht der Evolution eine der größten, wenn nicht sogar **die** größte externe Gefahr darstellt, wenn man ein so kleines Kind nicht nur von der Gruppe separiert, sondern ihm sogar den Nestschutz verweigert und es damit quasi den wilden Tieren auslieferte – und dies in der völligen Dunkelheit der Nacht, wo die Augen des Kindes keinen Halt finden in bekannten Umrissen der Umgebung. Der Neokortex des Kindes in seiner völlig unausgereiften Stufe im Alter von 2 Jahren kann nicht „erinnern", dass es das Haus seiner Familie ist, und an das, was sich üblicherweise um das Haus herum befindet: ein wahrscheinlich ungefährlicher Garten in einem ungefährlichen Dorf in einem Land in Frieden. Dieses Kind hatte sich also regelmäßig und buchstäblich die Seele aus dem Leib geschrien.
Aus Sicht des Vaters ist das eine vergleichsweise kleine Begebenheit, ganz sicher aber kein Trauma. Aus Sicht des Kindes mit seinem vollkommen unzureichend ausgereiften Nervensystem eine extrem hohe Bedrohung, die existenziell ist.

Trauma ist ein zutiefst **körperlicher Prozess** und zeugt beim Traumatisierten vom Zustand des Nervensystems zum Zeitpunkt des Traumas bzw. von der völligen Überwältigung seiner Adaptationsmechanismen. Auf bestimmten Ebenen beschreibt das erfahrene Trauma einen **Nullpunkt in der Zeit**: Es lässt den Traumatisierten körperlich stecken bleiben, als hielte jemand die Zeit an. Andere körperliche Ebenen entwickeln sich später selbstverständlich weiter, die das Trauma speichernden Anteile jedoch schlummern in der Tiefe, bis irgendetwas die Person in einen alarmierten Zustand geraten lässt. So treffen wir in unseren Mitmenschen und in uns selbst auf einen unzusammenhängenden Flickenteppich zeitlich adäquater und zeitlich eingefrorener Anteile. Dies vermag zu erklären, weshalb wir manchmal ein Verhalten an den Tag legen, was so gar nicht zu unserer sonstigen Handlungsweise passen mag.

Aber eines nach dem anderen. Um ein Trauma wirklich nachvollziehen zu können, kommen wir um ein paar Begriffe und Erläuterungen nicht herum. Zunächst einmal müssen wir uns anschauen, wie die **Hirnentwicklung** evolutionär sowie ontogenetisch vonstattengeht und warum das auch für die Funktionsweise des ausgereiften Gehirns von Bedeutung ist. Dann müssen wir uns die **Schutzmechanismen** anschauen, die uns gegeben sind und die wir entwickelt haben; das Zauberwort lautet hier Regulation. In diesem Zusammenhang sind Begriffe wie „Resilienz" und „Bindung" wichtig.

Daneben müssen wir die unterschiedlichen **Kategorien von Trauma** näher beleuchten und den Unterschied zwischen Schock- und Entwicklungstrauma herausarbeiten, in deren Folge auch Begriffe wie „Scham" und „Schuld" sowie die menschliche Würde eine entscheidende Rolle spielen.

Und zu guter Letzt können wir uns noch mit der **spirituellen Bedeutung** auseinandersetzen: An diese Stelle führt der Weg, wenn wir uns mit dem bei Trauma allgegenwärtigen Thema Tod oder der Angst vor demselben beschäftigen.

2.1 Entwicklung des Gehirns

Bevor Sie nun erschrecken, abschalten und nicht weiterlesen: Als Osteopath haben Sie die embryonale Entwicklung des Gehirns bereits eingehend studiert und sich mit den Funktionen des Nervensystems auseinandergesetzt, alle Hirnnerven gelernt und auch sonst nicht vor diesbezüglichen komplexen Zusammenhängen Halt gemacht. Ich biete Ihnen hier eine stark vereinfachte, im Fokus auf das Trauma zugespitzte Passage über das Gehirn an und verenge damit das Sichtfeld der allgemeinen Gehirnfunktionen auf diese spezielle.

Trauma kann alle 3 sich phylo- sowie ontogenetisch nacheinander entwickelnden und funktionell so unterschiedlichen Hirnteile betreffen und zudem noch eine funktionelle Spaltung von rechter und linker Hemisphäre begründen und sich dort verankern. Daher erscheint es mir wichtig, das Thema Gehirn, das allzu oft nur mit dem Neokortex assoziiert wird, eingehender zu betrachten.

2.1.1 Aufgaben des Gehirns

Zunächst einmal hat das Gehirn eine zentrale Aufgabe zu erfüllen, was vielleicht dazu geführt hat, ihm oft eine Position als Klassenprimus in der Hierarchie Gehirn (Geist) – Körper – Seele zuzusprechen. Das werden wir sehr schnell entkräften, denn was sollte der Geist schon anfangen ohne einen Körper, durch den er wirken kann und der ihn aus der Peripherie maßgeblich mit wichtigen Informationen versorgt, auf deren Basis sich der Geist erst sein Urteil erlauben kann?

Dieses Gehirn also ist mit der Aufgabe betraut, unter allen Umständen den **Fortbestand** zu sichern. Das haben andere Organe auch, das Gehirn jedoch in der Funktion des Abteilungsleiters.

Zunächst einmal hat es die **körperlichen Bedürfnisse** im Blick, indem es auf Signale aus der Peripherie reagiert. Es registriert das Bedürfnis nach Nahrung, Geborgenheit und Nähe und sowohl nach dem Schutz durch die Gemeinschaft als auch nach dem Schutz durch ideale Umgebungen sowie nach Fortpflanzung und sucht nach Lösungen dafür, wo und wie diese Bedürfnisse erfüllt werden können. Dies gelingt, indem das Gehirn in der Lage ist, die empfundenen Wahrnehmungen von Außen- und Innenwelt miteinander zu verknüpfen und aus ihnen eine logische Einordnung der Welt und ihrer Funktionsweise zu entwickeln. Das Gehirn ist in der Lage, bereits durchlebte Erfahrungen zu erinnern und daraus Schlüsse auf erwartbare Ergebnisse vollkommen neuer Situationen zu ziehen.

Hernach muss es Initialzündungen entfachen und die Energie mobilisieren, die nötig ist, um uns überhaupt auf den Weg zu bringen: Der bloße **geistige Wille** muss so stark werden, dass er Widerstände überwindet und in der Körperlandschaft ein Echo im Tun findet.

Im weiteren Planungsverlauf auf dem Weg zur Bedürfniserfüllung muss es dann Gefahren und Unwägbarkeiten erkennen, ihre Überwindung ersinnen sowie Chancen erkennen und nutzen, die sich auftun.

Und zu guter Letzt muss es in der Lage sein, die erdachten und sich auf dem Weg befindlichen Umsetzungsbestrebungen mit Reaktionsweisen und Handlungen an die Bedingungen des konkreten Augenblicks anzupassen. Kurzum: Es muss **Entscheidungen** fällen, die kurz- oder auch langfristige Folgen haben werden, und dies manchmal blitzschnell, zudem muss es bereit sein, die Richtung zu verändern, wenn es nötig sein sollte.

Als zusätzlich erschwerend mag die Tatsache gewertet werden, dass der Mensch entgegen allen Statistiken über Singlehaushalte in Großstädten eben kein Einzelgänger, sondern nur in der Gruppe überlebensfähig ist. Zu seinen Grundbedürfnissen gehört die **Zugehörigkeit zu einer Gruppe**. Die einfache Teilnahme an einer Gruppe in sozialen Netzwerken im Internet reicht hier nicht aus, obgleich diese das suggeriert, denn sie hat bedeutungsinhaltlich eine vollkommen andere Gewichtung.

Mit der also evolutiv verankerten Lebensnotwendigkeit, als Kind Teil einer versorgenden Gruppe zu sein, sowie des daraus erwachsenden Wertes im Erwachsenenleben müssen die oben genannten Ziele auch noch einer Vermittlung und Koordination unterworfen werden, die schlussendlich ein Zusammenleben oder eine Teamarbeit ermöglichen. Und zu guter Letzt bedarf der Mensch auch der Geborgenheit, die sich aus dem Leben in der Gruppe ergibt oder ergeben sollte.

Auf allen erwähnten Einzelabschnitten können traumatische Ereignisse Störungen bedingen, die schlussendlich dann zu psychischen Problemen führen können.

Im Hinblick auf Störungen zuallererst genannt werden muss der sensibelste Bereich überhaupt, das **Zerbrechen sozialer Beziehungen** und Verbindungen. Dies bedeutete für den Urmenschen ganz einfach den Tod. Und als genauso elementar stuft das Gehirn den Verlust einer Beziehung ein.

Wenig nachsichtig ist unsere psychische Gesundheit auch mit einer **ständigen Frustration**, die erzeugt wird, wenn innere Signale ins Leere laufen und unsere Handlungen ganz einfach nicht den eigenen Bedürfnissen entsprechen und man ein Leben lang das Leben eines anderen führt, indem man dessen Wünschen und Absichten eine höhere Priorität einräumt als den eigenen. Die Seele scheint sich erleben und ihrer ureigenen Bestimmung entsprechen zu wollen.

Auch **innere Lähmungen**, die uns in unserem Bewegungsimpuls hemmen, können zu psychischen Dysfunktionen führen. Dies ist z. B. der Fall, wenn das Wollen in einem Menschen den Trieb zur Umsetzung bei Weitem übersteigt. Es entsteht täglich eine Desillusionierung, weil der Mensch hinter den selbst gesteckten Zielen zurückbleibt und dem Bild von sich, das er gerne gesehen hätte, nur in seiner Vorstellung entspricht.

2.1.2 Wie unser Gehirn zu unserem Gehirn wird

Der enge Geburtskanal des Menschen zwingt uns dazu, den Hauptteil der Hirnentwicklung nachgeburtlich vorzunehmen. Das kann man als besonders störanfällig beklagen, man kann aber auch anerkennen, dass damit eine besonders gute Adaptation an das gegebene Umfeld möglich ist, da das Gehirn tatsächlich benutzerabhängig ausgebildet und verschaltet wird.

Wenn man es unter physiologischen Gesichtspunkten betrachtet und das Feld der hirnorganischen Störungen außer Acht lässt, ist ein Viertel unseres späteren funktionsfähigen Gehirns, also etwa 25 %, zum Zeitpunkt der Geburt aktiv und mit neuronalen Schaltkreisen in aktiver Kommunikation untereinander verbunden, die noch folgenden 75 % reifen durch Interaktionen mit unseren Fürsorgepersonen und dem räumlichen Umfeld heran. Das Gehirn eines jeden Menschen lernt also ganz spezielle, völlig auf die individuelle Umgebung abgestimmte Dinge und unterscheidet sich so vom Gehirn jedes anderen Lebewesens, einschließlich seiner eigenen Art. Selbst wenn menschliche Gehirne an sich eine sequenziell gleichartige Reifung durchlaufen, so sind die Inhalte doch unterschiedlich. Das Größenwachstums eines Gehirns findet zu 90 % in den ersten 3 Lebensjahren statt, und zeitlebens ändern sich Verschaltungsachsen, und es kommen immer mal wieder neue Neurone hinzu. Hirnstrukturen können während der Entwicklung des Gehirns somit getrost als Folge und weniger als Ursache sozialer Erfahrungen betrachtet werden.

Paul D. MacLean hat sich der Hirnentwicklung gewidmet und ein vereinfachendes Modell eines dreiteiligen Gehirns entwickelt [142]. Da aber bereits einige primitive Säugerarten ebenfalls über neokortikale Anteile verfügen, ist dieses Modell nicht unumstritten und entbehrt sicher scharfer Trennlinien in der Benennung. Dennoch bietet es einen Orientierungsrahmen dafür, aus neurobiologischer Sicht ein Verständnis für das menschliche Verhalten zu entwickeln. Auch ist es mittlerweile eine neurobiologische Tatsache, dass der Aufbau und die Entwicklung eines Gehirns von unten nach oben stattfinden – und dies sowohl in der Evolution des Menschen als auch in der vorgeburtlichen Entwicklung eines jeden Einzelnen. Wenn Sie sich also nicht an der nicht artgerechten Benennung der 3 Gehirnanteile stören, sondern ihre Funktionsweise zugrunde legen, ist es ein äußerst hilfreiches Modell.

Um Ihnen einen kurzen Überblick zu geben, bevor wir dann ins Detail gehen: MacLean [142] beschreibt die **hierarchische Organisation** des Gehirns, bestehend aus 3 Anteilen aus unterschiedlichen evolutiven sowie embryologischen Epochen, dem Reptilien-, älteren Säugetier- und jüngeren Säugetiergehirn (▶ **Abb. 2.1**). Jeder einzelne der 3 Teile unterscheidet sich in der Struktur und neurochemischen Funktionsweise stark von den anderen beiden, wobei alle 3 miteinander auf vielfältige Weise sowohl humoral als auch neuronal verbunden sind. Die später entstandenen und damit jüngeren Anteile werden nach wie vor von den ältesten Anteilen beeinflusst. Daraus resultiert ganz konkret, dass affektiven Prozessen psychobiologische Abläufe zugrunde liegen: Menschliches Verhalten lässt sich klarer einordnen.

Aus diesen Erkenntnissen hat sich derzeit die **entwicklungsorientierte Psychologie** herausgebildet, die auf einer sehr komplexen Ebene die Auswirkungen der biologischen und psychologischen Organisation unter Einbeziehung sozialer und kultureller Ebenen auf das Selbst beschreibt. Sie kann dem Einzelnen eine Hilfestellung bei der Wahrnehmung und Reflexion, wann und auf welche Weise seine ältesten Hirnareale sein derzeiti-

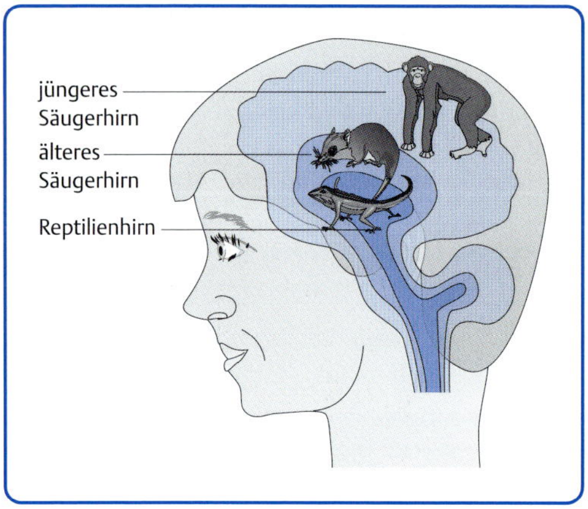

▶ **Abb. 2.1 Reptiliengehirn:** Stammesgeschichtlich programmiertes Verhalten, grundlegende Organisationsaufgaben wie Atmung, Schlafen, Wachen, Herzschlag, Hunger und Sättigung, chemische Balance, Energiehaushalt. **Älteres Säugetiergehirn/limbisches System:** Koordination und Kategorisierung von Informationen von und hin zum Neokortex (Beziehung zwischen dem Organismus und Umgebung), Wahrnehmung, emotionale Relevanz, Interaktionserwartung, Aggressionsbereitschaft, Sexualtrieb. **Jüngeres Säugetiergehirn/Primatengehirn/präfrontaler Kortex:** Lernen, Planung, Voraussicht, Existenz einer Zeitachse und Entwicklung kontextbezogener Erkenntnisse, Triebhemmung und damit Verhalten ohne Ernstbezug (Spielen und Kreativität), emphatisches Verstehen, Mentalisierung.

ges Verhalten beeinflussen, bieten. Im behavioralen Abschnitt kann sich der Mensch mit traumatisch erstarrten Anteilen und seinen archaischen Impulsen auseinandersetzen und schließlich beginnen, bewusst und nicht mehr nur reaktiv sein Leben zu gestalten: Er hat auf einmal eine Wahl.

Die Erkenntnisse aus der entwicklungsgeschichtlich begründeten Funktionsweise haben in der Folge zu einer radikalen Änderung der ehedem gut aufgeteilten Bereiche wie der Psychoanalyse und der rein körperbezogenen Therapie geführt, die Grenzen zwischen Gesprächs- und Körpertherapie lösen sich langsam auf. Die derzeit rasant zunehmende Säuglings- und Bindungsforschung und ihre multidisziplinäre Vernetzung mit den deutlich älteren Disziplinen Neurobiologie und Neurochemie untermauern die Wichtigkeit der entwicklungsbezogenen Betrachtung des Gehirns.

Reptiliengehirn

Zum Zeitpunkt der Geburt bereits voll entwickelt und damit funktionsfähig ist das sog. Reptiliengehirn, das ein Areal kurz oberhalb der Schnittstelle zwischen Rückenmark und Gehirn im Hirnstamm beschreibt. Das Reptiliengehirn besteht aus dem autonomen Nervensystem, dem Stammhirn und dem parietalen Kortex. Damit ist das Kind in der Lage, grundlegende Kompetenzen, die zu seiner Erhaltung dienen, als Signalgeber oder auch als dem Überleben notwendigen Reflex auszuüben und Körperempfindungen wahrzunehmen. Es kann hier bereits Hunger und Schmerz, Nässe und Temperatur empfinden und kann hierauf durch das Signal des Weinens aufmerksam machen. Und es kann natürlich atmen und essen, wachen und schlafen und seinen Körper von überflüssigen Stoffen durch Entleerung erleichtern. All dies sind Funktionen dieses alten Reptiliengehirns.

Wenn ein Patient mit Störungen ebendieser Bereiche auf Sie zukommt, er sich z. B. ständig oder gar nicht hungrig fühlt, Probleme bei der Defäkation hat oder durch allzu häufiges Urinieren auffällt, wenn seine Atmung oder sein Schlaf blockiert ist, dann ist es ratsam, an dieses alte Reptiliengehirn zu denken.

Zusammen mit dem Hypothalamus hat der Hirnstamm eine ungemein wichtige Aufgabe: Sie sorgen gemeinsam für das **Aufrechterhalten einer Homöostase**, indem sie das Energieniveau des Körpers regulieren sowie die Funktionen von Herz und Lunge, des endokrinen Systems und des Immunsystems koordinieren. Unangenehme Erregungszustände bei Patienten können durchaus also hier verortet werden.

Dem Reptiliengehirn zu eigen ist die Tatsache, dass all dies sich ohne unser Zutun, ohne unser Bewusstsein vollzieht und rein gar nichts mit so komplexen Funktionen wie Verhalten oder geistiger Aktivität zu tun hat und dennoch als ein solcher Störfaktor zugegen sein kann. Die ehrgeizige Idee, bei häufigem Urinieren einfach weniger auf die Toilette zu gehen, findet ganz einfach auf Hirnstammebene keine willigen Befehlsempfänger, und auch die gut gemeinte Empfehlung einer Teilnahme an einem Atemkurs, um endlich **richtig** zu atmen, wird ins Leere laufen, sollte die Ursache in einer traumatischen dysfunktionalen Steuerung des Hirnstamms liegen. Nun haben wir als Osteopathen den Vorteil, uns in der Regel bei körperlichen Thematiken nicht sehr zu zieren, und können zum Glück genau da arbeiten: mit dem Körper.

Säugetiergehirn

Wenden wir uns der weiteren Entwicklung des Gehirns zu. Als nächste Instanz entwickelt sich das **limbische System**, das zusammen mit dem temporalen Kortex auch Säugetiergehirn genannt wird. Es ist allen in Gruppen lebenden Säugern gemein, die ebenfalls aus Hinsicht des Hirns unreif geboren werden und bei denen die Jungen auf Bemutterung und Netzschutz angewiesen sind. Die Entwicklung des limbischen Systems erfolgt zu einem großen Teil erst nach der Geburt und ist ungefähr im Alter von 8 Monaten abgeschlossen. Dieses limbische System ist zu nichts weniger auserkoren, als unser Überleben in Gruppen zu ermöglichen. Darin liegen zugleich Fluch und Segen. Unsere genetischen Anlagen sowie unser Temperament geben dem limbischen System quasi eine Farbe, die Ausformung jedoch findet durch jedwedes Erleben des Babys statt. Und nach und nach bildet sich so unser Selbst- und auch ein Weltbild, das gespeist wird durch die ureigenen Erfahrungen, die wir gemacht haben.

Die Prozesse innerhalb des limbischen Systems können wir als **Gefühle** oder Stimmungen erleben sowie im Miteinander mit anderen auch in Gestalt von Bedeutungen und Erwartungen.

Die Fähigkeit jedoch, überhaupt Gefühle wahrzunehmen, hängt davon ab, was das limbisch-emotionale System im Kontakt mit den ersten und wichtigen Bezugspersonen gelernt hat. Das Kleinkind erobert sich die Umgebung durch Bewegen, spürbares Greifbarmachen und Erkunden von Gegenständen. Es erfährt, wie sich sein kleiner Körper in Reaktion auf etwas anfühlt, und dies schließt die eigene körperliche Reaktion auf emotionale Reaktionen der Umgebungspersonen mit ein. Wie fühlt es sich an, wenn wir weinen, protestieren oder freudig sind, und wie fühlt es sich an, wenn wir freudig begrüßt werden oder ein „Nein!" ernten? Die daraus resultierende verstärkte Ausschüttung bestimmter Hormone begründen bestimmte viszerale Empfindungen: Übelkeit beispielsweise oder Enge in der Brust oder auch eine wunderbare Weitung und Wärme des Brustkorbs. Diese frühen Explorationen formen also Strukturen in unserem limbischen System mit keinem geringeren Ziel, als für unser Wohl zu sorgen. Als störend wahrgenommene viszerale Empfindungen, z. B. ein Panikgefühl im Leib, bewirken, dass sich der Neokortex nicht mehr ungestört mit den beabsichtigten Aufmerksamkeitsobjekten beschäftigen kann, sondern leiten unmittelbar eine Kaskade der Richtungsänderung ein: Der Organismus begibt sich in ungefährlichere, beruhigendere Gefilde.

So kann man zusammenfassen, dass ein Kind etwa im Alter von 9 Monaten die Koordination und Einstimmung eigener Gefühle und Erwartungen mit denen der bemutternden Erwachsenen erlernt hat und diese dort erlangten Grundbausteine zeit seines Lebens weiterentwickeln wird.

Mit den sich ständig einbauenden neuronalen Vernetzungen ergibt das früh erlernte und erfahrene Umfeld eine gewisse Grundfärbung im Leben.

Wachsen wir in einem sicheren und wohlwollenden, vielleicht sogar liebenden Umfeld auf und erleben damit dieses Säugetiergehirn keine oder bewältigbare Gefahren, spezialisiert sich ein solches Gehirn auf Exploration, geht seiner Neugierde und Entdeckerfreude nach, ergeht sich in Spiel und Kooperation.

Fühlen wir uns hingegen unerwünscht oder wachsen in einem überängstlichen oder sogar depressiven und gewaltbejahenden Umfeld auf, so spezialisiert sich unser streng benutzerabhängiges Gehirn angesichts dieses Umfelds auf den Umgang mit Verlassenheitsgefühlen, Unsicherheit und Angst. Von Natur aus lässt uns eine solche Grundstruktur schwerlich fröhlich unser Umfeld erkunden, die Neugierde ist gehemmt, und wir ziehen uns in uns selbst zurück oder wir legen die Ritterrüstung an und treten stets kämpferisch auf.

Diese benutzerabhängige Formung des Gehirns, die sog. **Neuroplastizität**, nimmt also im Guten wie im Schlechten eine Art Grundeinstellung der neuronalen Verschaltung vor, indem es durch ständiges wiederholendes Erleben eine Reaktion bahnt, mit der wir mit hoher Wahrscheinlichkeit auf zukünftige unbekannte Umstände reagieren werden. Dies kann also eher neugierig und offen sein oder zurückhaltend und misstrauisch, mit allen möglichen Zwischenschattierungen.

Unter dem Begriff des **emotionalen Gehirns** von Bessel van der Kolk werden die Areale des Reptiliengehirns und des limbischen Systems zusammengefasst [257]. In der Funktionsgemeinschaft liegt wiederum eine Errungenschaft der Evolution im Bezug auf unmittelbare Gefahreneinschätzung. Seine zelluläre Organisation und seine biochemischen Botenstoffe sind deutlich simpler als die des Neokortex, was ihm im Vergleich mit diesem einen enormen Zeitvorteil verschafft, z. B. in Gefahrensituationen (Kap. 2.5). Einfach zusammengefasst erlaubt diese grobe Beurteilung dem emotionalen Gehirn bereits bei einfachsten situativen oder singulären Übereinstimmungen Schlussfolgerungen, die reflexartig schnelles Handeln aus dem Fundus der programmierten Notfallpläne ermöglichen. Damit erfolgen physiologische Reaktionen automatisch, ohne dass der Neokortex ein primäres Mitspracherecht gehabt hätte.

Sie haben das sicher auch schon einmal erlebt, wenn Sie z. B. aufgrund eines Geräusches und dann unerwarteten Auftauchens einer Person hinter einer Hausecke reflexartig und massiv zusammenzuckten, um dann nur eine Sekunde später festzustellen, dass – und nun unter freundlicher Kenntnisnahme des Kortex – es sich dabei um Ihren zu Scherzen aufgelegten Bekannten gehandelt hat, dessen Humor Sie zwar durchaus berechtigt infrage stellen dürfen, vor dem Sie sich aber nicht fürchten müssen.

Primatengehirn

Wenn wir vom Primatengehirn sprechen, so umfasst dieser Begriff den **Kortex** sowie den unmittelbar hinter der Stirn liegenden **präfrontalen Kortex**. Seine Entwicklung ist sowohl phylogenetisch als auch ontogenetisch betrachtet die jüngste.

Mit dem **Spracherwerb** in der Gesamtgeschichte der Menschheit sowie in der persönlichen Entwicklungsgeschichte erfährt dieses Areal eine rasante Entwicklung. Erste zarte Verknüpfungen zwischen präfrontalem Kortex und limbischem System sowie auch durch die autonomen Impulsen aus dem Reptiliengehirn entstehen bereits im Alter von 9 Monaten, lange vor dem eigentlichen Gebrauch der Sprache.

Beinahe kann man dem Kind dabei zusehen, wie es mehr und mehr Ablage- und Verschaltemöglichkeiten in seinem präfrontalen Kortex schafft.

Mit dem voll entwickelten Neokortex verfügen wir schließlich über ein sich ständig verfeinerndes hochkomplexes System von untereinander vernetzten Fähigkeiten wie denen des logischen Denkens, des Abstrahierens, der Fähigkeit zur Einsicht, des Erdenkens von Problemlösungsansätzen und des Konstruierens von völlig Neuem. Auch das Herausfiltern von Informationen durch Erlebtes und Erfahrenes und die Entwicklung vollkommen neuer Konzepte aufgrund dieses Informationsextrakts ist eine Leistung des Neokortex: das Erfinden. Und zu guter Letzt findet die Beschäftigung mit weniger greifbaren Themen wie der Spiritualität und der Seele, Sinnfragen und deren Umwälzung im philosophischen Kontext im Neokortex statt.

Die meisten Menschen meinen wohl dieses Areal, wenn sie mehr oder weniger stolz von der Leistungsfähigkeit ihres Gehirns sprechen, dem Sitz des rationalen Denkens und bewussten Planens, dem des Vorstellungsvermögens und der Reflexion.

Mit dem abstrakten Denken, der Schaffung von bestimmten Symbolen und ihrer Bedeutung, von der die Sprache nur ein kleiner Teil ist, mit der Fähigkeit, Unmengen an Eindrücken aufzunehmen und sinnvoll zu verknüpfen, ist es dem Menschen gelungen, Verbindungen in jedwede Richtung aufzubauen, untereinander oder auch hinein in die Vergangenheit oder Zukunft. So gelingt es ihm, historische Kontexte zu schaffen oder erwartbare bzw. erträumte Zukunftsfantasien planvoll, jedoch auch maßvoll umzusetzen und damit Lebensläufe real zu gestalten, z. B. im Ergreifen eines bestimmten Berufs. Die Lebenswürze dessen, was dann das Umfeld hineinbringt, verlangt wiederum eine Reaktion, die in diesem oberen Areal abgewogen werden kann.

Der Neokortex scheint ein unerschöpflicher Acker zu sein, der dankbar und voll die Früchte der Ideen und Kreativität trägt und somit zur beeindruckenden Kulturschaffung beigetragen hat, auf die wir heute blicken dürfen.

Im Neokortex entstehen das Selbst- und Fremdbild, und durch die erst in jüngerer Zeit entdeckten Spiegelneurone gibt es einen Erklärungsansatz für unsere ebenfalls dort verorteten **sozialen Fä-**

higkeiten. Bereits ein Säugling verfügt über die Fähigkeit, intentionale und expressive Handlungen wie das Herausstrecken der Zunge zu imitieren. Die Rückkopplung über das darauf entstehende Körpergefühl in ihm selbst erlaubt ihm im Laufe des Heranwachsens, Empathie zu entwickeln. Das Kind beginnt mehr und mehr, andere zu verstehen, und kann ebenso ein eigenes Selbstbewusstsein entwickeln: Der eigene Leib beginnt sich mit der Wahrnehmung eines anderen zu assoziieren.

Kooperationsvermögen sowie der Umgang mit komplexen sozialen Gefügen, wie sie in erster Form in Familien, jedoch auch in Kindergarten und Schule oder später in der beruflichen Teamarbeit erlebt werden und natürlich auch unter Völkern, sind ebenfalls im Neokortex verortet und in erster Linie der erlernten Impulskontrolle sowie den Spiegelneuronen geschuldet, die zunächst eine Einfühlung in den anderen erlauben, bevor eine umfassendere Reflexion und Einnahme des Standpunkts des Anderen stattfinden.

Die **erlernte Impulskontrolle**, die zu Beginn des Kleinkindlebens noch von außen durch ein beherztes „Nein!“ kommt, wird mit Reifung des Frontallappens immer mehr in das kindliche Selbst aufgenommen, wenn es auch zu Beginn durch das kleine Kind einer strengen Prüfung unterzogen wird, ob das **wirklich** ein Nein ist. Kinder sind nicht sofort damit einverstanden, wer auch immer dieses unsägliche Nein nun von sich gegeben hat, und quittieren das zunächst mit empörtem Gebrüll. Sie lernen nach und nach mit Reifung des Kortex ein Abbremsen ihres eigenen Impulses, und wenn das Objekt der Begierde noch so verlockend ist. Für Erwachsene ist eine erfolgreich erlernte Impulskontrolle ein enormer sozialer Vorteil: nicht sofort essen zu müssen, wenn man Hunger hat, und damit zu beweisen, dass man tatsächlich im Stande ist, sich vorzustellen, dass man in der Regel nicht verhungert, obgleich man dem Essenbedürfnis nicht unmittelbar nachgeht, ist in vielen gesellschaftlichen Kontexten durchaus gern gesehen. Es macht einfach keinen guten Eindruck, wenn ein Universitätsprofessor eine Brotdose hervorzieht und in der Vorlesung zu speisen beginnt, und auch Gastgeber haben es gern, wenn sie selbst das Buffet eröffnen dürfen.

Beim Thema der Impulskontrolle sexuellen Verlangens ist ein Fehlen derselben mittlerweile zum Glück ein Straftatbestand, selbst wenn das in der juristischen Argumentation zu sexuellen Übergriffen nicht immer Niederschlag findet: Ein reichlich kurzer Rock ist noch lange kein Rechtfertigungsargument für nachfolgende Handlungen, die nicht die Zustimmung beider Beteiligten gefunden haben.

Sollten wir einmal über das Ziel hinausgeschossen sein, aber uns noch unterhalb von Straftatbeständen befinden, ist es wieder der Kortex, der uns ein Gefühl der **Peinlichkeit** empfinden lässt und somit ein sozialer Richtungsweiser ist. Wir haben also einen nicht immer klar definierten, so doch gut erspürbaren Grat zwischen eigenen Impulsen und akzeptablem, gruppenkonformem Verhalten.

Alles in allem hilft uns der Neokortex maßgeblich dabei, die Regeln der für uns Menschen überlebenswichtigen Zugehörigkeit zur Menschengruppe durch Belohnungsempfindungen oder Schamempfindungen zu begreifen.

2.1.3 Rolle der Spiegelneurone im menschlichen Miteinander

Zurück zu der von der Gruppe um den italienischen Wissenschaftler Rizzolatti entdeckten Spiegelneurone, deren Bedeutung gar nicht hoch genug eingeschätzt werden kann. In Kürze und zusammenfassend: Die **Spiegelneurone** helfen dabei, neben der primären simplen Nachahmung von Bewegungen auch die emotionalen Zustände unserer Mitmenschen sowie ihre Intentionen aufzunehmen; es wird ein Eindruck eines komplexen Zustands vermittelt. Spiegelneurone machen deutlich, weshalb im noch unreifen Neokortex eines Säuglings die Regulation durch die Mutter bzw. durch die primäre Bezugsperson stattfinden muss und kann.

Darüber hinaus verdeutlichen sie, weshalb bei einer Traumatherapie eine **Regulation des Therapeuten** unabdingbar ist: Der Patient in seinem vulnerablen Zustand würde mithilfe der Spiegelneurone jedwede chaotische Grundverfassung des Therapeuten auffangen und wäre damit zusätzlich beschäftigt, um es zart auszudrücken. Jedoch erfasst dieses System im Patienten auch eine Balance des Therapeuten, seine Präsenz und seine Zugewandtheit und kann sich an diesem Zustand halten und ausrichten. Einmal mehr breche ich an dieser Stelle eine Lanze für eine so funktionierende therapeutische Beziehung und die dafür erforderliche Sorgsamkeit.

Trauma spaltet die Kohärenz, lässt den Betreffenden in innere Teile auseinanderbersten und hinterlässt im günstigen Fall bei guter Kompensation durch den Traumatisierten ein loses Gefüge des Funktionierens.

Diese bei Traumatisierten so chaotisch funktionierenden Systeme der im Gehirn nicht mehr abgestimmten Reaktionsweisen lösen jedoch im Gegenüber häufig ein Zurückschrecken aus, da auch die Spiegelneurone des unvorbereiteten Gegenübers stetig empfangen. Durch dessen daraus resultierende Verweigerung, in Synchronisation zu gehen, drängt sich im Traumatisierten der Eindruck auf, er werde nicht gesehen und in der Folge zumeist übergangen. Und in vielen Fällen wird er mit diesem Eindruck recht haben, da eine Person im Kontakt mit dem Traumatisierten unvermittelte und unerklärliche Signale empfängt und bei Nichtreflexion eher den Rückzug antreten wird. So entsteht eine filzige Schicht der **Einsamkeit** um den ohnehin geschädigten Menschen.

Bei traumatisierten Kindern kann man häufig verzweifelte und irrgeleitete Versuche sehen, dieser Einsamkeit zu entfliehen und sicherzustellen, dass ihnen Aufmerksamkeit zuteilwird, eine Aufmerksamkeit, die auch einen eventuellen Panzer von Empfindungslosigkeit kurzzeitig durchdringen kann. Was eignet sich besser dafür als ein aufgebrachter Erwachsener? Ein Lehrer, der sich nur noch **einem** Schüler zuwenden **muss**?

Und so ist folgerichtig eine Wiederherstellung des sozialen Einfühlens in der Traumabehandlung unabdingbar: Das **gegenseitige Spiegeln** muss wieder wahrgenommen und als gewinnbringend und schön erlebt werden, als Klarheit schaffend und Grenzen aufzeigend, indem der Mensch wieder feststellt, dass er zwar die Gefühle und Zustände des Anderen empfangen und lesen kann, jedoch durchaus ein eigenes System hat und das Recht, sein eigenes Leben mit den dazugehörenden Stimmungen zu leben.

So machen wir bei gut funktionierendem Kortex die wohltuende Erfahrung, sowohl in Verbundenheit mit anderen als auch eigenständige Wesen zu sein. Natürlich sind die versprachlichten Gedankenmodelle nicht die einzigen Botschafter dieser Wahrheit. Auch innere Bilder, wahrgenommene Gefühle oder implizites Körperwissen liefern stetig Informationen. Im Neokortex werden sie verknüpft und sortiert, zugeordnet und etikettiert.

Zusammenfassung: In der **Entwicklung der Selbstregulation** nimmt das Funktionieren des Frontallappens eine bedeutende Rolle ein, wobei noch zwischen der rechten und der linken Gehirnhälfte unterschieden werden kann (Kap. 2.3.3). Die im Kortex liegenden orbitalen und präfrontalen Areale sind unabdingbar zur Herausbildung von Empathie und somit unmittelbar in Bindungsfunktionen involviert, indem sie die Verarbeitung sozialer Signale ermöglichen und uns positive Gefühle wie Freude oder Begeisterung in sozialer Interaktion empfinden lassen. Ob diese Verschaltungen nur rudimentär oder sicher sind, ob sie in zaghaften und entmutigten oder in entdeckenden, lustvoll explorierenden Gesten und Verhaltensweisen ihren Niederschlag finden, all dies ist neben der Grundanlage eines Naturells primär den ersten Bindungserfahrungen zuzuschreiben. Elterliche Fürsorgepersonen beeinflussen also direkt die Vernetzung dieses Systems und beschreiben eine Prägung auf der Seelenlandkarte des Kindes.

2.2 Lebens- und Überlebensmechanismen der Seele

In diesem Abschnitt werden wir uns nichts Geringerem als der Seele, der Essenz, nähern, unter Inkaufnahme der damit verbunden Schwierigkeiten des Nichtwissens auf Basis der Erfahrung und Wahrnehmung.

! Merke

Die Seele eines Menschen ist mehr als die Summe ihrer Teile. Es ist die Seele, die Traumata irgendwie integrieren muss.

Dies ist unbedingt zu beachten bei der Betrachtung einzelner Traumaaspekte sowie detaillierter Prozesse im Gehirn und Körper. Die folgende Aufgliederung ist allein zum besseren Verständnis gut und sinnvoll.

2.2.1 Traumawirkungen auf das Sein

Die Menschheit würde verrückt werden, wenn sie sich ständig der tatsächlichen Ungeborgenheit des menschlichen Daseins gewahr wäre. Die tatsächliche Vulnerabilität hat sich in der heutigen Zeit verlagert: Musste der Steinzeitmensch noch bei jedem Toilettengang im Freien mit einem Angriff wilder Tiere rechnen, ist die heutige Bedrohung zu derlei Anlässen vergleichsweise klein.

Zusätzlich gibt es – zumindest in einem westlichen, rechtsstaatlichen System – selbstverständliche Grundannahmen, sodass Sie davon ausgehen dürfen, beim Aufeinandertreffen von menschlichen Gruppen, selbst wenn dies in einem Fußballstadion wäre, nicht unmittelbar in eine Revierkampfhandlung gezogen zu werden, bei der nur eine Gruppe überlebt oder aber fliehen muss. Diese und andere Grundannahmen sind Teil einer gemeinsamen, kulturspezifischen Lebenswelt, die harmonisierende Weltbilder konstruiert hat. Weiter legen wir den verlässlichen Rhythmus von Alltäglichkeiten auf unsere Tage, und unser Gehirn in allen 3 Anteilen lehnt sich entspannt zurück und bemerkt: „Kenne ich, gewohnt, keine Gefahr im Verzug."

Wir sind im entspannten Fluss des Lebens. Peter Levine zieht in seinen Kursen des Somatic Experiencing das Bild eines Flusses heran, wenn er über Herausforderungen und Trauma spricht.

In jedem Leben jedoch tauchen Grenzsituationen auf, Situationen, in denen die alltägliche Welt aus den Fugen gerät und die Fragilität der Existenz sichtbar wird. Dann verlassen wir die Pfade der alltäglichen Wiederholungen: Wir probieren – erzwungenermaßen – neue aus. Das ist nicht immer angenehm, aber eben auch nicht immer traumatisch. Um in Levines Bild zu bleiben: Wenn wir mit unseren Antworten auf die Grenzsituation zwar in Nöte gebracht, nicht jedoch überfordert worden sind, bezeichnet er dies als einen Stein, der in diesem Flussbett aufgetaucht ist. Der Stein verwirbelt zwar das Wasser, führt aber keinesfalls dazu, dass der Fluss sein Bett verlässt und über die Ufer tritt.

In diesem Fall dürfen wir das Herausforderung nennen. Diese Herausforderung können wir je nach zeitlicher Einwirkung in eine Belastungs- und eine Stresssituation unterteilen. Während eine **Belastungssituation** nur eine kurzfristige Dissoziation von Gefühl und Verstand kreieren, um die Situation handhaben zu können, führen länger andauernde **Stresssituationen** auch zu länger anhaltenden Spaltungszuständen, in denen Gefühl und Verstand sowie der Körper in der Wahrnehmung partiell getrennt voneinander existieren (Kap. 2.3). Nach Abklingen der Stresssituation erfolgt dann ein allmähliches Integrieren, bis die Einheit von Gefühl, Verstand und Körper wiederhergestellt ist.

Beide, so unwillkommen vermutlich sowohl Belastungs- als auch Stresssituationen sind, hinterlassen jedoch ein Geschenk: Indem der Mensch durch diese Situationen seine Strategien erweitert, kann er sich, wenn er sich dessen bewusst wird, eine neue Wahrnehmung und Bewusstwerdung der Möglichkeiten zu eigen machen. Die Ausdehnung der Grenzen in der Belastungssituation eröffnet zukünftige Handlungsspielräume. Er gewinnt an Stärke sowie Lebenserfahrung.

2.2.2 Resilienz

Hier ist ein guter Moment, den Begriff „Resilienz" einzuführen. Eigentlich ist „Resilienz" ein Begriff aus der Materialforschung. Bringt man eine Metallstange in eine gebogene Position und bricht diese nicht oder bleibt dauerhaft verformt, sondern kehrt hernach vermeintlich unverändert in ihre Ausgangsformung zurück, so spricht man von resilientem Material.

In der Humanwissenschaft gibt es natürlich eine andere, wenn auch gleichmeinende Definition:

> *„Resilienz bezeichnet die Aufrechterhaltung oder Wiederherstellung des früheren psychischen Anpassungs- und Funktionsniveaus nach einem eingetretenen Trauma oder bei bestehenden Einschränkungen und Verlusten." (Oerter u. Montada, [163], S. 991)*

Je ausgeprägter die Resilienz eines Menschen ist, je höher also seine psychische Widerstandskraft ist, umso weniger wahrscheinlich ist es, dass aus einer negativen Erfahrung ein Trauma wird: Ein hoch resilienter Mensch kann also hohe Belastungen, ja selbst sehr widrige Lebenssituationen ohne nachhaltige psychische Schäden bewältigen. Unterschiedlich ausgebildete Resilienzen, die neben der Grundkonstitution eines Menschen vor allem in frühen Bindungen in der Kindheit manifestiert werden, erklären, weshalb Menschen vergleichbaren Belastungen unterschiedlich begegnen. Mit hoher vorhandener Resilienz reguliert dieser Mensch sich nach einer potenziell traumatischen Erfahrung wieder auf das physiologische Normalniveau, mit niedriger Resilienz bildet er möglicherweise schneller eine psychische oder körperliche Folgeerscheinung aus.

Daraus folgt dieser unendlich wichtige Satz, der Sie davor bewahrt, einem Menschen anhand einer Erzählung eines Ereignisses ein Trauma anzudichten:

! Merke

Das Trauma liegt nicht im Ereignis, sondern in der Person.

Eine gute Garantie dafür, dass ein Kind ein hoch resilienter Mensch werden kann, liegt in einer guten und sicheren Bindung in der Kindheit.

2.2.3 Ressourcen

Beschreibt man mit dem Begriff der Resilienz die grundsätzliche Kapazität, in psychischer oder neurophysiologischer Hinsicht nach einer stressbedingten Aktivierung wieder zurück in die Ausgangsebene zu kommen, so beschreibt der Begriff der Ressourcen, **auf welche Weise** eine Person dahingelangen kann. Sie sind sehr subjektiv und individuell und sowohl auf physischer wie auf psychischer Ebene verortet. In der Traumatherapie wäre es fahrlässig, Ressourcen des Patienten nicht zu nutzen. Sie stehen in der ▶ **Abb. 2.2** entsprechend in der Mitte.

Zentrale Ressourcen

Allgemeine Ressourcen sind insgesamt Anteile, die den Selbstwert, das Selbstgefühl auskleiden und die die Person in einem starken und lebendigen Lebensgefühl und dem Bewusstsein seiner Potenziale unterstützen. Bisher gemachte Erfahrungen zählen beispielsweise dazu, Strategien, Stärken und Talente, aber auch Glaubenssätze und der grundsätzliche Selbstwert, den sich eine Person beimisst.

Natürlich gibt es auch **externe Ressourcen**. Diese sind dann biologischer oder materieller Art, können jedoch auch kulturelle oder soziale Aspekte umfassen. Sie können institutionell oder ökologisch manifestiert sein.

Die einer Person zur Verfügung stehenden Ressourcen sind damit generell im Alltag nutzbare Energien, die auch zur Traumabewältigung herangezogen werden können.

In der Traumatherapie geht es darum, diese Potenziale zu aktivieren. So wie negative Ereignisse und die Erinnerung daran die Freisetzung entsprechender neurophysiologischer Transmitter und Botenstoffe auslösen, wenn sie noch nicht integriert sind, so passiert ebendies auch mit Ressourcen – nur in die positive Richtung. Somit ist eine Orientierung vom Defizitären hin zur salutogenetischen Sicht auch im Hinblick auf das Trauma möglich.

Zentrale Ressourcen im Bereich der Traumatherapie haben nach den Erfahrungen Peter Levines unmittelbar mit dem Traumageschehen zu tun. Anders gesprochen wiegt das Talent, wunderschön Häkeln zu können, das Geschehen und die Gefühle, die eine Person während eines Autounfalls erlebt hat, nicht adäquat auf. Hingegen ist die Kapazität, das Auto geöffnet zu haben und sich aus eigener Kraft befreit zu haben, eine ausreichend starke, eine zentrale Ressource im Hinblick auf dieses Traumageschehen. Man könnte dies die **zentrale Ressource des Rettungsweges** nennen:

- Was hat damals geholfen, um mich selbst aus der traumatischen Situation zu befreien?
- Wenn dies nicht möglich war, wer oder was hat mich befreit?
- Was hat mir geholfen, die Situation währenddessen erträglicher zu machen? Was war quasi ein zentraler Anker?

Dass die Person eine der oben genannten Ressourcen zur Verfügung hatte, sehen Sie an der simplen Tatsache, dass der Patient bei Ihnen in der Praxis ist: Er hat also überlebt. Die Art und Weise, **wie** er das gemacht hat, ist diese zentrale Ressource des Rettungsweges.

Verlust zentraler Ressourcen bei einem Trauma

Weitere zentrale Ressourcen, die zum Zeitpunkt des Traumas nicht zur Verfügung standen, sind beispielsweise Kontrolle und die Möglichkeit, Abstand zu nehmen, sowie das Jetzt (▶ **Abb. 2.3**).

Kontrolle: Zum Zeitpunkt des Traumas konnte das Geschehen nicht kontrolliert werden. Kontrollverlust ist das Wesen von Traumaerlebnissen. Dem kann in der Therapiesituation z. B. die verbal-kognitive Kontrolle entgegengesetzt werden, indem ich dem Patienten versichere, dass er den Prozess jederzeit stoppen kann. Auch kann ein Patient beispielsweise mit der Bildschirmtechnik (Kap. 5.4.2) und damit, dass er das Geschehen rückwärtslaufen lässt, wieder Kontrolle über das Geschehene erlangen. Er kontrolliert dabei nicht nur das Geschehen, sondern auch dessen Geschwindigkeit.

Mit der psychodynamischen Osteopathie ist es außerdem möglich, das vegetative Erregungsniveau einzuschätzen, indem wir die Aktivität der Stressachse palpatorisch wahrnehmen. Dies erlaubt ein Einhalten und Verlangsamen des therapeutischen Prozesses, wenn wir ein (zu) hohes Erregungsniveau wahrnehmen. Damit erlebt der Patient eine Kontrolle auf sekundärer Ebene. Er hat sich dem Traumageschehen visuell oder mental genähert und die Erfahrung gemacht, dass es ihn nicht überfordert. Er hat damit quasi „die Dinge im Griff" – was zum Zeitpunkt des Geschehens nicht der Fall war.

Mit **Abstand nehmen** kann wieder als Beispiel die Bildschirmtechnik aus der Hypnotherapie (Kap. 5.4.2) ins Feld geführt werden. Mit ihrer Hilfe kann der Patient ein Geschehen aus der Distanz betrachten, das Unmittelbare wird durchbrochen. Weiter erfährt der Patient mit diesem Abstandnehmen auch einen Schutz seiner eigenen Grenze. Sie erinnern sich: Trauma ist der Verlust von Grenze. Die psychische und/oder die körperliche Integrität wurden in ihrer Grenze des Aushaltbaren verletzt.

Die zentrale Ressource des **Jetzt** beinhaltet eine einfache und zugleich unglaublich starke Wahrheit: Es gibt keine andere Wirklichkeit als das Jetzt. Wenn es in der Therapie gelingt, die Wahrnehmung des Patienten wieder auf die unmittelbar im Jetzt erlebten Körperempfindungen zu lenken und diese auch dank der zusätzlichen Kontrolle und Regulation des Osteopathen positiv empfunden werden, ist das eine unschlagbare Brücke hinein in das aktuelle Leben, ein Leben, in dem der Patient um die Geborgenheit der Situation in der Praxis weiß und sich darüber hinaus die Erkenntnis stabilisiert: „Das Trauma ist nunmehr eine Erinnerung. Ich habe es überlebt. Es liegt hinter mir."

Eye Movement Desensitization and Reprocessing (EMDR) ist eine Traumabehandlungsform, bei der durch die seitenwechselnde sensorische Stimulation, z. B. durch Augenbewegungen, Geräusche oder Berührungen, beide Hirnareale durch kortikale Stimulation wieder miteinander verknüpft werden sollen. Diese benutzt ein Klassifizierungsmodell, das Ressourcen hinsichtlich ihres Kraftpotenzials einstuft. Danach bewertet der Patient die von ihm aufgezählten Ressourcen auf einer Skala. Ich habe die Erfahrung gemacht, dass tatsächlich die zentralen Ressourcen und die, die unmittelbar als helfend und stützend während des Geschehens erlebt wurden, am hilfreichsten sind.

Aber zurück zu dem Bild des Lebensflusses: Während – auch durch vorhandene Resilienz – bewältigte Herausforderungen zu einer Lebenserfahrung geworden sind, zu einem Reifen der Persönlichkeit, verhält es sich bei als traumatisch eingestuften und beantworteten Ereignissen ganz anders. Hier wird die Grenze des Flussbetts durchbrochen, das Wasser tritt über die Ufer. Die bisher erworbenen Fähigkeiten reichen nicht aus, um dieser Grenzsituation eine adäquate Antwort entgegenzusetzen. Oder die Krafteinwirkung ist von vornherein so groß, dass menschliche Fähigkeiten zu ihrer Bewältigung niemals gereicht hätten. Der Mensch erlebt eine Erschütterung, die mit einer Verletzung der körperlichen und/oder psychischen Integrität einhergeht, die sogar eine unmittelbare Lebensbedrohung sein kann.

Die **scheinbare Kontinuität** des bisherigen Lebensentwurfs wird unmittelbar und ohne Vorankündigung durchbrochen und die im Grunde täglich bestehende, selten in voller Gestalt wahrnehmbare Brüchigkeit der leiblichen Existenz wird mit einem Mal sichtbar.

Somit ist auch die löchrige, implizite Grundannahme, das Leben verlasse nie von sich aus die zuvor erdachten Bahnen, durchbrochen worden. Das **Vertrauen in das Leben** wird grundsätzlich erschüttert, es entgleitet der eigenen Kontrolle und das Ausgeliefertsein greift durch empfundene Willkür des Schicksals Raum. Liegen den traumatischen Erfahrungen auch noch absichtsvolle, durch Mitmenschen herbeigeführte Erlebnisse zugrunde, geht mit dem Vertrauen in das Leben oftmals ebenfalls das Vertrauen in die Menschheit als solche über Bord.

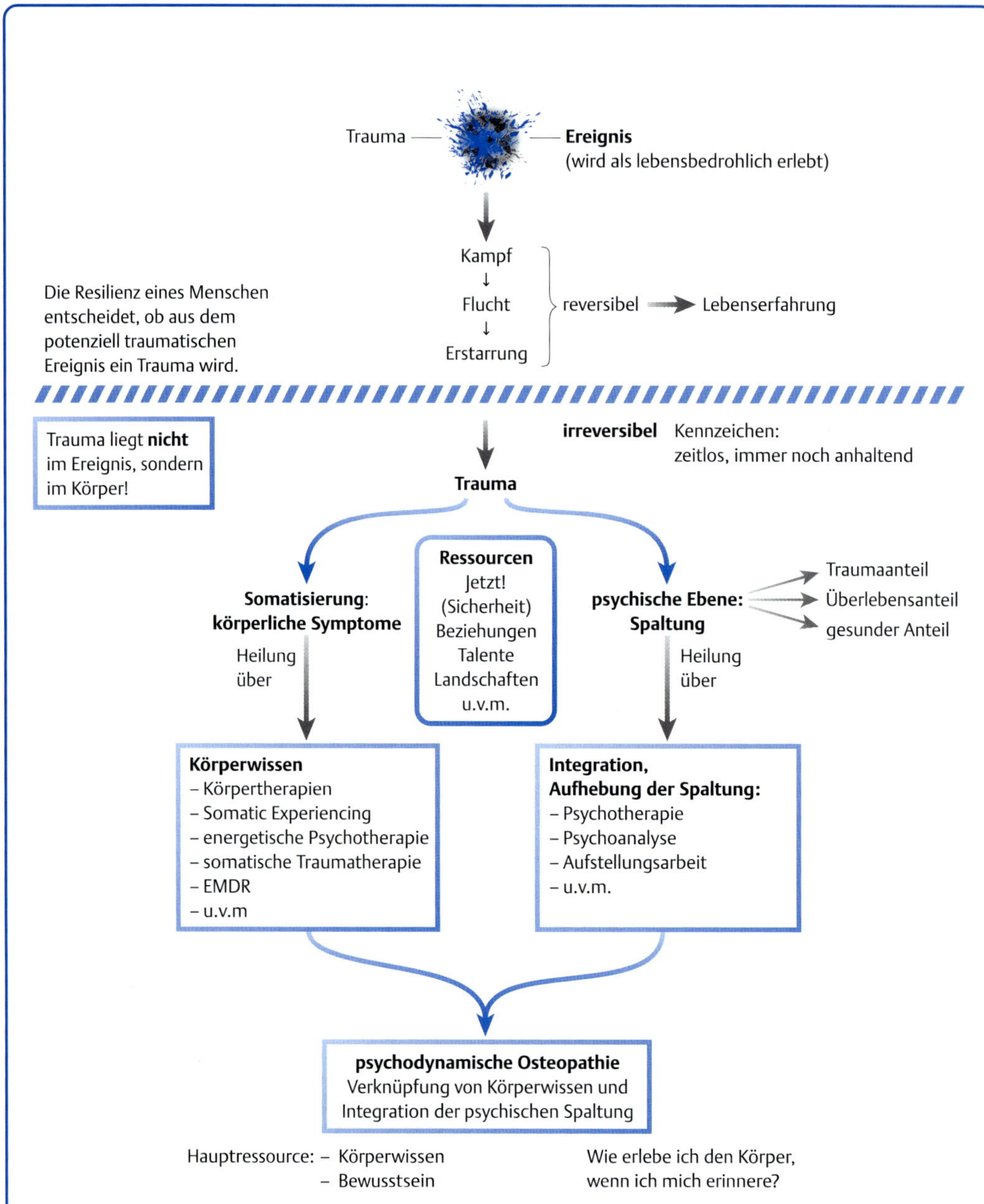

▸ **Abb. 2.2** Lebens- und Überlebensmechanismen der Seele. (Dr. Albrecht Mahr, Würzburg)

Vertrautheit und Konstanz haben ihre Verlässlichkeit eingebüßt. Mit dem Verlust grundsätzlichen Vertrauens fällt der Schatten des Traumas plötzlich in die Gegenwart und Zukunft. Es wirkt über die eigentliche Situation hinaus, der Verlust der Kohärenz bleibt bestehen. Traumatische Situationen hinterlassen oftmals eine dauerhafte Trennung von Körper, Geist und Gefühl; eine tiefe Spaltung resultiert.

Die zuvor aufgezeigten Zusammenhänge sind in ▸ **Abb. 2.2** und ▸ **Abb. 2.3** grafisch dargestellt. Sie stammen aus dem Unterricht von Albrecht Mahr und wurden von mir erweitert.

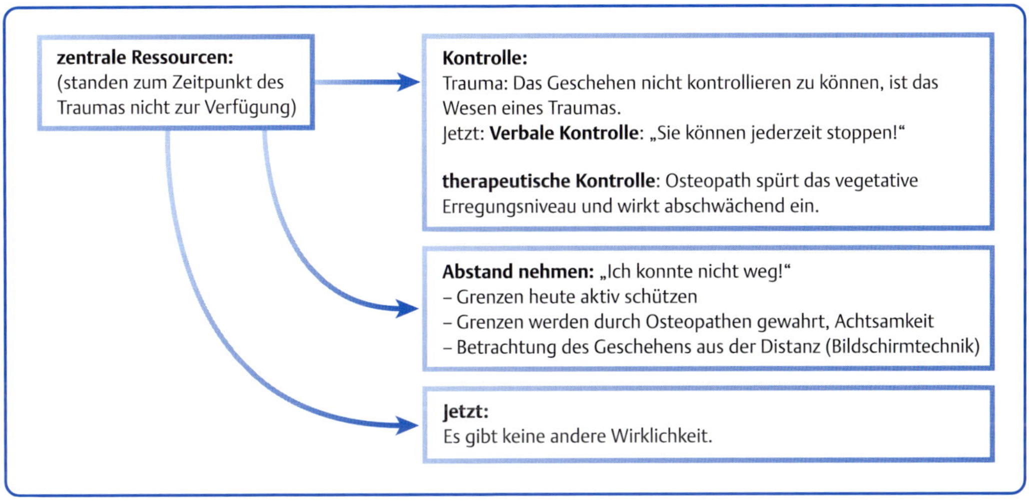

▶ **Abb. 2.3** Zuhilfenahme zentraler Ressourcen in der Therapie. (Dr. Albrecht Mahr, Würzburg)

2.3 Psychische Ebene der Spaltung oder Dissoziation

Die tiefe Spaltung ist ein Weg für die Seele, mit traumatischen Erfahrungen dauerhaft umzugehen, während die Dissoziation auch kurzfristig und ohne traumatischen Anlass geschehen kann.

Dissoziative Zustände kennen Sie sicher, wenn Sie einen oftmals gefahrenen Weg zurücklegen und hernach nicht mehr beantworten können, ob eine Ampel an einer bestimmten Kreuzung rot oder grün war. Dissoziative Zustände treten auch ein, wenn das Nervensystem eine kurzfristige Pause braucht. Im harmlosen Fall kann das ein lautstarker Kindergeburtstag sein, in dessen Verlauf Sie sich mal kurz „ausschalten“, um sich dann wieder den lebendigen Kleinen zu widmen, im weniger harmlosen Fall hilft er z. B. den Sanitätern, bei Rettungseinsätzen zu funktionieren. Die dissoziativen Zustände sind relativ schnell reversibel, während die Spaltung ein über Monate und Jahre andauernder Zustand ist.

Franz Ruppert hat die Vorgänge, die im Menschen stattfinden, in ein Modell gegossen, das uns bei der Veranschaulichung helfen soll. Er unterteilt die verloren gegangene Entität des Menschen nach einem erlittenen Trauma in 3 Abschnitte: den traumatisierten Anteil, den gesunden Anteil und den Überlebensteil ([208], [209]).

Diese Begrifflichkeiten sollen uns nun ebenfalls dazu dienen, die Vorgänge ein wenig genauer zu beleuchten, wobei sein Modell von mir um die Wahrnehmungsebene erweitert wird.

2.3.1 Konzept der Spaltung

Zunächst einmal bestehen wir in der Leib-Seele-Einheit, man kann das die Seins-Existenz nennen. Auf diese Einheit wirkt nun ein Trauma ein als ein das System überfordernder Prozess. Daraus resultiert, dass die Erfahrung nicht nachvollziehbar, nicht handhabbar und herausgelöst aus jeder Sinnzuordnung erscheint. Das Kohärenzgefühl ist gebrochen. Damit ist das Erlebte in keine zuvor bekannte Kategorie einzuordnen, und eine Spaltung resultiert (▶ **Abb. 2.4**).

Mithilfe dieser Spaltung wird zunächst ein Überleben gesichert. Das neuerliche seelische Erleben wird so weit wie möglich frei gehalten von der traumatischen Erfahrung, indem der abgespaltene traumatisierte Anteil entkoppelt wird vom bewussten Wahrnehmen, Denken, Fühlen und Handeln. Die Erinnerung an das Trauma wird abgesondert.

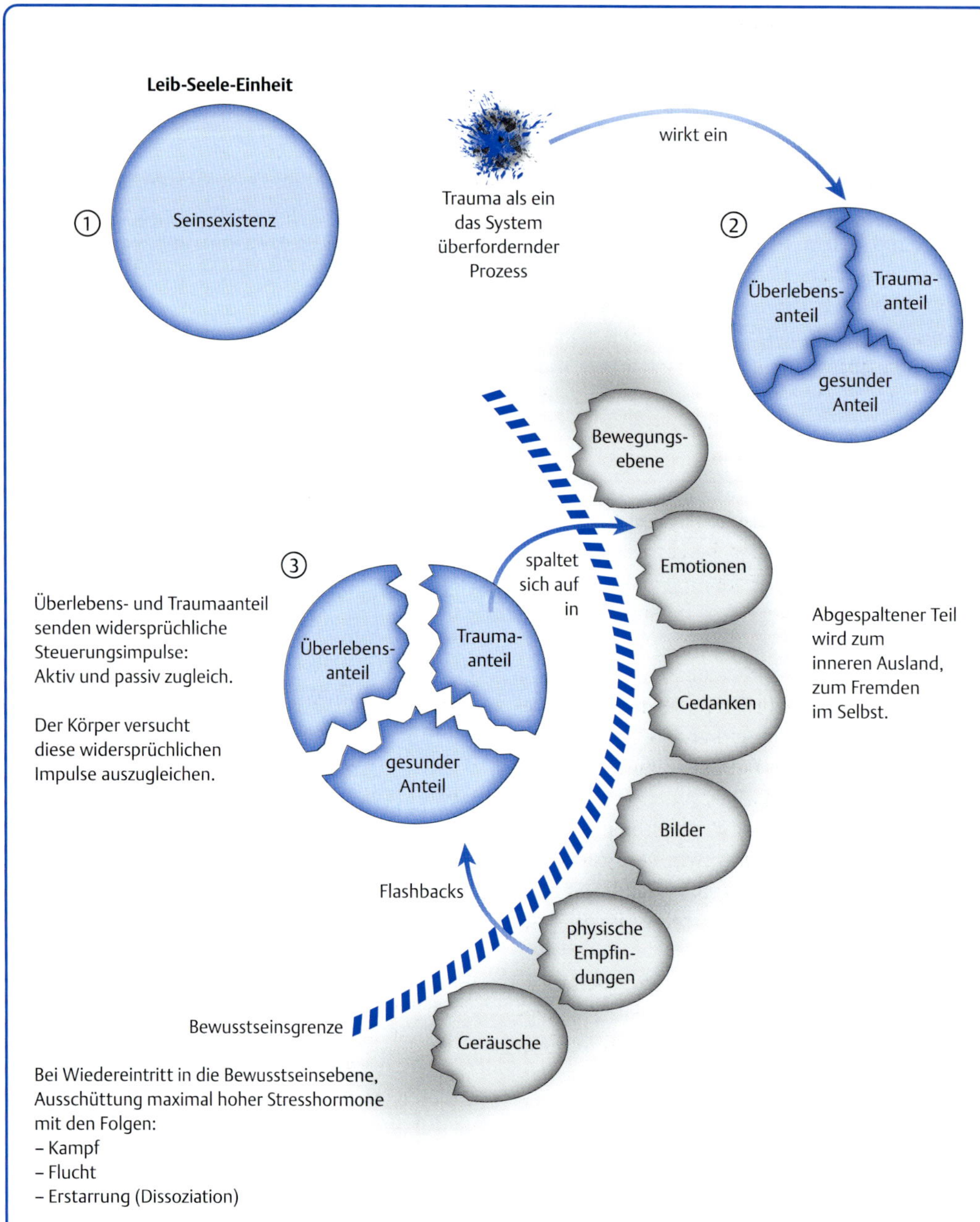

▸ **Abb. 2.4** Prozess der Spaltung nach einem Trauma.

2.3.2 Traumatisierter Anteil

Aus den Wahrnehmungsebenen des dreiteiligen Gehirns resultieren verschiedene **Erlebnisebenen**. Das Feld der Wahrnehmung wird innerhalb körperlicher Grenzen konstituiert. Unzugängliches oder noch nicht Erschlossenes befindet sich außerhalb der Wahrnehmungs- oder Erinnerungsebenen.

In der folgenden Unterteilung gibt es keine Rangordnung oder Klassifizierung. Die Ebenen stehen einfach nebeneinander und bilden unterschiedliche Aspekte unseres physiologischen Erlebens ab. Zudem gibt es Kombinationen der verschiedenen Ebenen, d. h., eine Person kann gleichzeitig einen Gedanken äußern und eine damit zusammenhängende Körperempfindung oder Emotion haben. Im gesunden, nicht traumatisierten Zustand haben wir Zugang zu allen diesen Ebenen, sodass sich Erlebnisse unter den verschiedenen Aspekten beleuchten lassen. Sie erscheinen als vollständiges aktuelles und erinnertes Erleben.

Bei einem abgespaltenen, traumatisierten Anteil (▶ Abb. 2.4) splitten sich diese normalerweise mühelos kombinierbaren Anteile in ihre Einzelteile auf, weil das Trauma als ein in sich völlig überwältigender Prozess viel zu groß war. Abgesplitterte Anteile werden im limbischen System zwar vollumfänglich abgelegt, aber bewusst erst einmal nicht mit der Gänze der Erfahrung verknüpft, sondern liegen als Bruchstücke vor. So wird ein erlebtes traumatisches Geschehen in seine Einzelteile aufgegliedert: Bei einem Busunfall könnte dies z. B. die kinästhetische Wahrnehmung der Fortbewegung in einem Bus sein, ein anderer Anteil erinnert das Geräusch eines fahrenden Busses und natürlich auch das Geräusch zerberstenden Glases und des ohrenbetäubenden Knalls, den die beiden aufeinanderprallenden Fahrzeuge verursacht haben, vielleicht eine abstützende Handbewegung oder Bilder eines Busses samt seiner Farbe – die Ausgestaltung ist vielfältig.

Beim Wiedereintritt der einzelnen Bruchstücke in die Bewusstseinsebene werden neurophysiologisch erneut Stresshormone ausgeschüttet, was der Mensch erst einmal als Krise und die vorhergegangene Abspaltung als viel angenehmeren Zustand empfindet.

Bei der **Beurteilung**, ob eine Spaltung vorliegt oder nicht, müssen wir uns als Therapeuten folgende Fragen stellen:

1. Sind alle Ebenen der Wahrnehmung für einen Patienten erlebbar und haben einen durch Erfahrungen gespeisten Gehalt?
2. Kann ein Patient ein Motiv auf einer bestimmten Ebene halten oder springt er immerzu hin und her, meidet eine Ebene sogar ganz? Kann er sich diesem Motiv auf dieser Ebene tiefer widmen?
3. Kann ein Patient bewusst die Ebenen wechseln und eine bestimmte Situation, beispielsweise eine Bewegungssequenz, erinnern, während er sich zuvor visuell die Gegebenheit vergegenwärtigt? Kann er nach der kognitiv vorgenommenen Einordnung eine Emotion aufrufen?
4. Ist es dem Patienten möglich, mehrere Ebenen miteinander zu kombinieren? Ein Motiv kann sich auf zwei oder mehr Ebenen entwickeln und vertiefen. Zum Beispiel kann sich zu einem Bild gleichzeitig eine Emotion entwickeln.
5. Ereilen den Patienten Flashbacks aus einer der genannten Kategorien? Diese Flashbacks dringen unvermittelt und in Form bruchstückartiger Erinnerungen durch die Bewusstseinsgrenze und verschwinden oft ebenso schnell wieder.

Empfindungsebene

Die Empfindungsebene beschreibt die bewusste Wahrnehmung von **Körperempfindungen**. Körperliche Wahrnehmungen resultieren sowohl aus Sinneseindrücken als auch aus der Antizipation und der Vergegenwärtigung bereits erlebter Gefühle. Dennoch sind sie nicht gleichzusetzen mit der emotionalen Ebene, obwohl eine Emotion eine spezielle, begleitende Körperempfindung nach sich zieht. Nehmen Sie das Beispiel von Trauer und Verlustempfinden: Hierbei zieht sich u. a. das Brustbein zusammen. So habe ich die Emotion, die jedoch begleitet wird von dem dazugehörigen Ausdruck des Körpers, ohne dass es dasselbe ist.

Das ist spätestens dann wichtig, wenn wir isolierte Körperempfindungen beschreiben, die natürlich ohne eine begleitende Emotion daherkommen können. Ein Magen kann knurren, man nimmt dies wahr und muss dennoch nicht zwangsläufig ungehalten sein. Auch kann ich beispielsweise wahrnehmen, wie mein Gewicht auf der Stuhlsitzfläche einen Gegendruck erfährt – und dies ohne jede Emotion registrieren. Daher bildet die emotionale Ebene eine eigene Kategorie ab.

Folgende Empfindungsebenen gibt es:

- kinästhetisches Empfinden:
  - Muskelanspannungen
  - Bewegungsimpulse
- propriozeptive Empfindungen:
  - Gelenkstellungen
  - Position des Körpers im Raum
- Vestibulärapparat:
  - Lageempfinden
  - Gleichgewicht, Balance, Schwerkraft
- unwillkürliche Empfindungen des autonomen Nervensystems:
  - Verdauungsapparat, Hunger, Völlegefühl
  - Herzschlagfrequenz
  - Temperaturempfinden
  - Atmung

Emotionale Ebene

Mit dieser Ebene wird das bewusste Erleben von **Affekten** betitelt. Die bewusste Wahrnehmung von Gefühlen wie Angst, Wut, Freude, Ekel, Zorn, Scham oder Hilflosigkeit, Verbundenheit und Unterstützung und vielen anderen Gefühlen zeugt von einer lebhaften Verbindung zur inneren affektiven Seelenlandschaft, ein inneres Bezughalten zur eigenen Empfindung einer Situation.

Ein Affekt entspricht weder einer inneren Überzeugung noch dem theoretischen Verständnis davon, zu welchem Zeitpunkt beispielsweise Trauer ein angemessenes Gefühl ist. Vielmehr zeigt sich auf der emotionalen Ebene eine Art innere physiologische Sinfonie der Erregung, zu der sowohl das zentrale Nervensystem wie auch das hormonelle System und das autonome Nervensystem ihren Teil beitragen. Mit einer aufkommenden Emotion verändert der Körper seine Beziehung zur Welt, er nimmt eine neue Einschätzung vor.

Bewegungsebene

Bei der Betrachtung dieser Ebene geht es um die bewusste Wahrnehmung, wie der Körper im Raum bewegt wird oder welche Haltung er einnimmt. Dies kann willkürlicher oder unwillkürlicher Natur sein. Die **Position eines Körpers** im Raum ist nicht dasselbe wie die taktile Empfindung.

Folgende Parameter werden der Bewegungsebene zugeordnet:

- Gesten
- absichtsvoll ausgeführte Bewegungen
- Körperhaltung
- Reaktionen des Körpers, z. B. Einnahme der Kampfposition oder Reglosigkeit
- Gähnen, Zittern

Verbal-kognitive Ebene

Wie die Bezeichnung schon verrät, geht es bei dieser Ebene um die **gedankliche Wahrnehmung**. Das können stumme Gedanken sein oder zum Ausdruck gebrachte Gedanken in Gestalt von Worten.

Oft verlagern traumatisierte Menschen ihre Wahrnehmung überwiegend auf diese Ebene unter weitestgehendem Ausschluss der anderen Ebenen – und unter Abspaltung des Traumas, für das jedwede Ordnung abhandengekommen ist. Dann berichten sie beispielsweise Erlebnisse ohne eine begleitende Emotion oder Körperempfindung, jedoch in starrer Mimik und tonloser Stimme. Allerdings wird bei assoziativem Aktivieren der abgespaltenen Traumabestandteile gerade diese Ebene ausgeschaltet, sodass die speziellen Erlebnisse nicht mehr in logische Sequenzen eingeordnet werden können.

Die verbal-kognitive Ebene wird hauptsächlich aus der linken Gehirnhälfte gespeist und ist funktionsfähig, sobald Kinder Sprache verstehen und selbst zu sprechen beginnen. Auf dieser Ebene sind sowohl die Reflexion wie auch die Perspektivenübernahme möglich, die es uns erlauben, die eigene Situation aus der Distanz heraus wahrzunehmen und sie mit den Augen der anderen wahrzunehmen.

Durch diese Ebene wird eine grundsätzliche Offenheit der Existenz ermöglicht, antizipierte Möglichkeiten und Entscheidungsfreiheit eröffnen einen Spielraum hierfür. Der Reiz-Reaktions-Mechanismus ist durch eine gut funktionierende verbal-kognitive Ebene durchbrochen und ermöglicht diesen Freiheitsgrad menschlichen Daseins.

Bildliche Ebene

Diese Ebene beschreibt die **visuellen Eindrücke** der Welt. Das kann die visuelle Betrachtung der tatsächlichen Außenwelt sein, aber auch die visuelle Erinnerung oder Fantasie. In einer Therapiesitzung kann es dazu kommen, dass einem Patienten Gerüche einfallen oder Geräusche. Dennoch war die Brücke des Erinnerns dieser Eindrücke oftmals die visuelle. Der Mensch sieht sich in die Küche gehen und vernetzt damit automatisch die Erinnerung eines Geruchs, der als Abbild in seinem Gehirn existiert, nicht jedoch real für seine Nase im Riechorgan wahrnehmbar ist.

Ist es legitim, sowohl Erinnerungen an Geräusche als auch an Gerüche unter der visuellen Ebene abzulegen? Ich folge gerne der Einschätzung von George Downing [59], denn sowohl die Erinnerungen an Geräusche, an Gerüche oder auch die Abbildung der visuellen Erlebnisse selbst finden alle vornehmlich in der rechten Gehirnhälfte des Neokortex statt und bilden im Moment des Erinnerns keine real wahrnehmbaren Sensationen, obwohl die Reaktion auf das derartig erinnerte Erleben sehr wohl die gleichen hormonellen Ausschüttungen bewirken kann wie das tatsächliche Riechen eines Bleches frisch gebackener Kekse und einem das Wasser auch in Erinnerung daran sprichwörtlich im Munde zusammenlaufen kann.

Dennoch habe ich in ► **Abb. 2.5** den Geräuschen eine eigene Instanz eingeräumt, denn in der Abspaltung und den daraus resultierenden Flashbacks sind es oft Geräusche, die in Flashbacks durch die Bewusstseinsgrenze preschen.

2.3.3 Spaltung zwischen linker und rechter Gehirnhälfte

Das Gehirn macht es uns nicht leicht. Nicht nur, dass es sich aus den 3 unterschiedlichen, evolutiv aufspürbaren Gehirnanteilen entwickelt, nein, es entwickelt sich auch noch in unterschiedlicher Geschwindigkeit, was seine rechte und seine linke Hemisphäre angeht.

Sollte Sie die anderen Kapitel der Gehirnentwicklung eher überflogen haben, empfiehlt es sich jetzt, ein wenig genauer hinzuschauen. Denn dieses unterschiedliche Wachstum der beiden Hemisphären hat sowohl für das Entwicklungstrauma als auch für Abspaltungsmechanismen eine große Bedeutung. Daher könnte man diesen Textabschnitt ebenfalls der Entwicklung des Gehirns (Kap. 2.1) und dem Entwicklungstrauma (Kap. 2.6) zuordnen. Um Sie nicht mit Wiederholungen zu langweilen, tue ich dies natürlich nicht und belasse ihn hier bei der Spaltung, um die unterschiedliche Entwicklung der rechten und linken Gehirnhälften im Neokortex und ihre Bedeutung für vertikale Abspaltungsmechanismen zu erläutern.

Verschiedene Forscher, u. a. Matsuzawa [151] und auch Trevarthen [254], konnten mit bildgebenden Verfahren belegen, dass ab der 25. Schwangerschaftswoche die Oberflächenstruktur der rechten Hemisphäre sehr viel weiter entwickelt ist als die der linken und dass Kinder unter 2 Jahren ein größeres Volumen der rechten als der linken Hemisphäre aufweisen. Erst ab dem Alter von 2 Jahren holt die linke Hemisphäre den Vorsprung der rechten langsam auf.

Die verschiedenen Funktionsebenen beider Hemisphären lassen sich wie folgt unterteilen.

Funktionsebenen beider Hemisphären

Während unsere rechte Hemisphäre als die emotional-intuitive in Erscheinung tritt, die mittels visueller, räumlicher und taktiler Reize angeregt wird und daher auf nonverbale Kommunikation zwischen Mutter und Kind reagiert, ist die linke und nachgeordnete Hemisphäre erst funktionsfähig, wenn Kinder ihren Wortschatz beträchtlich zu erweitern beginnen (► **Abb. 2.5**).

Bedeutungsebenen, die hinzukommen, wenn wir Dinge zu benennen lernen und ihre Beziehung zueinander zu verstehen beginnen, können erst mit dem Hinzukommen einer logisch-analytischen Betrachtungsweise entwickelt werden. Die **sequenzielle Arbeitsweise** der linken Hemisphäre samt ihrer sprachlichen Zuordnungs- und Verständigungsmöglichkeit erlaubt, das Erlebte auf einer zeitlichen Achse zu sortieren und anderen den Bedeutungsgehalt und das eigene subjektive Erleben mitzuteilen.

Hierzu braucht die rechte Hemisphäre keine Worte. Sie übermittelt Erlebtes mittels Gesichtsausdrücken und der Körpersprache, kennt Nachahmung und ursprüngliche Ausdrucksweisen, die auch einem Kleinkind schon vorsprachlich zur Verfügung stehen: Unmutsäußerungen durch

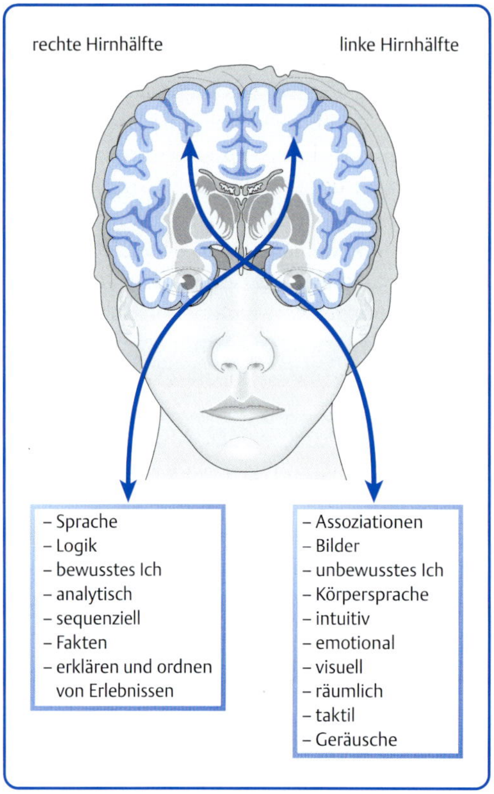

▶ **Abb. 2.5** Funktionsweise der Hemisphären.

Schreien oder auch die Prosodie des Sprechens sowie des Gesangs.

Für die **seelische Ebene** nimmt die linke Hemisphäre ebenfalls eine ordnende Stellung ein: Sie betrachtet die seelischen Vorgänge eines Menschen von einer Metaebene aus und erschafft somit ein Selbstbewusstsein im eigentlichen Sinne des Bewusstseins. Das Kernselbst jedoch mit seinem Erleben ruht in Mustern der Affektregulation auf der rechten Seite, es ist unbewusst und nonverbal.

Auch in der **Verarbeitung** funktionieren die beiden Hemisphären sehr unterschiedlich. Während die linke Gehirnhälfte sich ihrer besonderen Aufgabe, sequenziell zu denken, gewahr ist und folgerichtig Erlebtes als Fakten abspeichert, Dinge in eine zeitliche Achse einordnet und jederzeit bereit ist, nach Erklärungen für Erlebnisse zu suchen, verhält sich die rechte deutlich anders und füllt das Tabellarische der linken Hemisphäre auf mit ergänzenden Erinnerungen beispielsweise an Berührungen oder Gerüche, an Geräusche, Stimmfarben, Gesichtsausdrücke und Gesten sowie Körperhaltungen.

In dieser unterschiedlichen Funktionsweise liegt eine Sollbruchstelle für Spaltungen im Trauma: der **Rettungsanker der vertikalen Spaltung**.

Vertikale Abspaltungsmechanismen

Der Mensch, der an sich leiblich, jedoch über eine gleichzeitig reflektierende Distanz hinweg mit den Dingen verbunden ist, erlebt eine Aufhebung dieser Distanz durch panische Zustände: Die linke Hemisphäre wird dank der nachgeordneten und daher jüngeren Reifung deaktiviert (auch dies wurde vielfältig in bildgebenden Verfahren nachgewiesen). Ein großer Teil des Erlebens wird damit ins Unbewusste abgedrängt. Der Rest stellt eine zweigespaltene und desorganisierte, nicht mehr orchestrierte Funktionsweise dar, in der vielleicht intellektualisiert werden kann, jedoch ohne jede Empathie.

Ist der Mensch dann tatsächlich mit dem Trauma verbunden, kann er auf einmal nicht mehr die ständig wechselnden Gefühle und Empfindungen, die rechtshemisphärisch registriert werden, in Worte fassen. Ihm hat es buchstäblich die Sprache verschlagen.

Logische Sequenzen kommen abhanden, und damit verliert man die Möglichkeit, Ursache und Wirkung voneinander zu trennen. Die Zukunft verschwindet, da sie als kohärenter Plan nicht mehr existiert, allein die **aktuelle Reaktion** dringt in das Erleben. Und das traumatische Erlebnis wird durch den Verlust der sequenziellen Ordnung ein immer noch in der Gegenwart stattfindendes Ereignis, bei dem das Bewusstsein abhandengekommen ist, dass es sich vielleicht sogar um eine Reinszenierung handelt.

Diese emotional haltlose und zusammenhangslose Erlebnisweise lässt den Menschen oft beschämt zurück. Ein Teil seines Bewusstseins registriert die **fehlende Logik**, schafft es aber nicht, die losen Fäden zusammenzufügen. Neben der Beschämung sind Entsetzen, Wut und Erstarrung Folgen, die die betreffende Person wiederum aufgrund der fehlenden linkshemisphärischen Funktion und des dort verorteten Ich-Bewusstseins unmöglich zu sich selbst nehmen kann. Und nun sucht sie Schuld und Verantwortung im Außen: Diese eigentümliche Verhaltensweise kam zustande, weil ein anderer vielleicht zu spät kam. Diese Gefangenschaft in der Spaltung macht in der Folge nun auch noch einsam, da die Umwelt durchaus etwas Toleranz und Geduld aufbringen kann, jedoch nicht über lange Zeiträume und gegenüber jedweder Härte ungerechten Beurteilens hinweg.

Traumatische Ereignisse stören also in vielfältiger Hinsicht die Entwicklung und das Sein eines Menschen. Sie stören notwendige Integrationsprozesse im Körper sowie in der seelischen Struktur eines Menschen und kommen dem Außenstehenden daher oftmals als desintegriert oder deplatziert vor, als zu albern oder infantil, als im ständigen Kampfmodus oder der Starre verharrend – Erscheinungsbilder gibt es viele. Was auf jeden Fall verloren geht, ist eine stimmige Präsenz. Der Mensch leuchtet nicht, **er überlebt**. Und ist in den daraus resultierenden Überlebensmustern inkohärent, nicht nachvollziehbar, nicht berechenbar und wenig vertrauenswürdig.

Merke

Bedenken Sie, dass die Repräsentanz der linken Gehirnhälfte in der rechten Gesichts- und Körperhälfte und die Repräsentanz der rechten Gehirnhälfte in der linken Gesichts- und Körperhälfte verortet ist. In dem Tetraedermodell finden Sie die Reziprozität der repräsentierten Ebenen (Kap. 1.2).

Zustände, die auf eine vertikale Spaltung hinweisen:

- keinen Zugang zu einer Körperhälfte
- körperliche Symptome auf nur einer Körperseite
- Gefühl der Trennung
- ohne Vorliegen einer Verletzungsanamnese oder Hemiparese: die sehr unterschiedliche Ausbildung beider Gesichts- und Körperhälften

Integration vertikal abgespaltener Anteile

Dieser Form der Spaltung wird im **EMDR** mithilfe von Augenbewegungen begegnet. Auch diese Technik ließe sich problemlos in eine osteopathische Behandlung integrieren. Wie bereits erwähnt, ist die Bezeichnung psychodynamische Osteopathie nur ein Rahmen, mit dem ich allerdings auf die Wichtigkeit der Betrachtung psychischer Ursachen und Prozesse in der Symptomentstehung hinweisen möchte. Dieser Rahmen kann und soll gefüllt werden mit allem, was dienlich ist und was diese Prozesse wieder in eine physiologische Ausrichtung führt, in der sich ein Mensch frei entfalten kann.

Die Technik, die ich anwende, begegnet dieser Form der Spaltung mithilfe **bildlicher Vorstellung** und gleichzeitiger Verwendung von **Sprache**, wobei die körperlichen Empfindungen durch die Erinnerung sowie die osteopathische Intervention ein Übriges zur Integration des Erlebten und Aufhebung der Spaltung tun. Die ehemals typischen Behandlungsweisen eines Traumas im **Top-down-Modus**, bei dem über Erlebtes gesprochen und quasi versucht wird, von der zentralen Hirnebene die Körperfunktionen einzugliedern, werden somit ergänzt um den **Bottom-up-Modus**: Körpererleben wird bewusst wahrgenommen und nachfolgend eingegliedert in das Verstehen.

2.3.4 Überlebensanteil

Über die Neurozeption und damit unterhalb der Gewahrseinsschwelle registriert unser autonomes Nervensystem sämtliche Signale aus der Umwelt und sortiert sie in Kategorien wie Sicherheit oder Gefahr/Lebensgefahr. Dabei können manchmal schon kleine Unstimmigkeiten große Wirkungen nach sich ziehen, wenn z. B. eine antizipierte Reaktion eines Gegenübers nicht eintritt und damit die Verbundenheit des Gegenübers nicht mehr garantiert zu sein scheint. Dann wechselt das Wahrnehmen von „Sicherheit, gehört zur eigenen sozialen Gruppe, ist mir wohlgesonnen" hin zu „Bedrohung, lieber in Deckung gehen". Das unmittelbare Abwenden des Therapeuten vom Patienten aufgrund eines Telefonanrufes während der Therapie hätte beispielsweise einen solchen Effekt. Dabei geht es nicht um ein Verständnis für den Anruf – dafür ist das autonome Nervensystem nicht zuständig. Das autonome Nervensystem schaltet schlichtweg auf primitivere Verhaltensweisen und damit entwicklungsgeschichtlich ältere Strukturen unseres Systems um (Kap. 2.1.2).

Nun entsteht ein Trauma erst dann, wenn das System etwas für diesen individuellen Menschen existenziell Bedrohliches erlebt hat, wenn seine

Mittel und Möglichkeiten nicht mehr ausgereicht haben, einer Situation irgendwie zu begegnen, wenn intensive Gefühle der Hilflosigkeit und Ohnmacht, Verlassenheitsgefühle und Angst bestanden haben oder wenn über einen langen Zeitraum unser Angewiesensein auf andere nicht, unzureichend oder auch ambivalent und doppeldeutig beantwortet worden ist, z. B. bei Bindungs- oder Entwicklungstraumata, bei denen die Koregulation des kleinen Kindes mit seiner Bezugsperson gefährlich erschien bzw. sogar gefährlich war.

Für das autonome Nervensystem stellte das Trauma eine wahrhaft aufreibende Erfahrung dar, die – von einer extremen Ausschüttung aller Stresshormonen begleitet – zu bestimmten Verhaltensweisen geführt hat mit dem Ziel, wieder eine Form der Sicherheit herzustellen: Die Überlebensreaktion wurde eingeleitet. Und dennoch müssen wir nach einem solchen Erleben, nach einer solchen Überflutung mit bedrohlichen autonomen Zuständen wieder in den Alltag finden, eine Normalität aufbauen, in der das Erlebte unser Nervensystem nicht ständig beherrscht. Hierzu dient die Spaltung, wobei der Überlebensanteil ihr Wächter ist.

Letztendlich leben wir eine vom autonomen Nervensystem induzierte Erzählung: Der Zustand des autonomen Nervensystems erreicht über die Pfade des N. vagus das Gehirn und wird rechtshemisphärisch in seinem verkörperten Empfinden registriert. Linkshemisphärisch wird dann die erlebte Dimension in einen sprachlichen Ausdruck gegossen, wobei die Quelle der Erzählung dem Lagebericht des autonomen Nervensystems entspricht. Die so gewonnenen Überzeugungen prägen unser Alltagsleben und -erleben. Wie ein Spielberichterstatter auf einem Fußballfeld fungiert der Geist – und dies manchmal mit vergleichbarer Leidenschaft – einfach als Reporter des autonomen Nervensystems, wenn eine frei fluktuierende Verbindung ohne Spaltung zwischen rechter und linker Hemisphäre besteht.

Der Überlebensanteil – um im Bild des Reporters zu bleiben – agiert nun wie ein systemtreuer Zeitungsherausgeber in einem autoritären politischen System. Er bestimmt, zu welchen Terminen der Reporter fährt, er bestimmt, was geschrieben wird, kurzum übernimmt er letztendlich Kontrolle darüber, was die Welt erfahren darf. Auch baut er Illusionen auf oder induziert weitere Spaltungen, die nötig sind, um das ursprüngliche Trauma in allen seinen Anteilen, allen Bildern oder allen zugehörigen physischen Empfindungen, allen damit verbundenen Geräuschen oder Emotionen unter einer dicken, filzigen Decke zu begraben. Der körperlich-emotionale Zustand zum Zeitpunkt des Traumas war derart lebensbedrohlich, dass der Überlebensanteil nun nach allen Regeln der Kunst verfährt, um das Erinnern daran und das Bewusstsein darüber vergessen zu machen. Die Vermeidung auch nur ähnlich gearteter Situationen gehört hier noch zu den durchsichtigeren Strategien. Die Kompensationen, d. h. das, was die Seele als Ersatz sucht, um den eigentlichen Schmerz zu verdecken, ist da schon viel schwieriger auszumachen – denn wie lässt sich dies von einem wirklichen, inhärent existierenden Wunsch nach Erfüllung der Seele bei einer bestimmten Tätigkeit oder einem Hobby unterscheiden?

Nun reagieren die drei entwicklungsgeschichtlich nachgeordnet entstandenen Hirnanteile bei Überforderung sehr unterschiedlich. Ich biete Ihnen drei Bilder an, die jeweils das Thema des Lebensflusses von Peter Levine aufgreifen, jedoch adaptiert und im Blick verengt sind auf das jeweils angesprochene Gehirnareal. Diese liegen natürlich nicht isoliert und getrennt voneinander vor; vielmehr können Sie sich vorstellen, dass Sie alle drei Bilder mithilfe einer Klarsichtfolie übereinanderlegen, um eine Darstellung des gesamten Menschen mit allen seinen Anteilen zu erhalten (► **Abb. 2.6**).

Bezogen auf die einzelnen Anteile ergibt sich bei normaler Entwicklung und Stimulation ein ausgewogenes Verhalten (grün), das allerdings durch die Kollision unterschiedlicher Interessen- und Bedürfnislagen in der Gruppe nicht konstant ist. Diese Herausforderungen werden repräsentiert durch die kleineren Rauten, die bestimmte Verhaltensadaptationen erfordern. Nach deren Auflösung oder aber Akzeptanz gehen wir wieder in den Normzustand zurück. Normalerweise können wir auf der Verhaltensskala problemlos die Zustände wechseln und tun dies tatsächlich auch mehrfach täglich. Sind wir jedoch bei der Konfrontation mit Herausforderungen in bestimmten Seinszuständen verhaftet, im jeweiligen Bild dargestellt durch aus dem Flussbett getretene Verhaltensaspekte,

d. h. die Überlebensanteile, weist dies eventuell darauf hin, dass der entsprechende Anteil keine gute Möglichkeit hatte, in seiner Zeit zu reifen, oder zeigt eine Überforderung der Mechanismen an.

Unterstimulation oder Stressbelastungen und traumatische Erfahrungen ergeben Störfelder, aus denen charakteristische Verhaltensweisen resultieren. Im ersten Abschnitt des jeweiligen Flusses sind die täglichen Schwankungen und die normale Spannweite menschlichen Verhaltens in Schlagworte gefasst. Die jeweiligen Verhaltensweisen, die typisch für den Überlebensanteil sind, fallen quasi aus dem Flussbett, wie die folgenden Beispiele zeigen.

Störungen auf der Ebene des Reptiliengehirns

So ist beispielsweise für die Überforderung des Reptiliengehirns eine der typischen Verhaltensweisen ein Verharren in einer Kampf- oder Fluchtsituation, erkennbar durch ständig durch die Person ausgelöste Konflikte und Streite. Hier ist nun die Physiognomie wieder unschätzbar wertvoll, hilft sie uns doch, zu unterscheiden, ob dies ein Typ Mensch ist, der sich ohnehin erst lebendig fühlt, wenn er diskutieren darf, oder ob das schon zum Überlebensanteil gehört. Weiterhin gehören tatsächliche Fluchtbewegungen dazu, erkennbar dadurch, dass ein Mensch permanent in Bewegung ist, unruhig und nicht präsent. Daneben zählen sowohl die oft gesellschaftlich anerkanntere Form der ständig überproportional und nicht mehr situativ nachvollziehbaren Begeisterung und Manie als auch die hilflose Unterwerfung in sämtlichen Lebensumständen als Zeichen der Erstarrung zu den Verhaltensweisen des Überlebensanteils des Reptiliengehirns.

Therapeutisch ist dies insofern wertvoll, als wir klarer fassen können, auf welcher Ebene die dysfunktionale Verhaltensweise verankert ist. Wenn wir beispielsweise auf einen Patienten stoßen, der eine übersteigerte Begeisterung zeigt oder sich bevorzugt im Kampfmodus befindet, können wir die therapeutischen Instrumentarien eher in Bewegungsimpulse übersetzen bzw. das autonome Nervensystem mit seinen Funktionen unterhalb des Zwerchfells in den Vordergrund stellen und auf viszeraler Ebene erst einmal für Sicherheit sorgen. Denken Sie in diesem Zusammenhang daran, dass allein durch eine zugewandte Verbundenheit mit einem anderen Menschen unsere Physiologie schon ein Stück weit reguliert wird – dies können Sie in der Therapiesituation bereits durch die tragfähige und gute therapeutische Beziehung realisieren.

Störungen auf der Ebene des Säugetiergehirns

In Bezug auf das Säugetiergehirn liegt der Hauptaugenmerk auf der emotionalen Interaktionsfähigkeit mit anderen Menschen. Lagen in der Entwicklung gesunde Beziehungen vor und wurden sowohl Bedürfnisse wie auch Stimmungen ausreichend gut über erste Bezugspersonen erfüllt, resultiert daraus ein Mensch, der im ruhigen Flussbett des Lebens erst einmal davon ausgeht, dass seine Bedürfnisse auch weiterhin erfüllt werden: Er hat ein **Grundvertrauen** hierin entwickelt. Auch kann er die Körpersprache und die Mimik anderer korrekt empfangen und selbst signalisieren, was er derzeit empfindet. Bei Herausforderungen erwartet er von anderen, dass sie ihm helfen werden oder er ihre Ablehnung und Absichten wird entschlüsseln können. Nach Abklingen der Herausforderung oder des Konflikts geht er wieder in seine ursprüngliche ruhige Vertrauenshaltung zurück.

Durch Traumata oder eine mangelnde Stimulation im Kindesalter allerdings – hier sind wieder die Grenzen der eigenen Möglichkeiten durchbrochen – kann er abweichende Verhaltensweisen entwickeln. Entweder macht er die anderen zu seinen Erfüllungsgehilfen, da er grundsätzlich davon ausgeht, einen Anspruch auf die Erfüllung der eigenen Bedürfnisse zu haben, oder er fühlt sich anderen in der von ihm vorweggenommenen automatischen Hilfsverweigerung völlig ausgeliefert. Auch kann er selbst in eine Haltung verfallen, bei der er versucht, anderen jeden Wunsch von den Augen abzulesen, um diesen noch vor dessen Äußerung zu erfüllen. Insgesamt betrachtet, fehlen ihm das richtige Maß und die richtige Einstimmung auf andere.

Neben der elementar wichtigen therapeutischen Beziehung können hier Techniken des Nachbeelterns ein gutes therapeutisches Instrumentarium

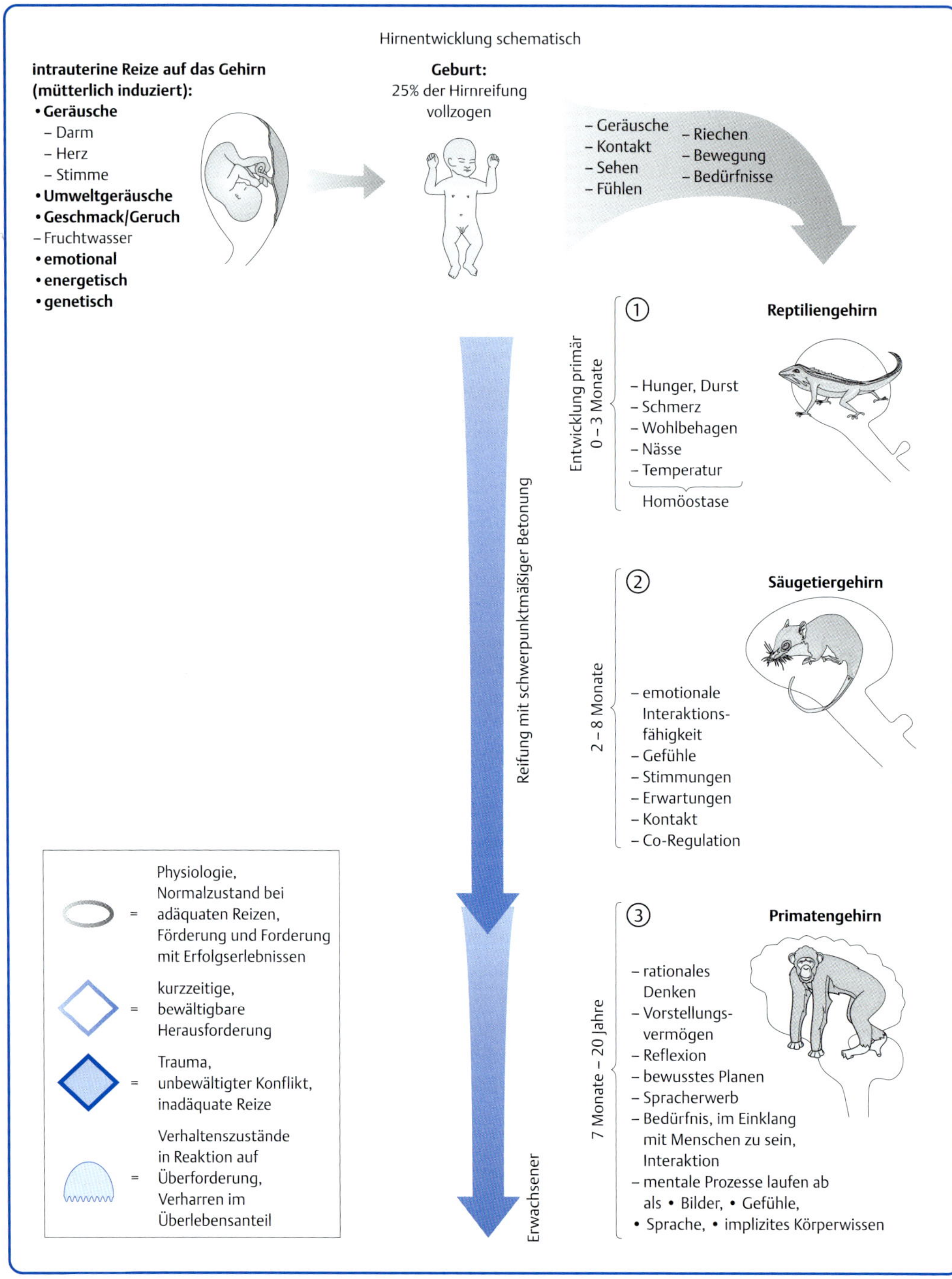

▸ **Abb. 2.6** Hirnentwicklung und resultierende Verhaltensskala aus adäquaten und überfordernden Reizen.

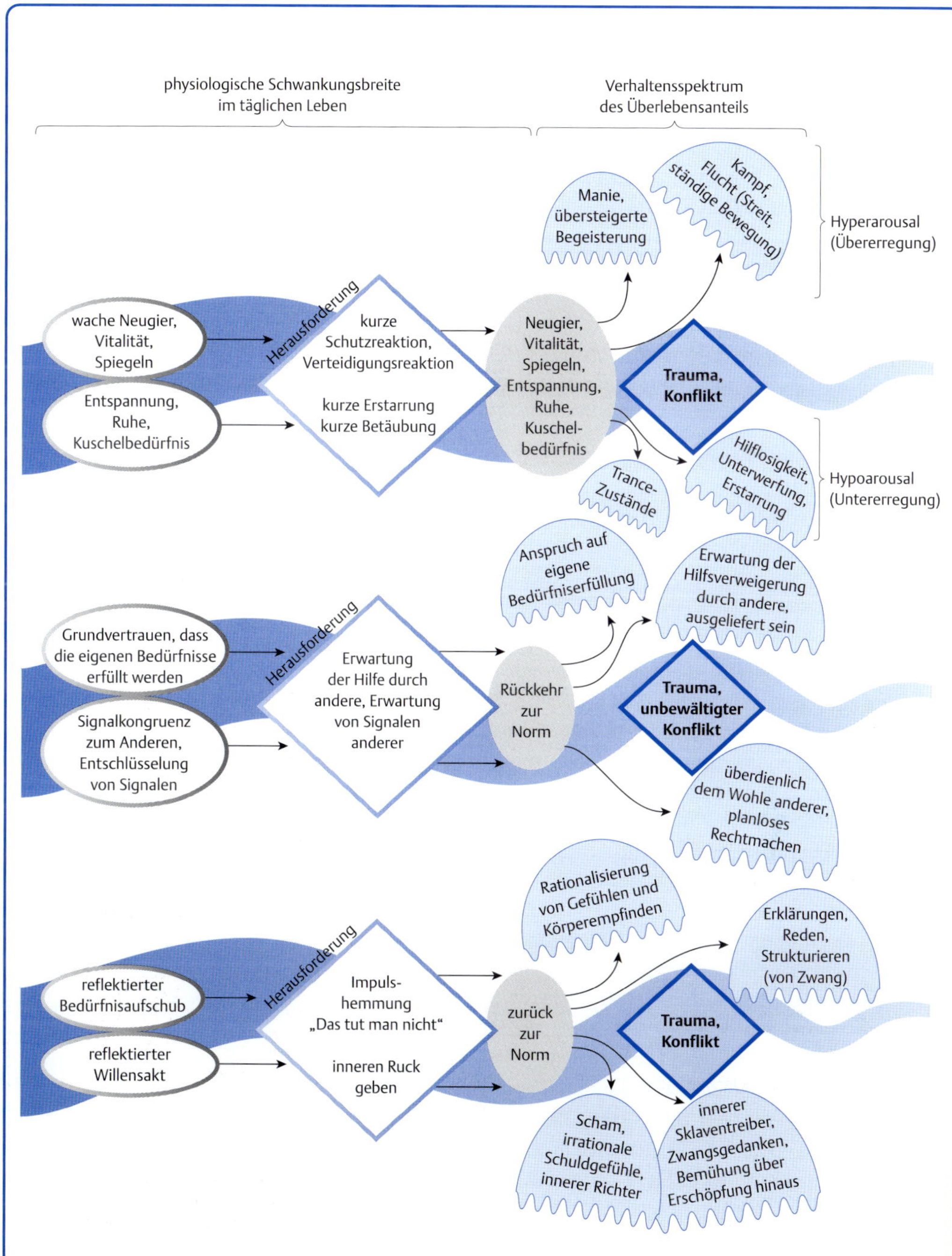
physiologische Schwankungsbreite im täglichen Leben
Verhaltensspektrum des Überlebensanteils
Manie, übersteigerte Begeisterung
Kampf, Flucht (Streit, ständige Bewegung)
Hyperarousal (Übererregung)
wache Neugier, Vitalität, Spiegeln
Entspannung, Ruhe, Kuschelbedürfnis
Herausforderung
kurze Schutzreaktion, Verteidigungsreaktion
kurze Erstarrung kurze Betäubung
Neugier, Vitalität, Spiegeln, Entspannung, Ruhe, Kuschelbedürfnis
Trauma, Konflikt
Trance-Zustände
Hilflosigkeit, Unterwerfung, Erstarrung
Hypoarousal (Untererregung)
Anspruch auf eigene Bedürfniserfüllung
Erwartung der Hilfsverweigerung durch andere, ausgeliefert sein
Grundvertrauen, dass die eigenen Bedürfnisse erfüllt werden
Signalkongruenz zum Anderen, Entschlüsselung von Signalen
Herausforderung
Erwartung der Hilfe durch andere, Erwartung von Signalen anderer
Rückkehr zur Norm
Trauma, unbewältigter Konflikt
überdienlich dem Wohle anderer, planloses Rechtmachen
Rationalisierung von Gefühlen und Körperempfinden
Erklärungen, Reden, Strukturieren (von Zwang)
reflektierter Bedürfnisaufschub
reflektierter Willensakt
Herausforderung
Impuls-hemmung „Das tut man nicht"
inneren Ruck geben
zurück zur Norm
Trauma, Konflikt
Scham, irrationale Schuldgefühle, innerer Richter
innerer Sklaventreiber, Zwangsgedanken, Bemühung über Erschöpfung hinaus

sein, durch die die betreffende Person zunächst lernt, die eigenen Bedürfnisse auf der körperlichen Ebene wie Wohlsein und Unwohlsein, Öffnung und Schließen wahrzunehmen und nachfolgend zu artikulieren. Hier arbeite ich – unter fortwährender Einbeziehung des Grundgriffs und damit dem Kontakt zu unmittelbaren körperlichen Informationen – gerne mit der doppelten Erscheinung der Person im Kindteil (Kap. 5.4.1). Es ist immer wieder faszinierend, daran teilzuhaben, wenn über die Ansicht des eigenen jüngeren Ich erstmals der Kontakt zu eigenen Gefühlen und Gefühlszuständen aufgenommen werden kann.

Störungen auf der Ebene des Primatengehirns

Kommen wir zum Primatengehirn, dem jüngsten Anteil im Verlauf der Entwicklungsgeschichte. Hier kann ein normal entwickeltes und mit adäquaten Reizen herangereiftes Gehirn neben dem grundsätzlichen Fassen in Worte auch bewusst planen, es kann Bedürfnisse aus der Peripherie wahrnehmen, diese sehr wohl aufschieben und darüber hinaus einer Moral unterordnen, ohne in Not zu geraten. Auch kann er sich planvoll der Gestaltung des eigenen Lebens widmen, kann seine Ziele umsetzen und diese auch mit einem eigenen sanften Antreiben befeuern, wenn er Unlust verspüren sollte, indem er sein Ziel nicht aus den Augen verliert. Er kann reflektieren.

Gerät dieser Teil nun in Not oder wurde nachhaltig durch ein Trauma erschüttert, resultiert daraus ein Verhalten, das z. B. durch eine getriebene Lebensweise gekennzeichnet ist: Die Person hat einen inneren Antreiber, den Sklaventreiber, der sie nicht zur Ruhe kommen lässt. Ständig drängt er, etwas zu tun, auch über jede Grenze der Erschöpfung hinaus. Oft ist die Person von inneren Schuldgefühlen geplagt und ordnet sich einem inneren, sehr strengen Richter unter, der über alles und jedes im eigenen Leben die Aufsicht führt. Möglicherweise gibt es auch einen unbeugsamen Zwang, alles zu strukturieren, alles in Erklärungen zu fassen und die Gefühle und das Körpererleben zu rationalisieren, wobei ihr der eigentliche Körperbezug vollkommen abhanden gekommen ist.

Auch hier gilt es durch die Therapie, Vertrauen zu schaffen, um den Körper mitsamt seinen Empfindungen wieder mit dem geistigen Anteil zu vereinen.

2.3.5 Inhärenter gesunder Teil

Mit dem gesunden Teil in uns, der ebenfalls nach jedem Trauma und jeder Abspaltung immer noch erhalten bleibt, ist der Teil gemeint, der sich vor einer traumatischen Erfahrung gesund entwickelt hat oder der uns in Form einer angeborenen, grundsätzlichen Lebenseinstellung und temperamentsgebundenen Resilienz gegeben ist. Möglicherweise ist es auch die Urkraft der Seele zur Entfaltung.

Gesunde Anteile des Ich sind **authentisch**, wahrhaftig und werden von der Außenwelt als stimmig erlebt. Ein Zuviel oder Zuwenig in jedweder Ausprägung fehlen den gesunden Anteilen, sie sind der Situation angemessen und im Resultat **respektvoll, zentriert und ausgeglichen** sowie ausgleichend.

Personen, deren gesunde Anteile überwiegen, zeichnet eine Wahrnehmungsoffenheit und Zugewandtheit aus. Sie sind lebendig in der eigenen Gefühlswelt beheimatet und können diese sowohl reflektieren als auch emphatisch die Welt der anderen erkunden. Sie verfügen über einen klaren Geist, übernehmen Verantwortung, handeln planend und gestaltend. Wir erleben in den gesunden Anteilen eine gesunde Konfliktbereitschaft, wenn die Grenzen durch andere nicht geachtet wurden, sowie auch eine gesunde Angst vor möglichen Gefahren. Auch Gefühle wie Trauer oder Ärger finden Raum, ebenso die das Selbstbild stark fordernden Gefühle wie gesunde Scham oder verletzte Würde. Dazu gehört außerdem, verzeihen zu können und – ohne sich selbst zu geißeln – andere um Entschuldigung bitten zu können. Diese Liste ließe sich noch weiter fortsetzen.

Im Gesunden verfügen wir über sämtliche Ebenen und Anteile. Dies betrifft sowohl die links- und rechtshemisphärische Zugänglichkeit wie auch den lebendigen Austausch aller 3 Hirnanteile. Und günstigenfalls fließen in Entscheidungen und Lebensreaktionen alle Anteile (Hirnstamm, limbisches System und Kortex) gleichermaßen ein. Dieses Abwägen aller Anteile, um dadurch zu einer weisen und integrierten Entscheidung und Lebensweise zu kommen, die weder reaktiv aus einem der Überlebensanteile gespeist noch rein kognitiv oder rein emotional getroffen wird oder gar ausschließlich auf einer Hirnstammreaktion beruht, entspricht dem tetraedischen Schenkel der Intelligenz des Herzens (Kap. 1.2.5).

Wie Andrew Taylor Still schon für die gewebliche Ebene forderte, sollten wir uns auch auf der psychoemotionalen Ebene auf die Suche nach genau diesen Anteilen im Gegenüber begeben: nach der Gesundheit. Sie ist in der Lage zu integrieren und zu transformieren. Sie ist der pure Teil der Seele, dem wir getrost die Regie übergeben sollten.

2.4 Das Wesentliche ist der Mensch im Sein

Nach näherer Betrachtung des Gehirns, der biochemischen und neurobiologischen Systeme und im theoretischen Überblick haben wir uns dem genähert, was Trauma ist: ein Erlebnis, durch das der Mensch mit einer gravierenden Verletzung der körperlichen und/oder psychischen Integrität, ja sogar mit existenzvernichtender, unmittelbarer Todesgefahr konfrontiert ist. Es stellt eine Extremsituation dar, in der die Mechanismen nicht ausgereicht haben, die der Betroffene sich angeeignet hat oder über die er als Mensch verfügt. Das macht es zum Trauma. Jedoch werden wir alle im Verlauf unseres Lebens mit Ereignissen konfrontiert, die wir auf einer bewussten Ebene so nicht wählen würden.

Aber ist es denn überhaupt das **Gehirn** als solches, das ein Trauma erlebt? Selbst wenn sich die einzelnen und hintereinandergeschalteten Hirnbereiche in ihrer Arbeitsweise meinem Bewusstsein entziehen, bedingen sie dann eine vorbestimmte Reaktion? Befasst sich quasi mein Gehirn mit einer Situation und handelt hernach mein Körper auf eine determinierte Weise? Das würde bedeuten, dass neuronale Mechanismen allen unseren Handlungen, aber auch den Entscheidungen und Motivationen zugrunde lägen.

Gerade die Entwicklung des präfrontalen Kortex, der uns so sehr von den Tieren unterscheidet, zeigt: Seine im Verlauf der Evolution zunehmende Komplexität hat es uns ermöglicht, aus dem starren Reiz-Reaktions-Muster herauszutreten und die deterministische Handlungsnotwendigkeit zu verlassen. Ein Tier verhält sich jeweils zu seiner Umwelt, es lebt darin und geht in ihr auf, es lebt leibhaftig-fühlend in ihr. Mit der Entwicklung des Neokortex hat der Mensch vor allem eines gewonnen: **Freiheit**. Wir verlassen hiermit den Bereich rein physikalischer Gesetzmäßigkeiten.

Der Mensch ist nunmehr immer noch leiblich mit der Umwelt verbunden, gleichzeitig aber erlebt er eine übergeordnete Instanz, eine Draufsicht und wird Beobachter seiner selbst. Er findet gleichzeitig in der Innerlichkeit und der äußeren Welt statt und nimmt im Sehen eines Dinges gleichzeitig das Verhältnis zu diesem wahr. Die dadurch gewonnene Freiheit erschließt einen Bewegungsradius ungeahnten Ausmaßes, antizipierte Möglichkeiten der Existenz lassen uns jedweden Lebensraum einnehmen, und wir gestalten unser Sein, indem wir uns der innewohnenden Entscheidungsfreiheit bewusst werden und sie nutzen.

Versuchen wir uns anhand eines Beispiels über Entscheidungsfindungen den Bewegungen der Seele zu nähern.

2.4.1 Das Selbst im Prozess der Entscheidungsfindung

Was ist eine **Entscheidung**? Vor allem ist sie weder eine einmal getroffene theoretische Möglichkeit von miteinander konkurrierenden Möglichkeiten nach dem Losverfahren oder dem Zufallsprinzip der Willkür noch ein schlagkräftiges Argument. Eine Entscheidung ist vielmehr ein Vorwegnehmen einer gesamten Situation, ein sich tastendes Hineinbewegen in ein anderes Lebensgefühl, wenn ich z. B. vor der Entscheidung stehe, in eine andere Stadt zu ziehen. Diese Entscheidung ist eben nicht mehr ein Hirnprozess, sondern ein Gesamtprozess im Wesen, im Leib, bestehend aus Körper, Geist und Seele. Ein Lebensentwurf stellt normalerweise einen Hintergrund im normalen Leben dar. An solchen Entscheidungspunkten jedoch verlangsame ich den normalen Lebenslauf und widme diesem Lebensentwurf besondere Aufmerksamkeit, er rückt in den Vordergrund. Ich halte inne und begebe mich nicht nur in den Bereich einer Vorstellung über eine neue Stadt, sondern ich versuche wahrzunehmen, ob diese neue Stadt „zu mir passt". In der Frage „Was soll ich tun?" kommt die ganze Ernsthaftigkeit dieser Frage auf der Seelenebene zum Ausdruck.

In Kap. 3.3.2 über das Herz komme ich auf dieses Innehalten des Herzmuskels zwischen 2 Kontraktionen zu sprechen. Auch hier ist der Moment des Stillstands, der Moment zwischen 2 Schlägen des Herzens ein Abgleich mit dem Jetzt, eine Bewusstwerdung des Selbst.

Entscheidungen bleiben nicht allein in der bloßen Vorstellung verhaftet, sondern der Mensch fühlt sich voraus, versucht wahrzunehmen, ob sein Körper sich schließt oder öffnet – er dehnt seine Seele in diese Möglichkeit aus, eine Stadt zu wechseln – eine an sich noch imaginierte Situation. Er muss sich bedingungslos einlassen und kann nicht wie beim Beobachten in der bloßen Zuschauerperspektive bleiben. Dieses bedingungslose **Vorspüren**, sich Einlassen verändert ihn aber durch die ständige Lernbereitschaft des Gehirns sogleich mit. Aus einem solchen Entscheidungsprozess geht man nicht hervor, als habe man diesen nicht durchlaufen. Als Person muss ich zu den verschiedenen Möglichkeiten Stellung nehmen, abwägen, sie gewissermaßen zu mir selbst in ein Verhältnis setzen: Es findet eine Entwicklung statt.

Kognitive Momente mischen sich in diesem Suchprozess mit intuitiven Momenten, Erfahrungen weben ihre zugrunde liegende Matrix mit hinein, Erwartungen und Wünsche werden beleuchtet und die Leiblichkeit weitet sich oder wappnet sich. Bewusste und unbewusste Komponenten wechseln sich ab und beeinflussen sich gegenseitig.

In ein Bild gegossen, ist man in diesem Prozess sowohl der Träumende, der dem Ruf der Sterne folgt, als auch der Seefahrer, man ist die Landkarte mit eingezeichneten Klippen, der Kompass und das zu erkundende Meer.

Man verlässt quasi die unmittelbare Gerichtetheit auf etwas Alltägliches, um sich die Situation als Ganzes zu vergegenwärtigen; der Blick und die Wahrnehmung werden weit. Mit dieser unterschiedlichen Perspektiveneinnahme gesteht man den Dingen und Sachverhalten eine von der eigenen Vorstellungswelt unabhängige Existenz zu. Auch der Gestaltungs- und Interpretationsspielraum der anderen Menschen in der Umgebung wird sichtbar und fließt mit in die dann irgendwann gefällte Entscheidung mit ein. Ehepartner, die sich trennen, kennen das: Sie versuchen im Vorfeld die zwangsläufig mitbetroffenen Kinder mit in ihr Vorwegspüren einzubeziehen. Wie werden diese damit klarkommen, wann ist der richtige Zeitpunkt?

In diesem großen Prozess finden alle diese Abläufe in klärender Weise statt und werden spürbarer, sodass eine **Identifikation** mit der Wahl stattfinden kann und sich ein Gefühl der Stimmigkeit einstellt. Was wir dann anderen in einem manchmal fast lapidar anmutenden Moment als Entscheidung übermitteln, sind oft nur noch bloße Argumente, was Entscheidungen oft einen rein analytisch nachvollziehbaren Anstrich verleiht. Gründe allein lassen allerdings niemals ein Gefühl der **Stimmigkeit und Kongruenz** entstehen, sie sind dünn und brüchig und halten entgegengesetzten Argumenten anderer nicht stand. Um ein Gefühl der Kongruenz, eine Identifikation mit der Entscheidung zu erleben, ist die innere Bewegung der Seele nötig.

Die Tiefe einer Entscheidung dieses Ausmaßes erklimmt eine andere Dimension: Wir gestalten einen **Lebensentwurf** neu. Es ist ein Werden im immerwährenden Prozess des Lebens, ein Wachstums- und Reifeprozess des Menschen hinein in sein eigenes Leben, seine Entscheidung ist gereift. Und diese Entscheidung als Handschrift der Seele ist nur vor einer offenen und noch nicht festgelegten Zukunft her möglich, ansonsten ist es eine Reaktion auf Lebensumstände.

Der Motor darin ist oft die Seele, ohne dass sie sich sofort zu erkennen geben würde. Etwas will sich verwirklichen, etwas will gelebt werden. Hierbei gibt es 2 Richtungen, von etwas weg oder zu etwas hin.

2.4.2 Das verkörperte Selbst in Einheit von Körper und Geist

Möglichkeiten, Gründe oder Entscheidungen finden in der rein physikalischen Welt nicht statt, sie sind Seelenbewegungen, die in ein bewusstes und unbewusstes Erleben münden und von einem verkörperten Sein generiert werden. Die Leistungen, die das Gehirn vollbringt, sind Grundlagen, die das lebendige Wesen aus Fleisch und Blut benötigt.

Das Gehirn an sich ist aber ohne das Wesen nicht denkbar: Ein Mensch denkt, nicht das Gehirn.

Wir haben mit dem Gehirn ein Organ erhalten, das nicht nur Befehle versenden kann, sondern das bestimmt wird durch den subjektiven, den lebendig verkörperten Teil des Selbst, unserer **Seele**. Das Gehirn passt sich mit seiner Neuroplastizität bereitwillig an und wird schließlich zur Matrize seines Trägers. Es bietet die Freiheit zur Entstehung und Erfüllung von Denken und dem freien Willen, es ermöglicht Empfindung und Gefühl sowie die Vernetzung von Erfahrung und die Entwicklung neuer Gerichtetheit. Es bietet zusammen mit dem Körper die Grundlage dafür, die Lebensverwirklichung der Seele zu ermöglichen und zu verkörpern. Und es vermittelt die Wahrnehmung der Welt in Natur- und Kulturdimensionen sowie der anderen Menschen und macht damit Beziehung überhaupt erst möglich. Mit unserem Gehirn sind die Wahl- und Handlungsmöglichkeiten des Menschen nicht nur generell ermöglicht, sondern um ein Unendliches gesteigert worden. Vorstellungen und Werte, ethische Grundsätze und Motive und deren Vernetzung untereinander finden neben bloßen logischen Verknüpfungsleistungen und instinktiven Reaktionsmustern ihren Raum.

Der **Körper** ist auch nicht einfach ein Gefäß, das das Gehirn beherbergt und bewegt wird wie eine Maschine. Vielmehr ist das eine nicht ohne das andere beständig, ein lebendiges Wesen erleidet z. B. Schmerzen sowohl aus der Perspektive des Draufschauenden als auch aus der des Erlebenden. Auf der körperlichen Ebene kreiert dieser Antworten auf die verschiedenen Herausforderungen und Traumatisierungen: Er geht in die Expansion, die eine Kampfhandlung mit sich bringt, oder friert die Form ein, wird starr, sogar ohnmächtig oder schont akut einen Gewebeschaden durch eine bestimmte Körperhaltung. Missbrauchserfahrungen sind gekennzeichnet durch Langzeiteinwirkungen, ein Rückzug des Körpers bis hin zur Atrophie wird eher die Antwort hierauf sein. Alle Reaktionen, die wir auf äußere Einflüssen entwickeln, rufen eine Veränderung der Form hervor: die Steigerung der Aktivität als Reaktion auf ein Trauma ebenso wie das Halten von Energie im Innen.

Im Ergebnis erhalten wir dann, wenn es sich nicht um ein akutes, einmaliges Erlebnis gehandelt hat und wir umstandslos mit der gewonnenen Erfahrung in unsere alte Form zurückgehen konnten, eine veränderte Form. Diese veränderten Formen sind verdichtete oder rigide Strukturen, manchmal geschwollen oder auch kollabiert. Und aus diesen zunächst nicht global veränderten Strukturen formt sich eine neue Haltung aus: Der Mensch beginnt buchstäblich, das Erlebte zu verkörpern.

Jedoch lässt sich das, was das lebendige Wesen wirklich erlebt, nicht einfach in körperliche oder mentale Abschnitte aufgliedern. Seine Seele erlebt etwas.

Wenn wir auf **traumatisierte Anteile** stoßen, ist es wichtig, die Entität der Person, ihre Wahlmöglichkeiten, ihren Gestaltspielraum, ihr Bewusstsein hinzuzunehmen, um uns das Kernbewusstsein des Seins, das Verhaftetsein auf einer bestimmten Stufe zu vergegenwärtigen und einschränkende Muster aufzulösen. Dann kann der Mensch auf seinem Lebensweg, auf seiner Bestimmungsachse weiter voranschreiten.

Das Gehirn ist also quasi ein dem Lebewesen die Umwelt vermittelndes Organ, es gibt eine sensomotorische Aktivität des Organismus und ein Eingebettetsein in seine Umwelt, afferente Fasern, die informieren, und efferente, mit denen das Gehirn den Körper steuert. Und es spannt sich auf in eine Dimension der Zeitachse mit allen ihren Komponenten von Vergangenheit, Gegenwart und Zukunft.

Verkörpert zu sein bedeutet also: ein fühlendes, gestaltendes Sein im Kontext von Aktion und Reaktion zur Welt. Und genau dieses Sein müssen wir in der osteopathischen Behandlung berücksichtigen, dieses **verkörperte Selbst**.

2.4.3 Therapeutische Resonanz

Damit lassen wir sowohl den Bereich einer rein geweblichen Dysfunktion oder Läsion wie auch den Bereich der rein energetischen Dimension weit hinter uns. Wir beginnen bei der Behandlung, uns – so weit es irgend geht – dem ganzen verkörperten Selbst mit seinem Bewusstsein, seiner Seele und seiner Leiblichkeit zu nähern. Wir beginnen, ihn mit der Resonanz unseres eigenen Seins, unserer eigenen Seele wahrzunehmen.

Darin kann dann Begegnung stattfinden, echte **innere Begegnung**. Die Wahrnehmung des Therapeuten, sein fühlendes und spürendes Sein dehnt sich aus, ohne übergriffig zu werden, ohne sofort eine Antwort in einen Körper zu geben, dessen Frage nicht zuvor auch gehört wurde.

Etwas schwingt mit, was über die pure palpatorische Qualität des Wahrgenommenen hinausgeht, der Patient, der Mensch wird empfunden, die Wirkung am eigenen Leib des Therapeuten erlebt.

Für die Seele ist diese Art von Ausdehnung der Wahrnehmung keine Schwierigkeit, sie ist nicht an körperliche oder zeitliche Grenzen gebunden – diese Ausdehnung ist sogar beinahe alltäglich. Jeder von uns kennt das Phänomen, über die Spitze eines Löffels zu spüren, ob in einer Tasse mit heißer Flüssigkeit bereits Zucker eingestreut ist; man dehnt seine Wahrnehmung in diesen Löffel hinein aus. Klug ist, wer das gleiche Prinzip auch auf das Einparken anwendet.

In der osteopathischen Behandlung haben wir diese **ausdehnende Wahrnehmung** ohnedies erlernt. Vielleicht ist das Mutige darin, dass der Seele des Patienten ebenso erlaubt wird, sich in den Seelenraum des Therapeuten hinein auszudehnen, damit dieser seine eigenen inneren Resonanzräume zusätzlich in seine Wahrnehmung einbezieht. Das geht wiederum über ein Erspüren mit den Fingern und Händen hinaus. Sie können diesen Prozess z. B. wahrnehmen, wenn Sie die Körperhaltung eines Menschen imitieren und nachempfinden: Wie fühlt sich das Ergebnis in Ihnen an?

Dies kann nur sicher gelingen, wenn der Therapeut hierüber eine vollkommen **klare Präsenz** und ein Gefühl für sein eigenes inneres Selbst hat. In diesem tiefen Kontext darf es keine mäandernden, irrlichternden Tastbewegungen geben, sondern idealerweise eine ruhige, stützende Präsenz. Eine Hilfestellung hierzu ist das Tetraeder (Kap. 1.2).

Und damit tut sich ein Raum der Zwischenmenschlichkeit auf, in dem allein die Anwesenheit eines so arbeitenden Therapeuten eine **heilende Wirkung** im Sinne der oben beschriebenen Entwicklung hat. Der Therapeut als Mensch richtet sich an das „Du" im Patienten – ein Du in der Gestalt, wie dieser Patient eigentlich ist und wie er sich selbst geschaffen hat. Und er tut es mit folgender Frage: „Wer bist **du**?" Eine solche Frage lässt Raum für eine offene Antwort, deren Ergebnis nicht vorweggenommen ist, öffnet den Raum für Unerwartetes, für Eigenes.

Sichtbar zu werden, wahrgenommen zu werden, ist eine der tiefsten Sehnsüchte im Menschen. Daher hat es oft so eine öffnende Wirkung, wenn wir über die Physiognomie, über die Statur und über die Körperhaltungen sowie die Mimik in der Wahrnehmung schon ein sehr genaues momentanes Gegenüber abbilden können: Der Mensch muss sich nicht mehr erklären und fühlt sich schnell verstanden. Daraus entsteht Vertrauen, die Grundlage dafür, sich inneren und traumatischen Gebieten zuzuwenden.

2.5 Funktionsweise des Gehirns, Nervensystems und Körpers bei Gefahr

Wie bereits festgestellt, ist Gefahr ein ganz normaler Bestandteil unseres Lebens. Nun optimiert es unsere sozialen Beziehungen, wenn wir relativ zutreffend einschätzen können, ob die Absichten eines Gegenübers eher gut oder eher gefährlich sind, und wir sind auch vor schmerzhaften Fehleinschätzungen besser geschützt, wenn wir andere Gegebenheiten gut und sicher einsortieren können. Dafür haben wir ein ausgeklügeltes System zur Verfügung gestellt bekommen, dass sich mehrerer Wege bedient, um die Wahrscheinlichkeit einer Fehleinschätzung möglichst gering zu halten. Natürlich ist das ein sehr komplexes Orchester von Mechanismen, das hernach eine hoffentlich harmonische Melodie spielt. Wiederum stelle ich die Zusammenhänge, dem Verständnis dienend, vereinfacht dar.

Da die Polyvagal-Theorie von Steven Porges ([182], [183]) bis hierher weiter eine Theorie ist, mit der sich allerdings vortrefflich und erfolgreich arbeiten lässt und die sicher nur darauf wartet, eine sichere Feststellung zu werden, widme ich ihr aufbauend auf die folgenden Ausführungen einen eigenen Abschnitt (Kap. 2.5.3).

Wichtige Mitspieler in unserem Orchester sind die 3 phylogenetisch unterschiedlich entstandenen und funktionierenden Hirnareale (vgl. Kap. 2.1.2):

- **Reptiliengehirn:**
  - phylogenetisch ältester Teil
  - Steuerung willkürlicher und unwillkürlicher Motorik
  - bedeutend für die Stressreaktion: enthält den Locus coeruleus (Zellkerngebiet im Übergang von Gehirn und Rückenmark), produziert den wichtigen Neurotransmitter Noradrenalin, und zwar 75 % der Gesamtmenge
- **älteres Säugetiergehirn – limbisches System:**
  - gürtelförmig um den Hirnstamm gruppiertes Areal neuronaler Netze, Gefühlshirn
  - Verbindung zwischen Kortex und älteren Hirnregionen
  - Schaltstelle für die Verarbeitung sensorischer Informationen (Thalamus)
  - zentrale Bedeutung für die Entstehung von Emotionen
  - emotionale Gedächtnisbildung (Hippocampus), hält Erlebnisse mit emotionaler Einfärbung erinnerungswürdig
  - Regulation vegetativer Funktionen (Hypothalamus)
- **Neokortex oder Primatengehirn:**
  - phylogenetisch jüngster Teil
  - bewusste Wahrnehmung und Einschätzung, Kategorisierung von Erlebnissen
  - sämtliche kognitiven Prozesse, Sprachbildung
  - bei Einschätzung unbekannter Situationen als gefährlich: unspezifische Aktivierung des präfrontalen assoziativen Kortex (ermöglicht die Interpretation sensorischer Inputs, Antizipation von Ereignissen)

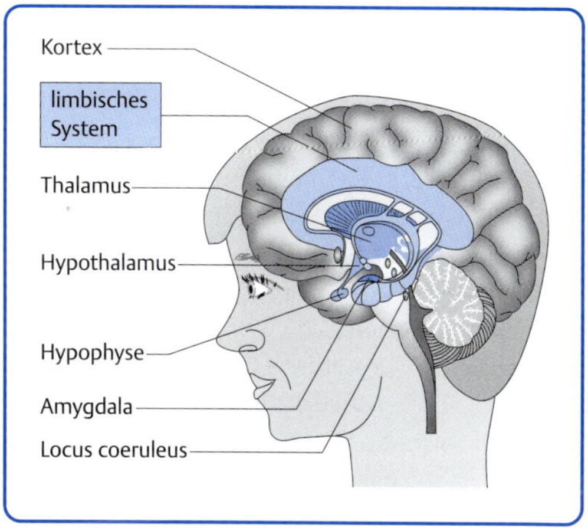

▶ **Abb. 2.7** Drei Funktionsareale des Gehirns.

Zunächst einmal treffen über unsere treuen sensorischen Organe des Körpers ständig Informationen über die Umwelt ein. Wenn wir diesen schon häufig begegnet sind (und damit aller Wahrscheinlichkeit nach überlebt haben), lösen sie gar nichts aus.

Wenn wir aber mit einem neuartigen Reiz konfrontiert sind, gestaltet sich die Sache für unser Nervensystem schon „nervöser“: Gebündelt laufen alle Informationen in einer Struktur unseres limbischen Systems zusammen, dem **Thalamus**. Er filtert zunächst und entwirft ein einfaches und ungenaues Bild von der Gesamtsituation. Zur spezielleren Verarbeitung leitet der Thalamus den Entwurf an den **frontalen Kortex** weiter, der sich nun genauer der Situation widmet (▶ **Abb. 2.7**). Der Kortex wägt beispielsweise ab, ob sich die Situation, derentwegen sich z. B. Rauch entwickelt hat, als lebensgefährlich erweisen könnte, was bei einem Zimmerbrand der Fall wäre, oder es sich schlicht um ein etwas ungeschicktes und Rauch entwickelndes Anbraten eines guten Stück Fleisches handelt (eher nicht lebensgefährlich).

Wird die Situation als gefährlich eingeschätzt, aktivieren die Frontallappen die **assoziativen Kortexareale** und geben danach sofort Meldung zurück an das ältere Säugetiergehirn, jetzt aber an die Amygdala: Gefahr im Verzug. Das dauert (dargestellt durch den längeren Pfeil in ▶ **Abb. 2.8**) ein wenig länger als der bei unmittelbarer Gefahr aktivierte Weg, bei dem der Thalamus quasi umstandslos gleich die Amygdala informiert und auf Infos aus dem Kortex verzichtet. Dies ist gut nachvollziehbar, denn zunächst einmal muss der Mensch heraus aus dem lodernden Haus, bevor er sich dann erklären kann, dass dieses Malheur möglicherweise aufgrund einer brennenden Kerze geschehen ist. Die Amygdala verstärkt den Mechanismus, indem sie eine emotionale Färbung hinzufügt und so, unter Zuhilfenahme des Hippocampus, gleich etwas für die Zukunft tut: Angst bewahrt vor zukünftigen gleichen Erlebnissen – Sie werden nie wieder vergessen, eine Kerze zu löschen.

Das von der **Amygdala** als Gefahrensituation bewertete Erlebnis nimmt einen sehr schnellen sympathikotonen Weg: Sie bereitet uns quasi, ohne die

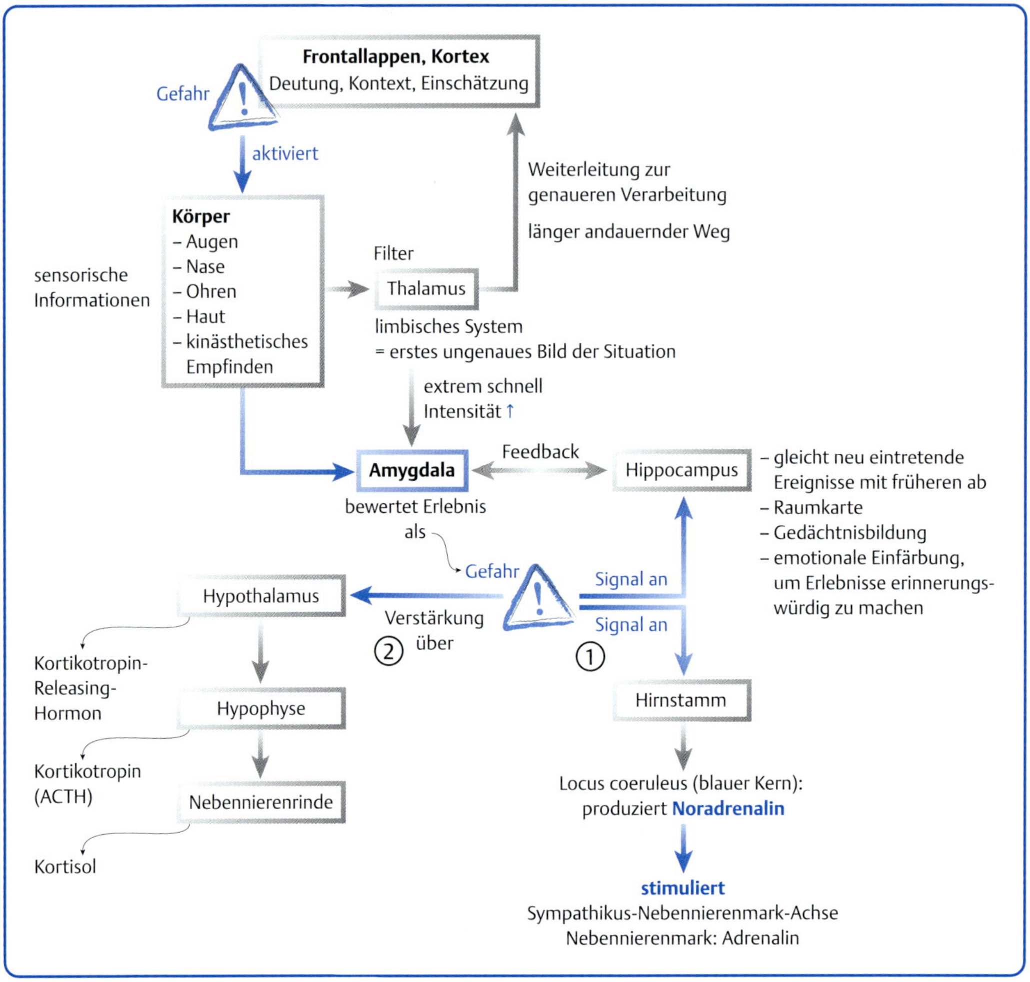

▶ **Abb. 2.8** Aktivierungskaskade bei Gefahr.

Einschätzung der Frontallappen abzuwarten, auf Flucht oder Kampf vor, indem sie sich ohne Umschweife der alten, schnellen Reaktionskompetenz des Reptiliengehirns (Stammhirns) bedient. Der Hirnstamm, genauer: der **Locus coeruleus**, wird informiert. Der Locus coeruleus lässt sich nicht lange bitten und produziert den Neurotransmitter Noradrenalin. Damit wird die **Sympathikus-Nebennierenmark-Achse** unmittelbar stimuliert. Der Sympathikus, ein Strang des vegetativen Nervensystems, schüttet mit seinen Nervenenden nun ebenfalls Noradrenalin aus und stimuliert zusätzlich das Nebennierenmark, Adrenalin freizusetzen. Der Körper erfährt eine Steigerung des Herzschlags, Blutdruck und Blutzuckerspiegel steigen an, Herz, Gehirn und Muskulatur werden besser durchblutet. Kommt es nun zu einer schnellen Bewältigung der zunächst als gefährlich eingestuften Situation, beruhigt sich das System und der Körper kehrt in den Normalzustand zurück.

Entgleitet die Belastungssituation jedoch und wird als nicht mehr kontrollierbar erlebt, feuert der Locus coeruleus eingehend weiter. Damit wird die sympathikotone Aktivierung aufrechterhalten und die Aktivierung des präfrontalen Kortex sowie der Amygdala verstärkt. Darüber breitet sich die Erregung auch in den Hypothalamus aus: Die **Hypothalamus-Hypophysen-Nebennierenrinden-Achse** wird aktiviert. Der Hypothalamus setzt das Kortikotropin-Releasing-Hormon (CRH) frei, das

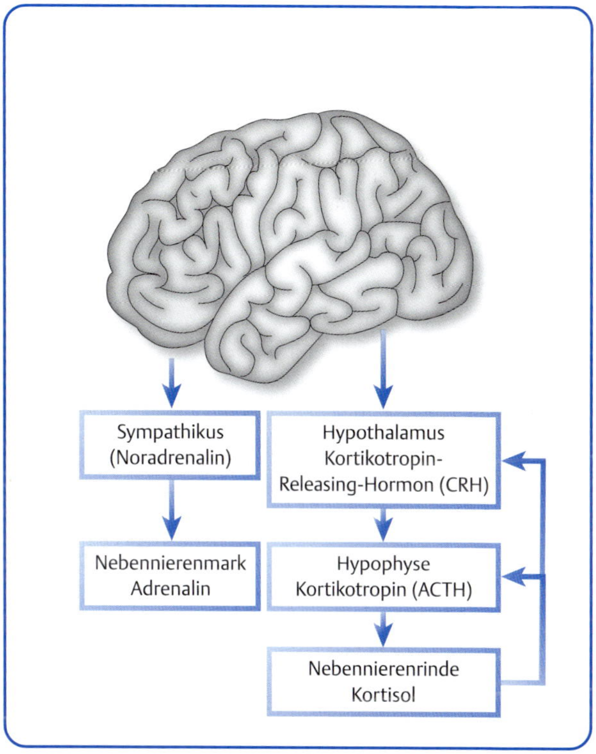

▸ **Abb. 2.9** Achsen der körperlichen Stressreaktion. **a** Sympathikus-Nebennierenmark-Achse (elektrische Impulse), **b** Hypothalamus-Hypophysen-Nebennierenrinden-Achse (hormoneller Weg).

schnurstracks zur Hypophyse marschiert und die Sekretion von adrenokortikotropem Hormon (ACTH) bewirkt. Damit wird die Nebennierenrinde zur Freisetzung von Kortisol gebracht. Kortisol ist ein hochpotentes Glukokortikoid. Es aktiviert u. a. katabole Stoffwechselvorgänge und erhöht den Blutzuckerspiegel, in dem es Glukose zur Verfügung stellt. Auch im Fett-, Eiweiß- und Knochenstoffwechsel hat es verschiedenste Wirkungen und beteiligt sich an immunologischen Prozessen. Haben wir schließlich viel Kortisol im Blut, wird dies von den Rezeptoren in Hypophyse und Hypothalamus rückgemeldet und eine weitere Ausschüttung von CRH und ACTH wird gehemmt. Damit begrenzt sich normalerweise die Stressreaktion selbst [118].

Die Achsen der körperlichen Stressreaktion zeigt die ▸ **Abb. 2.9**.

Während Hans Selye, der Urvater der Stressforschung, noch postuliert hat, die körperlichen Stressreaktionen seien unspezifisch [226], zeigt die neuere psychobiologische Stressforschung, dass diese These so nicht aufrechterhalten werden kann. J. P. Henry hat mit einem **psychoneuroendokrinologischen Stressmodell** versucht, die neueren Forschungsergebnisse zur sehr wohl vorhandenen Spezifität körperlicher Stressreaktionen zusammenzufassen [89] (▸ **Abb. 2.10**). Es dient nur zur Veranschaulichung und bildet nicht die komplexen Verhältnisse in genauer Weise ab.

Dabei sind nicht nur die situationsbegleitenden Affekte spezifisch übersetzt, sondern auch typspezifische Reaktionen unterschiedlicher Menschen beobachtet worden:

- **Ärger** als situationsbegleitendes primäres Gefühl:
  - Noradrenalin stark erhöht
  - Testosteron stark erhöht
  - Kortisol unverändert
  - starke kardiovaskuläre Reaktion (Blutdruck- und Herzfrequenzanstieg)
  - beobachtbares Verhalten: Kampf, Anstrengung

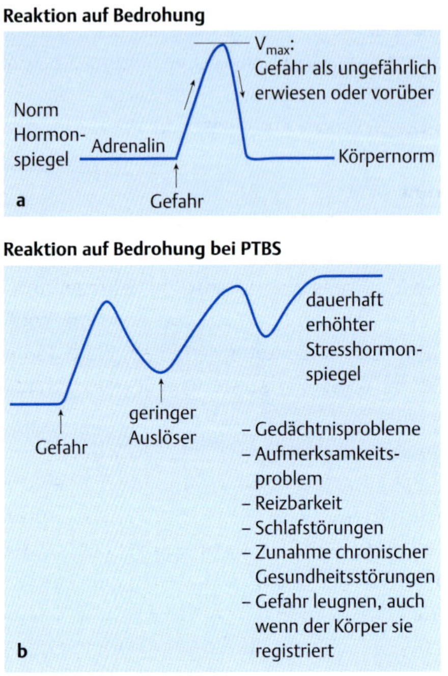

▸ **Abb. 2.10** Reaktion auf Bedrohung.

- **Furcht** als situationsbegleitendes primäres Gefühl:
  - Noradrenalin erhöht
  - Adrenalin stark erhöht
  - Kortisol erhöht
  - Blutdruckanstieg und Herzfrequenzsteigerung, allerdings nicht so stark wie bei Ärger
  - beobachtbares Verhalten: Flucht, Anstrengung
- **Hilflosigkeit** als situationsbegleitendes primäres Gefühl:
  - Kortisol stark erhöht
  - Testosteron stark erniedrigt
  - Noradrenalin erhöht
  - Adrenalin unverändert
  - Abnahme der Herzfrequenz, Blutdruckabfall
  - beobachtbares Verhalten: Unterordnung, Hilflosigkeit, Passivität, Rückzug

Wenn wir nun die verschiedenen Menschentypen hinzunehmen, ist anzunehmen, dass ein **Bewegungsnaturell**, das über ein gut ausgeformtes, starkes Muskel- und Knochensystem verfügt, primär und typgerecht eher mit einer erhöhten Muskelanspannung respektive mit einer erhöhten Aktivität des Herz-Kreislauf-Systems reagieren wird. Auch finde ich es nachvollziehbar, dass ein **Empfindungsnaturell**, ohnehin nicht gerade Liebhaber fetter und ausufernder Speisen, schnell mit einer Stilllegung seines Verdauungsapparats reagieren wird.

Henry beschreibt sehr wohl verschiedene Reaktionstypen unterschiedlicher Menschen – er setzt dies aber nicht mit den unterschiedlichen Naturellen in Beziehung [89]. Vielleicht ist dies eine Arbeit, die uns als Osteopathen beobachtend und dokumentierend obliegt, aussagekräftige Zahlenerhebungen fehlen jedenfalls bisher.

2.5.1 Homöostase und Stressregulation

Die Existenz eines Menschen hängt von seinem Überleben ab. Dies betrifft sowohl den Einzelnen wie auch ganze Gruppen von Menschen, da der Mensch nur in der Gruppe überlebensfähig ist.

Seine Fähigkeit also, Gruppenverbindlichkeiten herzustellen sowie einzuschätzen, ob und wann Situationen als sicher einzustufen sind, aber auch zu erkennen, wann man sich lebensbedrohlichen Erlebnissen nähert und wie man sie überlebt, ist an sich eine dem Überleben förderliche Kompetenz. Gut ist, wenn sich zumindest einige Mitglieder, besser noch der größte Teil der Gruppe an diese Mechanismen des Überlebens erinnert, sodass nicht jedes Mal wieder neu Energie darauf verwendet werden muss und die Reaktionswege kurz sind. So weit, so gut. Wie aber stellt das System das an? Speziell zum Thema **Erinnerungen** finden Sie einen kurzen Überblick in Kap. 4.2.

Zunächst einmal ist wichtig, dass wir uns als Menschen in einem möglichst wenig energiefordernden Zustand befinden, d. h. einem Zustand, der sich im Verbrauch genau an die Erfordernisse anpasst, die derzeit herrschen. Der ursprünglich von Walter Cannon [42] geprägte Begriff der **Homöostase** beschreibt diesen Versuch des Körpers und seiner verschiedenen Systeme wie des Gehirns, des endokrinen Systems oder des Immunsystems, die in einem dynamischen Austausch miteinander stehen, um selbst unter schwierigen Bedingungen effektiv eine Funktionstüchtigkeit aufrechtzuerhalten. Dies geschieht selbstverständlich nicht in einem statischen Prozess, sondern ist ein fortlaufender sehr variabler, dynamischer und adaptiver Vorgang. **Stress** als solcher kann als der autonome Zustand definiert werden, der einen kurzzeitigen Verlust der Homöostase bedeutet.

Bei traumatisierten Menschen ist es oft ein permanenter Stresszustand, der eine fehlende Homöostase oder im behavioralen System unangepasste Reaktionen mit sich bringt und der Symptome oder Krankheiten begründen kann. Daher ist es wichtig, dass wir uns als Therapeuten mit diesen adaptiven Reaktionen auseinandersetzen: Wir erkennen schlicht oft nicht, dass es sich um ein Trauma und ein Verhaftetsein in einem dieser adaptiven Mechanismen handelt.

2.5.2 Neurozeption – Erkennen von Gefahr und Sicherheit

Es gibt einen unterbewusst ablaufenden Prozess, bei dem das Gehirn permanent Hinweise aus der Umgebung, zu der auch unsere Mitmenschen zählen, sowie Informationen aus dem Körper evaluiert und überwacht. So sendet der Körper aus einer Vielzahl separater Informationszentralen wie dem muskuloskelettalen System oder auch dem viszeralen System Informationen an das Gehirn. Das Gehirn empfängt zudem Informationen, die von außerhalb des Körpers kommen und über die sensorischen Organe wie Augen, Nase oder Ohren, Gleichgewichtssinn und der Haut vermittelt werden. All dies sind Bottom-up-Prozesse. Das Gehirn seinerseits wiederum kann über efferente Impulse z. B. überlebensbasiertes Verhalten einleiten, indem es das motorische System zu einem abrupten Bewegungsstopp anhält. Dies ist ein Top-down-Prozess. So findet permanent eine bidirektionale Kommunikation statt, von der wir zu unserem allergrößten Glück nichts mitbekommen, da wir dann zu nichts anderem mehr in der Lage wären und schnell an völliger Überlastung leiden würden.

Wird eine Gefahr oder sogar eine Lebensgefahr von dem System erkannt, leitet es ebenso unbewusst als entsprechende Antwort **Defensivstrategien** ein. Diese treten in Gestalt von Flucht- oder Kampfverhalten oder nötigenfalls auch mit einem sog. Shutdown, dem Totstellreflex, zutage. Es reagiert ebenso darauf, wenn es keine Bedrohung ausmachen kann, und hemmt in diesem Fall der erkannten **Sicherheit** defensive Systeme, die unser normal-behaviorales Verhalten wären – was unserem Leben in der Gemeinschaft der Gruppe sehr zuträglich ist. Diesen Vorgang nennt man Neurozeption.

Bereits die **Orientierungsreaktion**, die ein Säugetier vornimmt, wenn es über seine Sinne etwas Ungewöhnliches wahrnimmt, ist Neurozeption: Es wird für Sekunden reglos, wendet den Kopf in Richtung der vermuteten Gefahrenquelle und versucht auf diese Weise weitere Signale aufzunehmen, die ihm bei der Einschätzung „gefährlich"/„harmlos" hilft. Dies geschieht blitzschnell. Ist keine Gefahr auszumachen, nimmt das Tier seine vorherige Aktivität wieder auf, ohne Energie für eine fehlgeleitete Alarmierung verschwendet zu haben.

Erkennt es aber eine Gefahr, beginnt eine Aktivierung von adaptiven Verhaltensstrategien, die sich auf die benannten Muster Flucht, Kampf oder Totstellen stützt.

Merke

Die Neurozeption ist also eine Form des Erfassens der grundlegenden Zustände von Sicherheit, Bedrohung und Lebensgefahr, bei der weder das Bewusstsein noch eine andere Art des Gewahrseins eine Rolle spielt und die permanent stattfindet.

Eine möglicherweise posttraumatisch auftretende Psychopathologie ist die einer **fehlerhaften Neurozeption**. Sie beschreibt zum einen die Unfähigkeit, die Ungefährlichkeit einer Umgebung zu erkennen und die Defensivstrategien zu hemmen. Infolgedessen befindet sich der Betreffende im dauerhaften Kampf- oder Fluchtmodus. Und sie beschreibt auch die konträre Seite, bei der ein Mensch eine auftretende Gefahrensituation nicht erkennt und keinerlei Defensivverhalten aktiviert.

2.5.3 Polyvagal-Theorie – adaptive Reaktionen des autonomen Nervensystems

Den aus einer Neurozeption resultierenden Reaktionen hat Porges mit der Polyvagal-Theorie ([182], [183]), die zunehmend in die Forschung und klinische Beobachtung einfließt, einen Rahmen gegeben. Wünschen wir ihr, dass sie nicht so lange zur Anerkennung braucht wie die letztlich nun bewiesene Relativitätstheorie von Einstein. Bis dahin aber können wir sie als Arbeitshypothese nutzen, denn als solche eignet sie sich wunderbar.

Laut dieser Theorie gibt es 3 verschiedene Verhaltensstrategien im menschlichen Miteinander (▶ Abb. 2.11):

Soziale Kommunikation oder soziales Engagement

- Dieses System ist Säugetieren vorbehalten und damit der **jüngste Teil**, denn es basiert auf dem ventralen Vaguskomplex, dem mit einer Myelinschicht ummantelten Vaguszweig.
- Der N. vagus (X) erhält ebenso wie der N. glossopharyngeus (IX) und der N. accessorius (XI) efferente Fasern aus dem **Nucleus ambiguus** (speziell-viszeromotorische Fasern).
- Mithilfe dieses Systems versucht der Mensch, durch stimmliche Aktivität, Mimik und Gestik den Austausch und Kontakt mit anderen zu regulieren (Face-to-Face-Kommunikation). Dies geschieht auch durch die durch Verzweigungen des N. vagus (X) ebenfalls in Kenntnis gesetzten weiteren Hirnnerven V (N. trigeminus), VII (N. facialis), IX (N. glossopharyngeus) und XI (N. accessorius), die u. a. den Kopfwender, die Rachenhöhle, den Kehlkopf und die Gesichts-, Mittelohr- und Kaumuskeln innervieren.
- Er fördert ruhige Verhaltenszustände, indem er die Auswirkungen, die das sympathische Nervensystem auf das Herz hat, zurücknimmt. Das System setzt bei der Neurozeption zudem die Einschätzung **Sicherheit** voraus.
- Seine Wirkung ist **selbstberuhigend und -besänftigend**.

Mobilisation – Flucht- oder Kampfstrategie

- Eine Mobilisation erfolgt bei der neurozeptiven Einschätzung einer **Gefahrenlage**, die durchaus bewältigt werden kann.
- Sie basiert auf den Leistungen des sympathischen Nervensystems, das die Mobilisierung von Energie und die Steigerung der Leistungsfähigkeit des muskuloskelettalen Systems induziert und daher **Flucht- und Kampfreaktionen** bewirkt. Welche dieser Optionen infrage kommt, hängt vom Typus ab, aber auch vom Geschlecht, von der konkreten Gefahr und der Einschätzung der Größenordnung (niemand von uns würde wohl beginnen, mit der Lava eines speienden Vulkans ernsthaft zu kämpfen), von der aktuellen Vitalität (z. B. gehen Sie mit einer Grippe eher nicht in handfeste Auseinandersetzungen) und vielem anderen mehr.
- Der Ursprung der motorischen (präganglionären) Neurone liegt in den Seitenhörnern der Rückenmarkssegmente C 8–L 2.

Grundsätzlich veranlasst die verstärkte Erregung infolge eines Gefahrensignals die vermehrte Aktivierung der **rechten Hirnhälfte**. Die Areale, die das Planen und das rationale Denken steuern, sind für das Notfallverhalten ganz einfach nicht wichtig. Das betrifft auch die kommunikativen Areale im Gehirn, sobald wir die Ebene, in der soziales Engagement noch hilft, verlassen haben. Diese greift **nur** bei Empfinden von Sicherheit. Damit wird die linke Gehirnhälfte, bei der es um das Nutzen von Symbolen, das Sprechen und allgemein um die höheren Denkprozesse geht, wenig genutzt, ja kann sogar ganz abgespalten werden (Kap. 2.3).

Immobilisation

- Dieses System wird vor allem bei akuter **Lebensbedrohung** initiiert und ist charakterisiert durch Totstellen bzw. eine Erstarrung des Verhaltens.
- Es ist bereits bei den meisten Wirbeltieren zu finden und dient z. B. Reptilien als energiesparende Möglichkeit, die Zeitspanne einer Gefahr abzuwarten.
- Das System basiert auf den Leistungen des älteren, nicht myelinisierten Teil des Vaguszweiges, dessen Ursprung im **Nucleus dorsalis nervi vagi** liegt (allgemein-viszeromotorische Fasern).
- In der Erstarrungsreaktion sind Blutdruck und Puls zunächst erhöht, sinken dann aber periodisch sehr stark ab, die Blutgefäße der Peripherie weiten sich. Da die hemmende Wirkung des ventralen Vagus- auf den dorsalen Vaguskomplex entfällt, entsteht in der Folge ein „Zuviel" an dem nicht myelinisierten Vaguszweig mit nachfolgender Bradykardie und einer Apnoe.

- Die Sauerstoffversorgung des Gehirns ist reduziert, die kognitive Funktion nimmt ab, weshalb es wenig sinnvoll ist, aus diesem Zustand heraus mit einer Person über ein Trauma **reden** zu wollen.
- Durch die hohe Endorphinausschüttung mit dadurch bedingter Schmerzunempfindlichkeit kann möglicherweise eine Tendenz bestehen, ein Reinszenierung zu initiieren, indem man eine ähnliche Situation wieder und wieder kreiert.

Wenn wir diese 3 Verhaltensweisen mit den dazugehörigen entwicklungsgeschichtlichen Hirnanteilen in Verbindung brächten (Kap. 2.1.2), müssten wir die Reihenfolge umkehren: Der myelinisierte Vaguszweig als Jüngster der Familie wäre an 3. Position einzuordnen, der dorsale Vaguskomplex, der schon den Reptilien lange vor dem Auftauchen der ersten Säuger als Regulativ diente und die Starre bedingte, würde an 1. Position stehen, weit vor dem von den Säugetieren präferierten sympathischen Reaktionsmustern, die weiterhin an 2. Position verblieben.

Ich habe die Reihenfolge dennoch absichtsvoll auf diese Weise gewählt, da sich Menschen laut der Theorie von Porges ([182], [183]) genau so **verhalten**: In der Normalität des täglichen Lebens befinden wir uns dauerhaft in der 1. Stufe, und die permanente Aktivität des ventralen Vaguskomplexes hemmt die sympathikotone Achse mit ihren Defensivstrategien, die normalerweise greifen würden, wenn Lebewesen auf engem Raum in Gruppen zusammen wären. Dies ist sinnvoll, um dauerhafte soziale Bindungen entwickeln zu können. Bei eintretenden Ungereimtheiten versuchen Menschen im Allgemeinen, diese zunächst ebenfalls auf soziale Weise zu lösen. Nur wenn das nicht funktioniert, gehen sie je nach Größe der Gefahr zunächst in den Kampf- oder Fluchtmodus oder letzten Endes in die Erstarrungsreaktion.

Porges schreibt den von unterschiedlichen Kerngebieten im Gehirn versorgten Vaguszweigen diese Leistung zu ([182], [183]). Vormals unbewusste Abläufe werden durch die Verlagerung eines Anteils des N. vagus bei Säugetieren durch soziale Interaktion und soziales Engagement moduliert, wobei das Verhalten seinerseits Einfluss auf Organfunktionen nimmt. Die Abfolge autonomer Reaktionen des Nervensystems hat sich damit im Verlauf der Evolution verändert. Wie sie sich konkret darstellt, zeigen die folgenden Ausführungen.

Zunächst einmal ist der N. vagus als Hirnnerv ein bidirektionaler Kommunikator zwischen dem Gehirn und den inneren Organen. Dabei sind 80 % der Vagusfasern sensorischer Art, sie vermitteln dem Gehirn den Zustand der Viszera. Von den verbliebenen 20 % motorischen Fasern des N. vagus weisen ca. 15 % eine Myelinschicht auf. Eine vorhandene Myelinschicht ist immer ein Kennzeichen für besser und vor allem schneller gesteuerte motorische Schaltkreise.

Porges hat den nicht myelinisierten Vaguszweig, der dem Nucleus dorsalis nervi vagi im Hirnstamm entspringt und damit phylogenetisch der ältere Teil ist, den **dorsalen Vaguskomplex** genannt – entsprechend seinem Ursprungsort ([182], [183]). Er reguliert Organe unterhalb des Zwerchfells und ist in seiner Funktion zur Unterstützung der Grundverdauung, zur Ausscheidung von Giften (indem er Brechreiz- und Durchfallerscheinungen induzieren kann) sowie zur Energieeinsparung gedacht – und kann daher eine Bradykardie und Atemfrequenzdrosselung bis zur Apnoe mit sich bringen. Seine Aktivität fördert tiefe Entspannung. Er ist beteiligt bei der Entwicklung, Genesung und Gesundheit. Die ursprüngliche Funktion entspricht der Handlungskompetenz von Reptilien und ihrem Defensivsystem und hat damit etwas mit Abschalten und Erstarrung zu tun. Die Energieeinsparung, die ein solches Abschalten im System der Reptilien erfährt, hilft ihnen, die Zeitspanne, in der die Gefahr andauert, zu überbrücken.

Reptilien als notorische Einzelgänger sind nicht darauf erpicht, Kontakt zu ihren Artgenossen aufzunehmen, wenn sie bedroht sind: Es wäre vermutlich aussichtslos. Säugern hingegen hat es schon immer geholfen, bei Bedrohung die Aufmerksamkeit familiennaher, starker Beschützer auf sich zu ziehen. Innerhalb der Gruppe ist die Wahrscheinlichkeit sehr groß, dass man entweder mit mehreren gegen den Eindringling vorgehen kann oder Stärkere an Bord sind, die sich ritterlich für die Brut einsetzen. Das klingt erst einmal selbstlos, ist aber letztlich nichts weiter als der Erhalt der eigenen Gene. Das Motiv soll uns jedoch nicht kümmern, wenn es sich um eine funktionierende Strategie handelt. Steckt man hingegen in einer Situation Säuger gegen Säuger, kann man

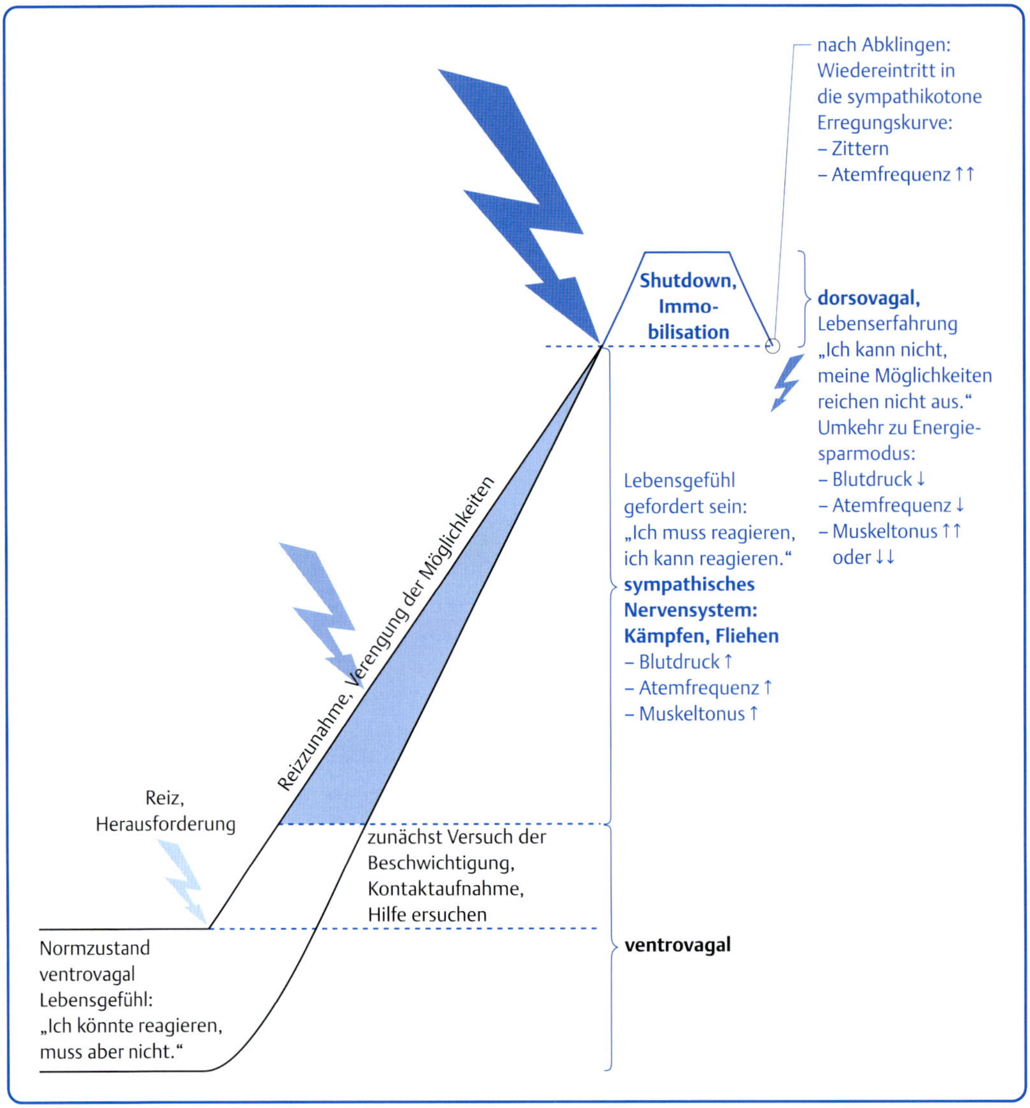

▶ **Abb. 2.11** Adaptive Reaktionen des autonomen Nervensystems.

über eine unterwürfige oder bedrohlich aussehende Mimik möglicherweise den Angreifer beschwichtigen oder ihn sehr beeindrucken und damit zum Rückzug bewegen.

Zurück nun zu diesem den Säugern eigenen **ventralen Vaguskomplex** und den durch ihn gesteuerten Mechanismen innerhalb des menschlichen Zusammenseins: Erst einmal fördert er ruhige Verhaltensweisen, indem er sympathische Einflüsse auf das Herz abmildert (Einfluss auf den Sinusknoten, der die Herzfrequenz dämpft) sowie den Einfluss der Hypothalamus-Hypophysen-Nebennierenrinden-Achse drosselt (▶ **Abb. 2.11**). Der myelinisierte Teil des N. vagus entspringt dem Nucleus ambiguus. Neuroanatomisch sowie neurophysiologisch ist er darüber mit weiteren Hirnnerven verbunden, da es Verbindungen zwischen den Kernen im Hirnstamm gibt. Über diese Verbindungen hat der myelinisierte Vaguszweig damit Einfluss auf das System für soziales Engagement in Gestalt der mimikvermittelnden Gesichtsmuskeln, der stimmmodulierenden Kehlkopfmuskeln, der Rachenhöhle, aber auch der Kaumuskeln (ehedem zum Stillen gebraucht, aber auch zum Reißen der Beute) oder Kopfwender. Dieser ist maßgeblich für die anfängliche Orientierungsreaktion zuständig, bei der wir den Kopf einer möglichen Gefahrenquelle zuwenden. Auch die Kopfhaltung wird über die vom ventralen Vaguskomplex beeinflussten Hirnnerven gesteuert. Daher ist der ventrale Vaguskomplex im weiteren Sinne auch Signalgeber für einen Angriff oder, indem wir die Halsseite freigeben, für völlige Offenheit und defensives Verhalten. Und schließlich bleibt noch die Innervation der Mittelohrmuskeln, deren Bedeutung für unser soziales System nicht zu unterschätzen ist: Mit ihrer Hilfe werden Hintergrundgeräusche ausgeblendet, die Sensibilität für menschliche Stimmen vor allem in höheren Frequenzen nimmt zu.

Ein Behandlungsziel in der psychodynamischen Osteopathie ist also, die myelinisierten Vaguszweige zu aktivieren. Da diese nur in Erscheinung treten, wenn das System Sicherheit signalisiert, ist das ein wunderbarer Arbeitshintergrund, vor dem eine Transformation des Traumas möglich wird. Daher halte ich, neben der Komponente der Sicherheit vermittelnden therapeutischen Präsenz, in der sich der Patient wirklich gehört und gesehen fühlt, die Einführung der sprachlichen Komponente in die vormals sprachlose Form der Behandlung für so wertvoll. Der Patient hört zu, seine Mittelohrmuskeln signalisieren über den ventralen Vaguskomplex Sicherheit, und er hat einen Raum, wo das Erlebte Gehör findet (Kap. 4.1).

Fallbeispiel

Fallbeispiel Karl

Die Geschichte von Karl ist eine wahrscheinlich typische – nur hatte ich vergessen, wie es in Krankenhäusern manchmal zugeht. Sie erzählt uns etwas über Trauma und die Reaktionsmechanismen im Sinne der Polyvagal-Theorie – und wie nachhaltig Worte wirken können.

Karl ist ein naher Familienangehöriger, weshalb ich sehr nahe beteiligt war und ihn häufig im Krankenhaus besuchte.

Anfang Dezember geriet Karls Welt aus den Fugen. Nach einem Besuch bei seinem Hausarzt, der nun endlich einmal eine Magenspiegelung vornahm, um Karls Problem auf den Grund zu gehen, entdeckte er ein Magenkarzinom in einer Größe, die jeden Aufschub des Handelns verbot. So wurde Karl bereits am nächsten Tag in die nächstgelegene Klinik eingewiesen. Dort nahm man Untersuchungen vor, beriet sich, um schließlich zu dem Schluss zu kommen, dass das Karzinom zu groß war, um es kurativ anzugehen. In der folgenden Woche begleitete ich Karl täglich zu weiteren Vorgesprächen und Untersuchungen, weil er selbst vollkommen erschüttert war. Der Chirurg sprach von palliativer Operation, ein Wort, mit dem weder Karl noch seine Frau als Nichtmediziner etwas anfangen konnten. Er sprach von geringen Aussichten und davon, dass Karl immerhin schon 79 Jahre alt sei und man da ja nicht so invasiv sein wolle. Der Anästhesist wiederum, der präoperativ erschien – denn eine Operation musste man vornehmen, wollte man eine völlige Verlegung des Magens über die nahenden Weihnachtsfeiertage vermeiden, zählte Karl alle möglichen Risiken einer Narkose auf – und stellte infrage, dass er aufgrund einer Aortenklappeninsuffizienz eine solche Operation überhaupt überleben würde. Er bemerkte nicht, dass Karl dabei von Minute zu Minute immer mehr in sich zusammensackte. Ich warf dann schnell ein, dass, wenn jemand den „Beipackzettel" einer Schwangerschaft läse, niemand bewusst ein solches Risiko eingehen würde. Denn Karl entschied sich ja nicht für eine vermeidbare Schönheitsoperation, sondern hatte schlicht keine wirkliche Wahl. Natürlich gibt es eine Aufklärungspflicht. Aber wie genau – und das stelle ich hiermit infrage – muss man das ausschmücken, wenn das Gegenüber keine ernsthafte andere Option hat?

Zu guter Letzt erschien am dritten Tag der Onkologe, der von den Risiken einer Chemotherapie sprach und davon, dass man damit 5 % der Menschen einen besseren Verlauf einer in den meisten Fällen ja tödlichen, weil sehr aggressiven Magenkrebserkrankung ermöglichen könne. Da eine neoadjuvante Chemotherapie ob der Größe und Lage des Tumors vor dem Pylorus ohnedies nicht infrage kam, sondern zunächst eine Operation erfolgen musste, fragte ich nun, weshalb dieses Gespräch nun ausgerechnet jetzt stattfinden müsse, denn Karl versuchte ja ein um den anderen Tag die ihn ereilenden und überfahrenden Ereignisse

irgendwie zu integrieren. Eine Chemotherapie würde mehrere Wochen nach der Operation und Genesung von ihr erfolgen – weshalb also dosierte man die Informationen nicht entsprechend?
Gegen Ende der Woche war von Karls Kampfeswillen nichts mehr zu spüren, er war ob der Ohnmacht des Geschehens in eine Rückzugsreaktion gegangen, erkennbar daran, dass in seiner Mimik nichts Lebendiges mehr lag (der ventrale Vaguskomplex hatte seinen Dienst quittiert und war nicht mehr auf Kontakt aus), die Lider hingen herab, die normalerweise rosige Gesichtsfarbe war einem Grau gewichen. Er nahm nichts mehr zu sich, zog sich oftmals zum Schlafen zurück.
Dann wechselte Karl die Klinik, und es war faszinierend zu sehen, was der neue Chefarzt vermochte. Er ließ die Familie erst einmal hereinkommen und bat alle, Platz zu nehmen. Als habe er nichts anderes mehr zu tun an dem Tag, widmete er sich in völliger Ruhe Karl und seinen Schilderungen, schaltete dann den PC ein und sagte, er wolle sich die computertomografischen Bilder nun einmal mit allen gemeinsam ansehen. Was er eigentlich tat, war Vertrauen aufzubauen. Er vermied es, allein in den PC zu sehen, still zu werden und dann ohne Augenkontakt seine schulmedizinische Prognose zu stellen. Er zeigte uns allen langsam die Bilder, sagte dann, er habe bereits ein Bett reservieren lassen und er sehe eigentlich nicht ein, weshalb man nicht kurativ operieren solle. Und ob Lymphknoten betroffen seien, könne man sowieso erst nach histologischer Untersuchung sagen, vorherige Prognosen verböten sich dadurch. Karl atmete auf! Und er begann, wieder zu vertrauen. Er wurde zusehends munterer, ohne dass sich etwas an der Diagnose geändert hätte.
Im Laufe der folgenden Tage ließ er sich auch von mir behandeln. Wir konnten alles, was den ventralen Vaguskomplex mobilisieren konnte, aufwecken. Seine Anspannung dorsal an den Nieren, ein Anzeichen sympathischer Aktivität, stieg erst an und nahm dann unter der Behandlung deutlich ab. Ich entschied mich, PDO vor allem mithilfe imaginativer Bilder zu machen, um ein Ziel zu setzen. Und band selbstverständlich den Professor sofort mit ein, der ihm unmittelbar Vertrauen eingeflößt hatte – der stand in der imaginierten Version wie ein Ritter im Geschehen. Dieser Mann würde ihn also operieren – Karl fasst sichtlich Mut. Und ich war froh, dass der Arzt – ob der Wahllosigkeit der OP gegenüber – darauf verzichtet hatte, ihm zu sagen, welcher Ritt ihm bevorstehen könnte. Wir alle vertrauten ihm, dass er ihn von Moment zu Moment hindurch begleiten würde.
Die ersten zwei postoperativen Tage waren sehr leicht. Und das Nervensystem trug seinen Teil dazu bei, war der ganze Mann doch voller Stresshormone, die ihm eine Reduktion der Schmerzschwelle schenkten und ihm aus sonst einen guten Auftrieb gaben. Dann kam ein Rückfall und Karl musste wegen einer beginnenden Sepsis ein weiteres Mal operiert werden. Jetzt gestaltete sich die Sache schon schwieriger. Karl ging nun relativ schnell in einen klassischen Shutdown. Wir besuchten ihn abwechselnd auf der Intensivstation über Weihnachten. Die klassischen Zeichen eines Shutdowns sind nicht unbedingt ein Symptom, auf das eine chirurgische Intensivstation achtet, und so waren Schwester und Ärzte sehr nervös, dass Karls Herzfrequenz und sein Blutdruck beunruhigend niedrig waren. Wieder hingen seine Augenlider, Karl war völlig ohne jede Mimik, wieder reduzierte sich auch die Atemfrequenz. Natürlich wird auf alle diese Symptome intensivmedizinisch medikamentös eingewirkt, das Risikos wäre einfach zu groß. So bekam Karl Sauerstoff und sein Blutdruck wurde künstlich gehoben, er bekam herzkräftigende Medikamente und Schmerzmittel. Was ich in dieser Situationen tun konnte, war sehr einfach: Ich konnte zumindest die Stressreaktionen aus dem Körper nehmen, indem ich Tag um Tag behandelte. Gemeinsam mit dem Rest der Familie besuchten wir ihn mehrmals am Tag, um seinem System eine beruhigende Komponente zu all den beunruhigenden auf einer normalen Intensivstation zu geben – und das Gefühl zu verfestigen, dass er nicht allein war.
Mehrere Dinge sind kritisch zu hinterfragen: Weshalb muss ein Arzt oder ein den Patienten auf irgendeine Weise betreuender Therapeut ihm sagen, er habe eine sehr aggressive Tumorart? Ein Patient steht ja in dem Fall nicht vor einem Krämerladen und ist im Begriff, eine besonders scharfe Peperoni auszuwählen, vor der man ihn besser warnt. Nein, er **hat** ja bereits diesen und keinen anderen Tumor.
Wenn man den Führerschein macht, überlegt man, wohin man mit seinem Auto fahren möchte. Natürlich weiß man um die Risiken. Aber keine Fahrschule würde lange bestehen, würde sie zunächst einmal Bilderserien von in Autowracks eingeklemmten Menschen zeigen oder Organspendeausweise verteilen. Nein, die Fahrschule kommt damit aus, Regeln aus-

zugeben. Regeln darüber, wie man sich in welcher Verkehrssituation zu verhalten hat, um möglichst heil anzukommen.
Wie hilfreich sind Prognosen, die einer Statistik entnommen sind, wenn der Patient nicht selbst danach fragt? Sind wirklich alle Krebsfälle so schnell vergleichbar? Oder könnte ich mich als Behandler auch auf einen ungewissen Verlauf einlassen, könnte den Patienten begleiten durch ein Auf und Ab, durch Unsicherheiten und Hoffnungslosigkeit, ohne zu sagen: „Statistisch leben Sie jetzt noch ein Jahr!"
Karl ändert seine Lebensweise. Neben den schulmedizinschen Therapien wird er aus dem, was für ihn und seine Frau unverdaubare psychische Themen waren, ausziehen in ein anderes Wohnumfeld. Er will seine Ernährungsweise ändern und Kasein von seinem Speiseplan streichen, was angeblich eine Wirkung auf die Teilungsrate der Krebszellen hat. Er will Rauchfleisch gänzlich von seinem Speiseplan streichen. Sind das alles Maßnahmen, die sämtliche in einer Statistik verglichenen Personen auch vorgenommen haben? Können diese Maßnahmen den Verlauf der Erkrankung günstig beeinflussen? Wir werden es sehen.
Ich spreche den geballten Negativinformationen über unausweichliche Operationen, den aneinandergereihten Gesprächen in täglicher Klinikroutine und zerstreuten Orientierungsversuchen am Bett eines Patienten im Stile „Ähm, wen haben wir da?" sämtliche heilende oder auch nur stärkende Wirkung rundheraus ab. Stattdessen verstärken sie meines Erachtens Unsicherheit und Ausgeliefertsein. Dies sind gerade präoperativ keine sehr förderlichen physiologischen Ausgangslagen.
Eine Operation an sich stellt eine Ohnmachtssituation dar, in der wir – bedingt durch Narkotisierung – keine Möglichkeit zu Defensivreaktionen wie Kampf- oder Fluchtverhalten haben. Die Ergebnisse der Untersuchungen von George Engel verbieten beinahe, zu dieser Ohnmachtssituation auch noch eine Hoffnungslosigkeit zu addieren, resultierend aus dem wenig umsichtigen Umgang mit Statistiken. Engel [62] stellte fest, dass in 170 von ihm untersuchten plötzlichen Todesfällen ohne Ausnahme jeweils extreme Hilflosigkeit gepaart mit Hoffnungslosigkeit durch vollkommene Aussichtslosigkeit zur Lösung des zugrunde liegenden Themas Schlüsselelemente im Erleben der Betroffenen war. Die meisten der von ihm untersuchten Fälle starben an Herzversagen.
Ich möchte abschließend gern ein Plädoyer für Osteopathie in Krankenhäusern halten.
Der Bettnachbar Karls, ein 34 Jahre alter Krebspatient mit einer Darmresektion, hatte für 6 Wochen keine Peristaltik im Darm. Und während der Visite beschrieben die Ärzte eine postoperative Paralyse des Darms als vollkommen üblich. Diesen Bettnachbarn habe ich 2 Mal behandelt – sowohl mit PDO als auch mit klassischer viszeraler Osteopathie, dann war wieder eine sichere Peristaltik gegeben. Auch sein System war über Wochen in einer Defensivreaktion gefangen gewesen. Karls Darmsystem hatte hingegen nach einer anfänglichen, wenn auch sehr kurzen paralytischen Phase eine etwas desorganisierte, lebendige Phase mit einer Hyperfunktion im Sinne der Diarrhö. Vielleicht ließen sich durch osteopathische Behandlungen Leidens- und Liegezeiten verkürzen.

2.6 Traumaformen

2.6.1 Schocktrauma

Ein Schocktrauma resultiert, wie bereits erwähnt, wenn wir uns unmittelbar mit dem Tode bedroht gefühlt haben oder eine Verletzung der körperlichen oder psychischen Integrität bestanden hat.

Die Unmöglichkeit einer adäquaten Antwort lässt den Betroffenen in einem Cluster aus Minus-Symptomen zurück wie Stupor, emotionaler Taubheit, Dissoziation und Teilnahmslosigkeit, Schläfrigkeit oder sogar Erstarrung. Körperteile oder Erinnerungen an Geschehnisse werden abgespalten und nicht mehr wahrgenommen, präsentieren sich aber als diffuse, beunruhigende Hintergrundgefühle, die jederzeit an die Oberfläche gelangen können. Oder es sind – genau andersherum – Plus-Symptome, Zeichen einer hohen Aktivierung, übermächtig und nehmen das Wesen einer Person ein mit Hypervigilanz, Panikattacken und Wutausbrüchen. In beiden Fällen ist die Fähigkeit zu spontanem Verhalten im Alltag stark beeinträchtigt.

Mit dem Trauma hat sich ein **Spalt** aufgetan, durch den die immer noch bestehende Möglichkeit von Gewalt, Tod oder Verlassenheit real gegeben ist. Das Schocktrauma hat dem Opfer keine freiheitliche Entscheidung gelassen, ob es in diese

Grenzerfahrung eintreten wollte oder nicht. Dieses Ausgeliefertsein und Stoßen an die Grenzen der eigenen Möglichkeiten zeichnen den Menschen und seine Lebensgeschichte, in die das Trauma eine Zäsur gefräst hat. Das hernach immer noch nicht zu Ende gekommene Reaktionsmuster hinterlässt im Nervensystem ein verändertes Reaktionsmuster, und die Betroffenen versuchen händeringend, das Chaos in ihrem Inneren zu bezwingen.

Posttraumatische Belastungsstörung

Durch den Versuch, unerträgliche physiologische Zustände und Emotionen zu unterdrücken, geraten die Betroffenen in Erschöpfungszustände, möglicherweise fibromyalgische Reaktionen; eine posttraumatische Belastungsstörung greift Raum. Nur in Selbsthilfegruppen finden dann manche Betroffenen noch einen Raum, der ihnen Sicherheit gibt: Sie sprechen Menschen, die ein solches Trauma nicht erlebt haben, die **Vertrauenswürdigkeit** ab, da sie das Erleben der Person unmöglich verstehen können. Damit greift das Trauma in das jetzige Leben ein, ignoriert sein geschichtliches Ende und besteht einfach fort. Ehepartner geraten in den Strudel der nicht vertrauenswürdigen Personen, ebenso Freunde und Familienangehörige.

Und neben dem traumatischen Spalt tut sich nun die Kluft der **Einsamkeit** auf. Letztendlich ist bei einer posttraumatischen Belastungsstörung die Balance zwischen der Amygdala und dem medialen präfrontalen Kortex gestört, er büßt seine inhibitorische Funktion ein und in der Folge können Emotionen oder Impulse kaum unter Kontrolle gehalten werden (▶ **Abb. 2.10**).

Auch die aus der nicht abgeschlossenen Reaktion resultierenden **Flashbacks** und **Reinszenierungen** sind kaum zu ertragen, da sie sich nicht ankündigen und damit eine ständige Bedrohung darstellen.

Selbstentfremdung

Die mit der physiologischen Reaktion auf das Trauma einhergehende Selbstentfremdung resultiert daraus, dass wir verschiedene Ebenen des Selbstgewahrseins haben, die jedoch in unterschiedlichen Hirnanteilen beheimatet sind: Das **autobiografische Selbst** und das **Körperempfinden** erfahren eine Spaltung, die den erlebenden Menschen haltlos zurücklässt. Viele Patienten versuchen, diese untragbaren Zustände in Arbeitswut oder Aktionismus zu ersticken oder sich selbst mit Alkohol oder Drogen zu betäuben.

So entwickelt sich aus einer ehemals adaptiven Reaktion, die zur Bewältigung des traumatischen Ereignisses diente, durch ihren Fortbestand als andauernde Reaktion ein ausuferndes Delta aus maladaptiven Sekundärreaktionen.

2.6.2 Entwicklungstrauma

Dem steht das Entwicklungstrauma gegenüber. Während das Schocktrauma ein singuläres Ereignis ist, kennzeichnet das Entwicklungstrauma eine **anhaltende Reihe von Erlebnissen**, die von der fehlenden Einstimmung auf und Einfühlung in das Kind reichen bis hin zu Vernachlässigung oder Misshandlung. Damit bekommt das Entwicklungstrauma einen chronischen, kumulativen Charakter. Zudem trifft es auf ein Nervensystem, das noch vollkommen unreif ist: Das Kind kann das Geschehen weder adäquat beantworten noch kann es sich von der Quelle der Gewalt wegbewegen.

Darüber hinaus besteht die Möglichkeit, dass innerhalb eines durch Entwicklungstraumata geschädigten Kindes zusätzlich singuläre Schocktraumata einwirken. Die Wahrscheinlichkeit ist sogar groß, da eine durch die Entwicklungstraumata hervorgerufene Maladaptation des kindlichen Nervensystems die Gefahr einer nicht adäquaten Beantwortung eines traumatischen singulären Erlebnisses durch das Defensivsystem des Kindes birgt. Erinnern Sie sich daran: Das Trauma liegt in der Person, nicht im Erlebnis (Kap. 2). Und diese Person ist möglicherweise ständig hoch aktiviert, sodass es kaum zu einer gesunden und wieder auf einem normalen Aktivierungsniveau endenden Reaktion kommen kann (vgl. dazu das Fallbeispiel Leon, s. u.).

In diesem Zusammenhang ist es wichtig, den durch Bowlby erstmals erforschten Bereich des **Bindungssystems** einmal genauer zu betrachten ([29], [30], [31]).

Bindungstheorie und -trauma

Im Mutterleib ist der kindliche Organismus nahezu vollständig in Resonanz mit dem mütterlichen Organismus. Die Kreislauf- sowie die meisten Stoffwechselpulsationen der Mutter erlebt das Kind unmittelbar. Daraus entsteht eine für das Kind erlebte Einheit. So erhält es Kenntnis über ihren Stresshormonspiegel oder das ruhige Niveau ausgeglichener Transmitterstoffe. Der Fötus erlebt eine Verschmelzung von Fremd- und Eigenerleben.

Die bereits hier möglicherweise stattfindenden traumatischen Erfahrungen sind häufig Bindungstraumata, aber auch Intoxikation beispielsweise durch Alkohol oder Mangelernährung. Zum Beispiel wäre als ein **vorgeburtliches Bindungstrauma** deutlich eine nicht gewollte Schwangerschaft zu nennen, vor allem wenn sich die Mutter ernsthaft mit der Möglichkeit der Abtreibung auseinandersetzt (vgl. hierzu die Arbeiten von Ludwig Janus [106], [107], [108]). Sie distanziert sich innerlich von der Wahrnehmung der Schwangerschaft und blendet die Existenz des Kindes aus.

Während und nach der Geburt stellt ein drohender oder tatsächlich erfolgter **Tod der Mutter** ein Bindungstrauma dar, ebenso eine Adoptionsentscheidung oder auch eine depressive und daher nicht emotional zugewandte Mutter, ein langer Aufenthalt im Brutkasten mit nur unzureichendem Körperkontakt oder auch ein innerliches Abwenden der Eltern, weil das Geschlecht ihres Kindes nicht ihren Vorstellungen entspricht.

Bis Mitte der 1970er-Jahre hat zudem das Nichtwissen über die Wichtigkeit primärer Bindungen dazu geführt, dass Säuglinge nach der Geburt sofort und **ohne Erstkontakt** mit der Mutter gewogen und untersucht wurden, bevor sie dann gebadet und angezogen wurden. Auch nahm man eine Weile an – dies ebenfalls in den 1970er-Jahren –, Muttermilch enthalte überproportional viele Schadstoffe, und empfahl die Flaschenfütterung, die dann zunächst von Säuglingsschwestern durchgeführt wurde. Außerdem waren die Säuglinge gemeinsam in einem Säuglingszimmer untergebracht, zu Besuch kommende Väter sahen ihr Kind dann oft erstmals durch die berühmte Glasscheibe.

Die Forschungsergebnisse zu diesem Umgang mit dem Säugling direkt nach der Geburt nebst den möglichen Alternativen u. a. von Grossmann und Grossmann haben dann Ende der 1970er-Jahre dazu geführt, dass ein experimentelles **Rooming-in** mittlerweile zum Standard geworden ist. Man gewährt heute sowohl einen frühen Erstkontakt der Mutter, indem man ihr das Baby unmittelbar nach der Geburt auf den Bauch legt, als auch ein durch sie bestimmtes Versorgen am eigenen Bett, das sog. Rooming-in, weil die Forscher belegen konnten, dass ein früher Erstkontakt sowie eine Nichttrennung danach die besten Orientierungsreaktionen beim Neugeborenen hervorbrachte ([78], [79], [80]).

Nachgeburtlich sind die zwischenleiblichen Resonanzen von Mutter und Kind von der Unmittelbarkeit des intrauterinen Erlebens in ein Außenfeld verlagert, in dem es zuallererst einmal um Genährt- und Gehaltenwerden geht und die Stabilisierung der Selbstregulation durch die Regulation des mütterlichen Nervensystems stattfindet. Diese Zustände des kindlichen Erlebens konstituieren sich von Beginn an über die **Körperempfindung und Körpererfahrung**. Somit besteht zwischen dem Säugling und seiner Beziehungsperson, in erster Linie die Mutter, eine bidirektionale Regulationsaktion, die zur Beibehaltung und Wiederherstellung eines homöostatischen Gleichgewichts aufseiten des Säuglings dient. Das Baby kann bereits in den ersten Lebenstagen mimische Ausdrücke imitieren und erlebt hernach im eigenen Körper die dadurch ausgelöste Empfindung.

Auch erlebt es in der vermutlich über spiegelneuronale Muster vermittelten nonverbalen Kommunikation von Mutter und Kind der jeweils rechten Hemisphären, die zentral in Bindungsfunktionen involviert und primär emotionsverarbeitend ist, eine Regulation seiner körperlichen Zustände – oder aber ein Ausbleiben derselben. Stern ([238], [239]) und andere Säuglingsforscher konnten zeigen, dass sich diese frühen zwischenleiblichen Erfahrungen der Mutter-Kind-Dyade in Gestalt eines **impliziten Beziehungswissens** manifestieren und in unbewussten, affektiven und interaktiven Reaktionsmustern zum Tragen kommen.

Unser entwicklungsgeschichtliches Erbe stattet uns von Beginn an mit kommunikativen Fähigkeiten wie einem **Signalverhalten** aus, aber auch mit Orientierungsfähigkeit und Neugierde, sodass der Befriedigung der ebenfalls bestehenden Grundbedürfnisse ein adäquates Werkzeug in die Hand gegeben wird – ein Werkzeug, das dem zu diesem Zeitpunkt noch unreifen Hirn entspricht, dieses zu Wachstum anregt und durch die Unreife bedingt jedoch unmittelbar abhängig von der ausreichenden Versorgung und Einfühlung durch eine Bezugsperson ist.

Mimik, stimmliche Laute und Gestik machen unser Verhaltenssystem aus. Dieses wird bei Mangel aktiviert, bei Befriedigung ruht es. Die Bindungsperson reagiert im günstigen Fall adäquat. Im weniger günstigen Fall entspricht das versorgende Verhalten nicht den Bedürfnissen des Kindes oder bleibt sogar ganz aus: Das Verhalten der Bezugsperson wird nicht mehr vorhersehbar.

Ist ein Kind zu häufig einer nicht auf seine Bedürfnisse eingehende primären Fürsorgeperson ausgeliefert und erfährt auch nach einiger Zeit keine Erfüllung, lösen die dadurch resultierenden dysregulierten Zustände in der schnell reifenden rechten Gehirnhälfte biochemische Grundsituationen aus, die sich in die Matrix einweben. Emotionale Zustände werden zu neuronalen Verknüpfungen, die das spätere Verhalten maßgeblich beeinflussen. So konnte nachgewiesen werden, dass bei verstärktem Entwicklungschaos und **Bedrohung** die Stressreaktionssysteme des Gehirns verstärkt wachsen. Auch unterlagen diejenigen Regionen überproportionaler neuronaler Ausbildung und Verschaltung, die für die Deutung von sozialen Hinweisen zuständig sind. Das Kind versucht dadurch, das Gegenüber, durch das es allzu oft Bedrohung erfahren hat, im Vorfeld zu interpretieren, um sich gegebenenfalls selbstprotektiv-vermeidend verhalten zu können. Ein Mangel an Fürsorge oder Zuwendung hat demnach eine Minderentwicklung der das Mitgefühl und die Selbstkontrolle steuernden Systeme zur Folge (vgl. [272]). Wir haben die benutzerabhängige Ausbildung des Gehirns bereits gesehen.

Letztendlich führen diese dysfunktionalen frühen Bindungsbeziehungen schließlich zu einem **Regulationsdefizit**, das sich in einer suboptimalen bzw. nur unzureichend vorhandenen homöostatischen Selbstregulation und in einer gestörten limbischen Aktivität widerspiegelt.

Bindungstypen

Je nachdem, welchen Bindungserfahrungen ein Kind in dieser frühen Wachstumsphase ausgesetzt ist, resultieren daraus verschiedene Bindungstypen:

- **sicherer Bindungstyp:** emotional offen; drückt Gefühle aus, gesunde Neugier, gesundes Signalverhalten wie deutliches Suchen nach der Mutter bei Trennung, zeigen Freude bei Wiedererscheinen der Mutter und lassen sich von ihr schnell trösten, hernach schnelles Zuwenden zu explorativen Erkundungszügen
- **unsicher-vermeidender Bindungstyp:** Pseudounabhängigkeit von Bezugsperson, zeigen während der Trennung kaum Anzeichen von Belastung; vermeidendes Verhalten im Sozialkontakt, wenn die Mutter wieder erscheint; Stresskompensation durch Zuwendung zu Objekten wie Spielzeug
- **unsicher-ambivalenter Bindungstyp:** widersprüchlich anhänglich, Unfähigkeit zur Beruhigung; Suchen nach der Mutter, Zeigen von Ärger, wenn sie erscheint
- **desorganisierter Bindungstyp:** Kombinationen aus verschiedenen Bindungstypen, zeigt Minus-Symptome wie Emotionslosigkeit, Erstarrung, Stereotypien von Bewegungen wie Schaukeln oder Drehbewegungen; Suchverhalten nach Mutter, jedoch Abwenden bei ihrem Erscheinen

Letztendlich geht es beim Heranwachsen darum, die anfänglich hohe Abhängigkeit mehr und mehr aufzulösen, um mehr und mehr das zu erreichen, was wir **Selbsterfüllung** nennen können. Zu diesem Weg gehört zwingend, mit Frustrationen umzugehen, die automatisch entstehen, weil Beziehungspersonen nicht dazu da sind, ihr gesamtes Leben nach einem Menschen auszurichten, sondern ihm so viel Schutz und Nahrung zu gewähren, dass er in die Selbstentwicklung kommt. Mäßiger, vorhersehbarer Stress ist also unabdingbar. Allerdings müssen die Intensität und auch die Art des Erfahrungsmusters dem Stand der Entwicklung entsprechen.

Ein Mensch lernt dadurch, dass er die durch Nichterfüllung ausgelösten Frustrationen und dysregulativen, körperlichen Zustände entweder durch die Beziehung mit der Fürsorgeperson regulieren oder eigene Anpassungen vornehmen kann, was ihn wiederum in seiner Explorationsfreudigkeit unterstützt und ihm sowohl Sicherheit wie auch Elastizität gibt: Ein **resilientes Kind** wird nicht als solches geboren, sondern entwickelt sich unter liebevollen und mäßig frustrierenden Erlebnissen zu einem solchen. Auch lernt ein solches Kind, zwischen Wunsch und Bedürfnis zu unterscheiden. Bei dem Ausdruck von Hunger, einem Grundbedürfnis nach Nahrung, werden die Eltern dem früher oder später nachkommen, selbst wenn in späteren Jahren dem nicht unmittelbar entsprochen wird, weil beispielsweise zunächst gekocht werden muss. Bei dem Wunsch nach einer bestimmten Playmobil-Figur hingegen, dem durch das Kind mitunter ebenso nachdrücklich Ausdruck verliehen wird, könnte durchaus eine Frustration erzeugt werden, wenn Eltern dem nicht nachgeben.

So kann ein Kind üben, Entscheidungen zu treffen und aus den Konsequenzen dieser Entscheidungen zu lernen. Es lernt, was Aufschub bedeutet, und auch, wann ein Aufschub nicht möglich ist. Und möglicherweise entwickelt es sogar ein Gefühl von Dankbarkeit, wenn es die Erfüllung eines langersehnten Wunsches körperlich erleben lernt. Ein Wunsch ist nicht unbedingt zum Überleben nötig – ist aber mit unglaublich viel Freude verbunden, wenn er erfüllt wird.

Auf diese Weise entwickelt sich ein Kind mehr und mehr in sein eigenes Selbst hinein, es strebt nach dem Entwickeln und Erleben von Selbstwirksamkeit, um möglichst unmittelbar Bedürfnis **und** Wunsch zu erfüllen. Das Kind beginnt zu der Verkörperung seiner eigenen Seele zu werden. Die so heranwachsenden, in sich sicheren Kinder haben das Potenzial, zu verantwortlich handelnden und das eigene Schicksal in die Hand nehmenden Erwachsenen zu werden: Sie benutzen die **zuverlässig erlebte Bindung** als Basis. Die wesentliche Funktion von Elternschaft ist damit erfüllt.

Therapeutische Beziehung

Das Glück einer idealen, ausreichend einfühlsamen Bindung in der Kindheit ist jedoch kein verbrieftes Recht. Und so sollten wir uns als Therapeuten im Klaren darüber sein, dass die oben genannten, sehr unterschiedlichen Bindungstypen nicht mit dem Erreichen des Erwachsenenalters aufgehoben sind. Wieder ist es wichtig, dass wir als Therapeuten in der Lage sind, eine gute und tragfähige therapeutische Beziehung aufzubauen, auch und gerade in Bezug auf traumatische Geschehnisse. Ein Gehirn ist ein Leben lang lernfähig – sorgen wir also dafür, dass es in unserem Beisein **gute Beziehungserfahrungen** macht und dies als Muster in seine eigene Erlebniswelt mitnehmen kann.

Heilung wird nur möglich durch Erfahrungswissen. Dazu ist es unabdingbar, dass der Patient in uns eine ausreichend einfühlsame und auf seine Bedürfnisse eingehende Person erlebt. Der Patient soll wieder in der Lage sein, die Realität des Lebens mit allen ihren Schattierungen aus Freuden, jedoch auch aus leidvollen Erfahrungen anzuerkennen, zu erleben und zu gestalten, und mehr und mehr erfahren, wie er die automatisch resultierenden Frustrationen selbst regulieren kann.

Dies ist einer der Gründe, weshalb in meinen Kursen Übungen zu **Präsenz**, z. B. das selbstverständliche Verwenden des Tetraeders (Kap. 1.2), aber auch Übungen zur Achtsamkeit fester Bestandteil sind. Ein bedürftiger Therapeut wird zur weiteren missglückten Beziehungserfahrung für den Patienten. **Achtsamkeit** gegenüber eigenen Gedanken, Gefühlen oder körperlichen Empfindungen, sie präsent zu haben, ohne von ihnen beherrscht zu werden, ist eine Grundvoraussetzung für Präsenz.

Auf diese Weise können wir den **Grundbedürfnissen eines Patienten** nach Kontakt, nach Eingestimmtsein in seine emotionale Welt, nach Vertrauen, das wir nicht missbrauchen, sowie nach Autonomie, indem der Patient seine Grenzen aufzeigen darf, gerecht werden. Dies schafft die Basis für die Hinwendung zu traumatischen Erlebnissen. Und so kann das anfänglich im Kontakt mit dem Therapeuten als **sichere Bindung** erlebte Vorerproben auf den eigenen Körper übertragen werden.

Der Patient kann wieder in Kontakt mit seinen körperlichen Empfindungen und Emotionen sein, und er kann die Transformation von zuvor angstmachenden in sich erleben. Er kann sich auf eigene Bedürfnisse einstimmen und versuchen, sie im Erkennen auch zu befriedigen, er erfährt Vertrauen in sich und im Kontakt mit einer fremden Person und er erlebt Autonomie ohne schlechtes Gewissen, weil der Therapeut sich nicht abwendet oder empfindlich getroffen ist, sobald der Patient Grenzen aufzeigt. Eine auf diese Weise gestaltete Beziehung ist eine Beziehung der offenen und miteinander kommunizierenden Herzebenen zwischen zwei Menschen. Und so webt sich das, was der Patient mit Ihnen im therapeutischen Kontext erlebt, in seine Zellmatrix ein und ist in zukünftigen Erlebnissen Erfahrungsgehalt.

Fallbeispiel

Fallbeispiel Leon

Leon lerne ich kennen, als er 10 Jahre alt ist. Er kommt mit immens starken Schmerzen in den Oberschenkeln und Waden, die ihn oftmals am Schulbesuch hindern. Auf einer Skala von 0 bis 10 gibt er 10 an. Außer einer unkomplizierten Grünholzfraktur am rechten Arm im Alter von 4 Jahren gibt es keine Brüche oder Stürze. Weiter fällt eine starke Fehlsichtigkeit auf, er ist weitsichtig mit 7,5 und 8 Dioptrien, und dies seit seinem 3. Lebensjahr. Und er klagt über einen ständig spürbaren Herzschlag, der sich wie ein Hammerschlag gegen sein Brustbein anfühle. Kardiologisch sei aber alles in Ordnung.

Leon hat eine regelrechte Odyssee hinter sich: Da er die Schmerzen schon als Kleinkind gehabt hatte, waren im Alter von 4 Jahren bereits die ersten Muskelbiopsien erfolgt, seither ca. 4 Mal, allesamt ohne Befund. Auch war er regelmäßig mit Schmerzmitteln und Muskelrelaxanzien behandelt worden. Zum Ausschluss erblicher Syndrome hatte sich einer Liquorpunktion unterziehen müssen. Auch diese ohne Befund. Sämtliche bildgebenden sowie elektrischen Untersuchungsverfahren ergaben ebenfalls nichts.

Die Beziehung zwischen Mutter und Kind wirkt entspannt und zugewandt, sie wartet auf meine Fragen hin immer zunächst ab, ob Leon selbst antworten will, reagiert aber sofort, wenn er sich mit einem fragenden Blick an sie wendet, und beantwortet dann die Fragen. Die Schwangerschaft sei problemlos verlaufen, die Geburt hingegen habe sie als Desaster erlebt. Sie winkt ab und sagt: „Lassen Sie uns bitte von etwas anderem sprechen." Natürlich vermerke ich innerlich dieses Ausweichmanöver, respektiere aber ihre Grenze, zumal Leon zunächst in der Situation des Anamnesegesprächs nicht äußerlich erkennbar reagiert.

Sie berichtet dann weiter davon, dass Leon als Baby kaum geschlafen habe, sie und ihr Mann hätten sich abgewechselt, damit der jeweils andere wenigstens jede zweite Nacht einmal mehr als 4 Stunden habe schlafen können. Auch sei er als Baby nicht in einem Autositz transportierbar gewesen, sondern habe wie am Spieß geschrien, wenn sie dennoch versucht hätten, ihn da hineinzulegen. Daraufhin seien sie mehrfach zu einem Atlasexperten gegangen, jedoch ohne Erfolg. Als dann die motorische Entwicklung stockte und Leon nicht krabbeln und später auch nicht laufen wollte, seien sie über 2 Jahre sowohl zur Ergo- wie auch Physiotherapie und später auch zum INPP (Institute of Neuro-Physiological Psychology) gegangen. Erst im Alter von 3 Jahren sei er dann gelaufen. Ich bitte Leon, einmal den Gang in meiner Praxis entlangzugehen, um zu sehen, was genau er motorisch vollzieht, wenn er läuft. Obwohl er keinen Passgang entwickelt hat, ist eine Gegenrotation von Schultergürtel und Becken kaum zu beobachten. Es wirkt, als liefe er willentlich kontrolliert, ein harmonischer Fluss in der Bewegung ist nicht gegeben. Seine Fersen setzen hart auf dem Boden auf, er scheint keinerlei Feingefühl für die Bewegung zu haben. „Leon, hast du beim Gehen auch Schmerzen?" „Ja, immer!" Seine Mutter fügt hinzu: „Ohne Schmerzmedikation geht tatsächlich beinahe nichts."

Auffallend in der körperlichen Untersuchung ist der starke Tonus der Muskulatur, eine Extension der Beine in Rückenlage kann nicht erfolgen. Die Halswirbelsäule ist sehr eingeschränkt beweglich, vor allem die Flexion des Kopfes mit Inklination lässt er so gut wie nicht zu. Verkürzend kann ich sagen: Die dorsalen Ketten befinden sich allesamt in einem Hypertonus, die ventralen Ketten sind hypoton.

Das Faszienskelett fühlt sich auf der gesamten Präsentationsfläche an, als sei es zu eng und klein, insgesamt besteht ein hoher Aktivierungsgrad im Nervensystem – der harte und für Leon als störend empfundene Herzschlag ist nur ein Zeichen davon. Nun beginne ich mit der mediastinalen Untersuchung, um mir ein Bild von seinem Herzen zu machen. Sobald ich meine Hände auf sein Brustbein lege, bekommt er einen Panikanfall und Atemnot, weshalb ich natürlich sofort die Handanlage ändere.

Da der Panikanfall eine sofortige Reaktion verlangt, beginne ich direkt mit PDO und lege den Grundgriff an. Seine Nierenregion ist hart und palpabel, der ganze Junge ist gestresst. Ich verfalle in einen Singsang mit der Stimme und lasse ihn zunächst zur Ruhe kommen, indem ich ihn bitte, in seine Knöchel hinein zu spüren. „Du merkst deine Aufregung. Versuch trotz-

dem mal, deine Knöchel zu spüren!“, bitte ich ihn. Dehnende und unmerklich übertrieben gezogene Worte verschaffen Zeit im Nervensystem und ich leite ein Pendeln zwischen den Füßen ein: Seine Wahrnehmung ist einmal auf den rechten Fuß und dann wieder auf den linken Fuß gelenkt, und dies in einem langsamen Tempo.
Das kann Leon erstaunlich gut, trotz der jahrelangen Schmerzen hat er den Spürkontakt zu seinem Körper nicht abgebrochen, was die zukünftige Therapie enorm erleichtern wird. Ich habe mich bei Leon für diesen direktiven Weg entschieden, da seine Panik erfordert, dass ich ihn an die Hand nehme.
Nun berichtet die Mutter von einem Panikanfall, den er als Kleinkind gehabt habe, als sie noch nicht gewusst habe, dass er absolut keine Schals tragen könne. Das sei ein ähnliches Bild gewesen. Sofort steigt Leons Erregungskurve wieder an, und ich bitte die Mutter, innezuhalten, damit ich die Reaktion wieder ausgleichen kann. Im Moment ist meine Vermutung, dass er als sehr kleines Baby, wahrscheinlich zum Zeitpunkt seiner Geburt, einer extremen Gefahr ausgesetzt war. Ein Hinweis darauf ist das Abbrechen der Mutter und ihre deutliche Aussage, darüber nicht sprechen zu wollen, ein weiterer sein auf allen Ebenen hoch aktiviertes System. Ein Säugling mit seinem unausgereiften Nervensystem hat noch keine Möglichkeit, bei hohen Aktivierungszuständen eine wirksame Beruhigung seines Nervensystems zu erreichen. Der Eindruck, den ein solches frühes Erleben auf der Körpermatrix hinterlässt, ist eindeutig.
Aus diesen Gründen entscheide ich mich auch, extrem kleinschrittig mit Leon zu arbeiten, und versuche in den nächsten Behandlungseinheiten zunächst, über verschiedene Techniken eine Art Grundrhythmus in dieses irritierte Nervensystem zu bringen. Das gelingt ganz gut, die Symptomatik bessert sich allerdings nur wenig. In der 8. oder 9. Behandlung werde ich dann unvermittelt wieder an diese erste Behandlungseinheit erinnert, als ich Leon, der um eine Decke gebeten hat, diese bis oben hochziehe – und er sofort wieder in die anfängliche Panikattacke verfällt. „Nichts an den Hals!“, fährt er mich an, beruhigt sich dann aber wieder. Ohne Vorwarnung fängt nun die Mutter an zu weinen, und ich binde sie stimmlich ein, ohne Leon loszulassen, dessen Anspannung merklich steigt. Während sie irgendwann von sich aus langsam und stockend zu reden beginnt, reguliere ich Leon mithilfe der PDO. Er hält die Augen offen, der Blick ist weder starr noch irritiert, sondern von einer eigenartigen Ruhe angesichts der Reaktion seines Körpers. Ich frage ihn, ob alles in Ordnung ist, worauf er nur stumm nickt.
Die Geschichte seiner Geburt, die die Mutter dann offenbart, hat sowohl Leon an den Rand des Todes gebracht als auch sie selbst. Und so haben beide gekämpft, jeder für sich und doch vereint in diesem zeitgleich überschneidenden Prozess. Leon hatte eine doppelte Nabelschnurumwicklung, gegen die er ankämpfte und durch die er in einem Wettlauf mit der Zeit gefangen war, den er doch nicht selbst beeinflussen konnte. Bei der Mutter war zeitgleich der Uterus rupturiert, sodass die Ärzte auch um ihr Überleben kämpften.
Ich entscheide mich sofort, die Mutter neben Leon auf die Bank zu bitten, woraufhin er sofort dankbar Platz macht und sich dann an sie kuschelt. „Kannst du deine Mama spüren, Leon?“ Er nickt. Ich gehe dazu über, nun ihr System in die Hände zu nehmen, lasse Leon aber nicht aus den Augen. Ihre Hände liegen auf seinem Körper, ohne zu krampfen oder sich allzu schnell in Streichelbewegungen zu geben. Sie scheint sich bewusst zu sein, dass sie ihrem Kind Schutz geben muss, und ist in der Lage, das zu leisten. In dieser Behandlung machen wir nicht viel mehr, als ihr System zu beruhigen, ohne inhaltlich zu werden. Meine Stimme wird wieder ein ruhiger Singsang, mit dem ich immer wieder mantraartig wiederhole, dass sie nun sicher und beschützt sind und dass sie es geschafft haben. Das verbinde ich mit immer wieder eingeflochtenen Einladungen, die Wärme des anderen zu spüren, Leon wirft ein, dass er möchte, dass die Mutter ihn über den Rücken streicht.
Die Mutter ihrerseits bittet nach dieser Stunde um einen Termin, den ich ihr zügig gewähre: Je schneller sie selbst bei sich angekommen sein wird, umso schneller wird auch Leon eine Orientierung haben. Sein Nervensystem ist undifferenziert auf Alarm gestellt, so wie es einem Neugeborenen entspricht, dem nach einer lebensbedrohlichen Entbindung dann auch noch der Erstkontakt zur Mutter fehlt, da diese notoperiert wird, während er selbst an Sauerstoffgeräten hängt. Ich habe mit ihr 3 Behandlungen, in denen wir kombiniert mit der Bildschirmtechnik und der doppelten Erscheinung arbeiten (Kap. 5.4.1). Leon sehe ich noch weitere 6 Male, dann verschwinden seine Symptome nahezu vollständig, sein Gang wird weicher und seine Schrift deutlich leserlicher.

3 Erkennen

3.1 Der Körper als Prozess

„Sie sind so jung, so vor allem Anfang, und ich möchte Sie, so gut ich es kann, bitten, lieber Herr, Geduld zu haben gegen alles Ungelöste in Ihrem Herzen und zu versuchen, die Fragen selbst liebzuhaben wie verschlossene Stuben und wie Bücher, die in einer sehr fremden Sprache geschrieben sind. Forschen Sie jetzt nicht nach den Antworten, die Ihnen nicht gegeben werden können, weil Sie sie nicht leben könnten. Und es handelt sich darum, alles zu leben. Leben Sie jetzt die Fragen. Vielleicht leben Sie dann allmählich, ohne es zu merken, eines fernen Tages in die Antwort hinein." (Rainer Maria Rilke an Franz Xaver Kappus, 16.07.1903, [192])

In der psychodynamischen Osteopathie haben wir den entscheidenden Vorteil, nicht psychische Diagnosen stellen zu müssen, sondern ganz in der phänomenologischen Wahrnehmung und Beschreibung bleiben zu dürfen. Psychische Diagnosen haben oftmals eine Tendenz, die Pathologie stärker zu betonen und nicht den Menschen in seinen ihm innewohnenden Selbstheilungskompetenzen, seinen gesunden Tendenzen oder Potenzialen zu erfassen. Sie widmen sich Symptomen, nicht so sehr den diesen Symptomen zugrunde liegenden Mustern. Auch stützt sich die Behandlung in der PDO nicht allein auf das, was der Patient uns verbal mitteilt, sondern wir versuchen, ihn in der **Gesamtheit seines Ausdrucks** zu erfassen.

3.1.1 Ausdruck des Körpers als beseelter Leib

Der Körper, wenn wir ihn als **Leib** verstehen und ihn in seiner Gesamtheit erfassen wollen, gestattet keine Einteilung in physische Organe als Ausdruck der Anatomie samt deren Lebensprozessen in Gestalt der Physiologie auf der einen Seite und der seelisch-geistigen Ebene auf der anderen Seite. Vielmehr verlangt das Verständnis der Leiblichkeit, wenn wir ihr auch nur annähernd nahekommen wollen, eine Akzeptanz dessen, dass der Körper nichts Statisches ist. Er ist zugleich sowohl Ausdruck seiner genetischen Erbschaft wie auch gezielte Formgebung, die sich bildet aus eigenen, seelischen sowie gesellschaftlichen Vorstellungen. Sowohl jede physiognomische Formwerdung als auch jede Körperhaltung ist momentan gültiger Ausdruck des verkörperten Selbst – eines Selbst, das in Aktion und Reaktion ist, seinen Willen und seine Ideen umsetzt, auf biologischen, emotionalen und intellektuellen Ebenen Gelebtes integriert und als fließende Membran Schicht um Schicht gleich einem Baum in die Körpermatrix eingliedert.

So wird unser Körper in einem ganz elementaren Sinne Ausdruck unseres Seins und zugleich Bühne des kreativen Organisationsprinzips der umgebenen Umwelt. Dehnen Sie diesen Makrokosmos hinaus in die universellen Bereiche – ein noch unverstandenes Reich. Wenn Sie mit mir übereinstimmen, dass es schlussendlich nur eine große Seele gibt, dann wird der Einzelne in seiner Leiblichkeit eine Verkörperung und Wahrnehmung in einer ganz speziellen Form, ohne jedoch den Bezug zu seinem Ursprung zu verlieren. Wie die Finger einer Hand, deren Röntgenbild doch zeigt, dass die Finger bereits im Handteller beginnen, müssen diese Finger das große Ganze der Hand verlassen, um sich als Daumen in Opposition zu erfahren, als kleiner Finger in einer mehr anpassenden Rolle oder als Zeigefinger der tonangebende Part einer Gruppe zu sein. Diese Finger erfahren sich in der speziellen Differenzierung und sind doch Teil des Menschen.

Wir versuchen, uns dem Ausdruck des Körpers, des beseelten Leibes auf der rein anatomischen Ebene zu nähern, und nehmen seine Physiologie, sein Funktionieren in anatomischen Strukturen und seinen Ausdruck der Organe hinzu. Wir betrachten seine Formgebung mit der dahinterliegenden Aussage in der Psychophysiognomie und weiten unseren Blick für die Ebene des momentanen Körperausdrucks, der **Körpersprache**. Diese Momentaufnahme könnten wir mit dem Jetzt benennen und halten Ausschau nach der damit verbundenen Präsenz.

Dann nehmen wir hinzu, was die Geschichte und die Anpassung an die Gegebenheiten in den Leib geschrieben hat, und wir versuchen, allen

Körpern, die der Patient im Laufe dieses bisherigen Menschenlebens bewohnt hat, Aufmerksamkeit zu geben. Von der Zeit des Embryos bis hin zum alten Menschen ändern wir unsere somatische Form ein ums andere Mal und nehmen doch die Erfahrungen und Formen des vorhergehenden Körpers in den nächsten mit. Vielleicht sogar – dies ist die anthroposophische Auffassung – werden wir mit der Bestimmung geboren, demjenigen einen Körper zu geben, was in unserer Seele verkörpert ist. Das würde einige Aspekte der Physiognomie erklären. Dies bleibt bestehender Teil unserer empirischen Forschung der Phänomenologie.

Die **Seele** wird in jedem einzelnen Altersabschnitt bestrebt sein, verkörpert zu werden. Damit wird der Körper zur derzeit gültigen, sichtbaren Fläche dessen, was die Seele imstande ist zu präsentieren. Wie hat sich diese Seele als Kind verkörpert und wie als Heranwachsender? Wie als erwachsenes, reifes Selbst, was ein anderes Selbst ist als das numerisch älter gewordene, unreife Selbst? **Reifung** passiert weder automatisch mit dem Älterwerden noch ist sie gleichbedeutend mit Altern. Sie setzt voraus, dass wir reflexiv mit unserer bisher gelebten Lebensstrecke umgehen. Reifung bedeutet, Verantwortung zu übernehmen für das, was wir tun, und für das, was wir unterlassen. Zu reifen heißt, sich zu stellen und bewusst eine Entscheidung zu treffen, die nicht einfach nur eine Reaktion auf das Außen ist, sondern markiert und beschreibt, was den eigenen Lebensweg ausmacht.

Alle diese von Geschehnissen, Prozessen und eigenem Ich geformten Körper bilden schließlich den Menschen, der uns begegnet.

3.1.2 Annäherung an das Selbst

Im Kontakt mit diesem Menschen tun sich vielleicht Fragen auf, werden Brüche und Inkongruenzen sichtbar. Und aus der Zone der Intelligenz des Herzens aus dem oben beschriebenen Tetraeder (Kap. 1.2), wo wir uns absichtslos, jedoch wahrnehmend diesem Menschen nähern, stellen wir uns als Therapeuten diese Fragen: Was hat ihn zögern lassen, wenn er in einem Körper verharrt, der nicht seinem körperlichen Alter entspricht? Welche Kompensationen hat der Mensch vornehmen müssen, weil es zum Zeitpunkt des Geschehens nicht anders möglich war? Lebt dieses heutige Selbst in seiner vollen Entfaltung? Und wo sind Erlebnisse als integriertes oder desintegriertes Muster in die Matrix geschrieben? Ist die Architektur des Körpers immer noch dabei, Erlebensabschnitte aus längst vergangenen Zeiten zu kompensieren? Stehen heute genügend Ressourcen und Kompetenzen zur Verfügung, um die Geschehnisse vom Trauma in die Erfahrung münden zu lassen und es damit zu transformieren in einen erlebten Teil der eigenen Geschichte?

Es scheint einen inneren Drang zu geben, das **Selbstsein** zu verkörpern. Wir können dies als Gefühl der Sehnsucht nach dem wahren Selbst wahrnehmen, aber auch als **Gefühl des Berührtseins** in tiefstem Sinne, wenn wir uns diesen Schichten annähern. Ich denke, im tiefsten Sinne sind es diese Schichten, die A. T. Still als Gesundheit bezeichnet hat. Es ist etwas, das uns aus dem Inneren des Menschen, den wir behandeln, entgegenkommt. Nähern wir uns als Therapeuten diesen Schichten und lassen erkennen, dass wir die Essenz eines Menschen erahnen können, hat das fast immer eine Weichheit zur Folge, Züge glätten sich, die Gesichtsfarbe wird rosig.

Dazu müssen wir über den bloßen sichtbaren Körper, der mit Nahrungsaufnahme, Tätigkeiten oder Genesung beschäftigt ist, hinaus tiefer blicken und das Dahinterliegende mit in unsere Aufmerksamkeit nehmen. Der sichtbar gewordene Körper ist mit seiner universellen sowie seiner persönlichen Aussage da und damit nicht einfach materielles Gegenüber unseres analytischen Geistes.

Durch eine solche Annäherung an den Leib eines anderen Menschen bekommt der Versuch des Erkennens eine Tiefendimension, die über das bloße Kategorisieren und Behandeln des sichtbaren, anfassbaren Körpers hinausgeht.

Wenn wir allen diesen Verkörperungsformen diesen Stellenwert einräumen, sehen wir das Alter und die damit verbundene Reifung nicht mehr als den Zenit überschrittene Zeit an, sondern als die eigentliche Ausdrucksform, das Kennen und Bekennen zu diesem inneren Selbst sowie sein Offenbarwerden in dem, was und wie wir leben. Dieses **reife Selbst** zu leben ist nicht Privileg einiger weniger Begabter, sondern für alle zugänglich. Es bedarf des Integrierens aller somatischer Schichten, die vergangenen körperlichen Formen ebenso wie die gegenwärtigen.

Bonnie Bainbrigde Cohen ([14], S.64), die die Schule des Body-Mind-Centering begründete, experimentierte mit eigenem Erleben und war schließlich der Überzeugung,

> *„[...] dass jede Region des lebendigen Körpers ihren eigenen charakteristischen Bewusstseinszustand hat: Vorstellungen, Gefühle, Sinnesempfindungen, Intuition in Bezug auf die Welt, Eindrücke von anderen Personen, Worten, Ideen, ... kurz gesagt, seinen eigenen Geist."*

Eine psychodynamische Osteopathie arbeitet mit den Gefühlen und Herausforderungen jeder sich herausbildenden somatischen Gestalt, versucht, das Geformte, Etablierte mit dem Neuen zu integrieren, die alten desorganisierten und damit dysfunktionalen oder sogar symptomatisch auffälligen Schichten neu zu organisieren, sodass die einzelnen somatischen Schichten wieder frei untereinander kommunizieren können und pulsierend und rhythmisch das Jetzt kraftvoll und präsent erleben und gestalten können.

3.2 Der Tod als diesseitig begrenzender Torwächter

Der Tod der Geliebten
Er wußte nur vom Tod was alle wissen:
daß er uns nimmt und in das Stumme stößt.
Als aber sie, nicht von ihm fortgerissen,
nein, leis aus seinen Augen ausgelöst,

hinüberglitt zu unbekannten Schatten,
und als er fühlte, daß sie drüben nun
wie einen Mond ihr Mädchenlächeln hatten
und ihre Weise wohlzutun:

da wurden ihm die Toten so bekannt,
als wäre er durch sie mit einem jeden
ganz nah verwandt; er ließ die andern reden

und glaubte nicht und nannte jenes Land
das gutgelegene, das immersüße –
Und tastete es ab für ihre Füße.

Rainer Maria Rilke [194]

Die Beschäftigung mit Trauma im Menschen wird uns früher oder später zu der Auseinandersetzung mit dem Thema Tod bringen. Es ist der Tod, den viele Menschen fürchten. Sie haben ihn real vor Augen, weil sie an einer unheilbaren Krankheit leiden. Oder sie fürchten in unbestimmt – dort, wo er real ja auch anzusiedeln ist. Gesellschaftlich und kulturell haben wir hierzulande einen eher scheuen Umgang mit dem Thema Tod. Hinzu kommt eine große Schwierigkeit: Die erlebnisvermittelnde Sprache versagt im Tod. Wir können diesbezüglich auf keine bewusst erinnerbare Erfahrungswelt zurückgreifen, die mit der anderer Menschen weitestgehend übereinstimmt, sodass wir darin Worte finden könnten und uns austauschen könnten.

Etwa im Alter von 6 oder 7 Jahren, mit Beginn eines zeitlichen Erlebens des Davor und Danach, beginnen Kinder, sich mit den ersten Fragen zum Thema Tod zu beschäftigen. Vielleicht ist schon ein Großelternteil verstorben oder ein Haustier – sie beginnen, die Erfahrung zu machen, dass das Leben in der derzeit gelebten Form endlich ist. Es ist aus ebendiesen Gründen des an die Kinder herangerückten Todes nicht nützlich, ihnen zu versichern, dass Sterben die Sache alter Menschen sei. Das ist sie nicht, und wir tun gut daran, uns dazu zu bekennen, wollen wir für die Kinder glaubwürdig und ernst zu nehmend sein.

Die Kinder rütteln dabei an unseren eigenen Ängsten. Wir wollen selbst gerne daran glauben, dass die statistische Lebenserwartung eine Art Garantiezeitraum sein könne, vor deren Ablauf die Maschine Mensch nicht ausfallen wird.

Lassen Sie zu, dass es zu diesem Thema nur offene Fragen gibt, die es auszuhalten gilt, selbst wenn man Elisabeth Kübler-Ross [130] und andere studiert, die Berichte sammeln und Forschungen anstellen über Menschen mit einem nur vorübergehenden Todeserlebnis, aus dem sie wieder zurückgekehrt sind und das hernach Nahtod heißt.

Wie schön ist es, wenn ein Patient mit einer amyotrophen Lateralsklerose (ALS) in Ihrer Praxis ist und Ihnen gegenüber mit seinen eigenen Fragen offenen sein darf, und in Ihnen ebenfalls auf einen offenen Umgang damit trifft! Diesen Austausch können Patienten oft mit ihren Angehörigen nicht haben. Sie wollen ihnen den Schmerz, den das unmittelbar bereitet, nicht früher zumuten, als er sie ohnedies ereilen wird. Und vielleicht können sie auch nicht den Schmerz in den Augen der Angehörigen ertragen.

Ich habe auch keine fertigen Antworten. Ich habe, was meinen eigenen Tod betrifft, einen Glauben, der nicht den mythologischen Aspekt einer Religion hat. Er ist für mich vielmehr eine konsequente Fortführung dessen, was für mich Leiblichkeit und Verkörperung bedeutet. Neugeborene kommen nicht als ein Niemand, auch wenn wir ihre Sprache nur unzureichend verstehen. Das sich immer mehr von innen heraus offenbarende Selbst beginnt für mich nicht in einer bestimmten Altersstufe. Und endet damit auch nicht. Manchmal fragen Patienten nach meinem eigenen Standpunkt dazu. Dann ist es dies, was ich ihnen sage.

Vielfach – vielleicht auch ob des Wissens, dass das Gegenüber darüber auch nicht viel wissen **kann** – wollen Patienten jedoch gar keine Ansichten eines Dritten über den Tod an sich haben. Denn der eigene Tod ist etwas ganz anderes als der Tod anderer. Dem widme ich mich, versuche herauszufinden, was der Patient braucht.

Zum einen kann der Tod als eine vergangene „Beinahe-Möglichkeit" ein Anliegen sein. Vielleicht hat der Patient ein Trauma sehr knapp überlebt. Dann sind wir in der Behandlung.

Es kann aber auch einfach eine Art **philosophische Zwischenbetrachtung** sein, in der der Mensch sein bisher gelebtes Leben betrachtet und bilanziert, ob sich das, was er ehedem zu leben gewünscht hat, verwirklicht hat. Diese derartig gestellten Fragen treffen wir eher in mittleren Lebensjahren an, wenn es noch die Möglichkeit einer Erfüllung eines Lebenstraums gibt. Was lässt jemanden zögern, diesen Weg zu ergreifen? In diesem Fall wäre der Tod und das Bewusstsein der eigenen Endlichkeit ein weiser Ratgeber, der hilft, im Hinblick auf die Erfüllung der Selbstverkörperung bestimmte Weichen **jetzt** zu stellen.

In älteren Jahren gibt es oft einen Rückblick und das Bewusstsein der Kürze der verbleibenden Strecke Leben. Hier können wir schauen, ob dieser Rückblick ein **Einverstandensein** beinhaltet. Das heißt, einverstanden zu sein mit den Lebensbrüchen, die sich an den verschiedenen Verästelungen des Lebensbaumes vielleicht aufgetan haben. Oder ob es mehr ein **Bedauern**, ein Abwägen ist, was passiert wäre, wenn man damals einen anderen Weg genommen hätte. Gibt es etwas, was einem anderen Menschen als ein Verzicht ihm zuliebe angerechnet wird, und kann ich dafür in der mittlerweile verfügbaren Reife Verantwortung übernehmen, sodass es ein eigener Verzicht wird, den ich aus vermutlich damals höherwertigen Motiven geleistet habe? Gibt es etwas, was grundsätzlich als bitteres Versäumnis zu beklagen ist, und ließe sich dies in Teilen noch ändern? Beispielsweise mit einem Vergeben oder einer aufgeschobenen Reise, die meine Seele nicht in Ruhe lässt? Dies können quälende Themen im Hinblick auf den Tod sein.

Am Ende können wir nur zustimmen, dass wir immer auf eine Menge ungelebtes Leben blicken werden ob der unendlichen Möglichkeiten, mit denen wir hier auf der Erde verweilen. Und vielleicht kann sich, im Blick auf die Lebensgeschehnisse, die gelebt wurden und in der Wahrnehmung des gelebten und teilweise erfüllten Selbst ein **Gefühl der Dankbarkeit** einstellen.

Sich auf diese Reise mit einem Patienten zu begeben und auch dort den Körper sprechen zu lassen, in dem im Erleben beobachtet wird, wann er sich weitet und wann er sich schließt, ist eine absolut bereichernde Arbeit. Manchen Patienten gebe ich diese Geschichte mit auf die Reise, wenn wir uns in einer PDO-Sitzung befinden. Ich frage sie dann, ob ich ihnen einen Geschichte erzählen darf, während sie in der Trance sind und ich arbeite.

Zwillinge unterhalten sich

Im Mutterleib wuchsen Zwillinge heran. In dem Maße wie ihr Bewusstsein stieg auch ihre Freude: „Ist es nicht wunderbar, dass wir leben?", sagte eines Tages der eine zum anderen.
„Oh ja", meinte der Angesprochene, und planschte ein wenig mit seinen kleinen Händchen durch das Wasser, in dem sie schwammen, sodass es kleine Wellen schlug.
Die Zwillinge begannen im Laufe der Zeit, ihre Welt zu entdecken. Dabei fanden sie auch die Schnur, die sie mit ihrer Mutter verband und die ihnen Nahrung gab. Beglückt sagten sie: „Wie groß ist doch die Liebe unserer Mutter, dass sie ihr eigenes Leben mit uns teilt!" So vergingen die Wochen, und sie bemerkten, wie sie sich veränderten.
„Was bedeutet es, dass wir uns im Laufe der Zeit so verändern?", fragte der eine den anderen.

Der antwortete: „Das bedeutet, dass unser Aufenthalt in dieser Welt bald dem Ende zugeht."
„Aber ich will doch gar nicht gehen," entgegnete der Zweite, und fügte hinzu: „Glaubst du eigentlich an ein Leben nach der Geburt?"
„Ja, das gibt es. Unser Leben hier ist nur dazu gedacht, dass wir wachsen und uns auf das Leben nach der Geburt vorbereiten, damit wir stark genug sind für das was uns erwartet."
„Blödsinn, das gibt es doch nicht. Wie soll denn das überhaupt aussehen, ein Leben nach der Geburt?"
„Das weiß ich auch nicht so genau. Aber es wird sicher heller als hier sein. Und vielleicht werden wir herumlaufen und mit dem Mund essen?"
„So ein Unsinn! Herumlaufen, das geht doch gar nicht. Und mit dem Mund essen, so eine komische Idee! Es gibt doch eine Nabelschnur, die uns ernährt und die ist ja jetzt schon zu kurz zum Herumlaufen."
„Doch es geht ganz bestimmt. Es wird eben alles nur ein bisschen anders!" „Wir werden unsere Lebensschnur verlieren. Wie aber sollen wir ohne sie leben? Vielleicht haben andere vor uns schon diesen Mutterschoß verlassen, doch keiner von ihnen ist zurückgekommen und hat uns gesagt, dass es ein Leben nach der Geburt gibt. Nein, die Geburt ist das Ende, da bin ich mir ganz sicher!"
„Es ist noch nie einer zurückgekommen von ‚nach der Geburt'. Mit der Geburt ist das Leben zu Ende, danach ist alles dunkel und Quälerei."
So fiel der eine, der Pessimistische von beiden, in einen tiefen Kummer und sagte: „Wenn die Empfängnis mit der Geburt endet, welchen Sinn hat dann das Leben im Mutterschoß? Es ist sinnlos. Vielleicht gibt es gar keine Mutter?"
„Aber sie muss doch existieren", protestierte der andere, „wie sollten wir sonst hierhergekommen sein? Und wie könnten wir am Leben bleiben?"
„Auch wenn ich nicht genau weiß, wie das Leben nach der Geburt aussieht, jedenfalls werden wir dann unsere Mutter sehen und sie wird für uns sorgen."
„Mutter? Du glaubst an eine Mutter? Sag mir, hast du je unsere Mutter gesehen?", fragte der erste, „Möglicherweise lebt sie nur in unserer Vorstellung, und wir haben sie uns bloß ausgedacht, damit wir unser Leben dann besser verstehen können. Wo ist sie denn bitte?"
„Na hier, überall um uns herum. Wir sind und leben in ihr und durch sie. Ohne sie können wir gar nicht sein."
„Quatsch! Von einer Mutter habe ich noch nie etwas bemerkt, also gibt es sie auch nicht."
„Doch manchmal, wenn wir ganz still sind, kannst du sie singen hören. Oder spüren, wenn sie unsere Welt streichelt..."
So waren die letzten Tage im Schoß der Mutter gefüllt mit vielen Fragen und großen Ängsten. Schließlich kam der Moment der Geburt. Als die Zwillinge ihre Welt verlassen hatten, öffneten sie die Augen und was sie sahen, übertraf ihre kühnsten Träume und Vorstellungen.
Nach Henry J. M. Nouwen [162]

3.3 Anthroposophische Aspekte oder die Sprache der inneren Organe

Der Frage, was **Gesundheit** ist, versucht die Osteopathie seit A. T. Still auf den Grund zu gehen, Definitionen werden aufgeworfen und wieder verworfen, und es muss sich die Frage auftun, ob Gesundheit je etwas ist, was statisch ist. Sie kann es nicht sein, genauso wenig wie der Leib in seinen vielen Manifestierungen unterschiedlicher Altersstufen. Die moderne wissenschaftliche Medizin vertritt den Standpunkt, dass Gesundheit gleichbedeutend ist mit einer vollkommen intakten Mechanik des Körpers, einer angesetzten Norm von Werten, die das biophysikalische und biochemische Gleichgewicht beschreiben. Hier stoßen wir schon an erste Grenzen, denn dieser Normbegriff ist gebildet aus Durchschnittswerten, unterliegt WHO-Definitionen und hat manchmal nichts mit der individuellen Gesundheit des Einzelnen zu tun, auch wenn unter seinem Untersuchungsbogen vielleicht „ohne Befund" stehen mag. In Bezug auf die Frage, ob Gesundheit etwas Statisches sein kann, ist gerade die Betrachtung des Blutdrucks ein wunderbares Beispiel, unterliegt er doch ständig Anpassungsbestrebungen des Körpers.

Gesundheit scheint etwas Labiles zu sein, etwas, was immer wieder neu erreicht werden muss. Schon die Nahrungsaufnahme provoziert im Körper immunologische Prozesse, er muss die aufgenommenen Fremdeiweiße in Eigenes umsetzen, in für ihn Verwertbares. Und auch das ist wiederum sehr individuell. Diverse Nahrungsmittelunverträglichkeiten, aber auch Toleranzen gegenüber einzelnen Stoffbausteinen zeigen eine große Bandbreite von Verdaubarkeit. Immer wieder also versucht der Körper, hier wieder ein Gleichgewicht zu erreichen, versucht, um in anthroposophischer Nomenklatur zu sprechen, die verschiedenen Bereiche des rhythmischen Systems, des Nerven-Sinnes-Systems und des Stoffwechsel-Gliedmaßen-Systems untereinander zu harmonisieren. Diese unterliegen im täglichen Leben verschiedenen ab- und aufbauenden Tätigkeiten, einem ständigen Wechsel von Zuständen. Die Außenwelt, auch in Form von Temperatur, UV-Licht und unzähligen anderen Einflüssen, muss integriert werden und wird im Körper eine Reaktion hervorrufen. Und auch biografische Einflüsse, Reaktionen auf Erlebtes hinterlassen ihre Spuren, da sie Adaptationsmechanismen verlangen.

Gesundheit scheint also ein „Trotzdem" zu sein, eine erfolgreiche Harmonisierung aller Einflüsse zusammengenommen, ein Sich-Adaptieren an das, was das Außen vom Menschen verlangt, um darin den eigenen Platz zu finden.

Wenn wir diese ausgleichenden Harmonisierungsbestrebungen des Körpers ständig strapazieren, indem wir unter nicht förderlichen Umständen leben, liegt es nahe, dass die Reaktion des Körpers darauf irgendwann ein **Erschöpfungszustand** sein wird. Damit gerät der Körper aus der Balance, physiologische Abläufe werden zu pathophysiologischen Geschehnissen, da zuvor regelrechte Abläufe und Reaktionen nun entweder in einer falschen Intensität, an einem falschen Ort oder auch zu einem falschen Zeitpunkt stattfinden. Dieser Erschöpfungszustand kann mit Symptomen einhergehen, die als solche zum Schweigen gebracht ihrer eigentlichen Ursache ein Fortbestehen erlauben.

Steiner [231] bezeichnet **Krankheit** als eigentliche Ich-Störung. Mit der Organisation des **Ich** ist substanziell auch der Wille, die Intention und der geistige Kern des Menschen gemeint, ein Anteil unseres Selbst, der an sich nicht von außen zu kränken ist und aus dem heraus der physische Leib, an dem sich Symptome manifestieren, wieder gesunden kann.

Wie sehr dieses Gesundheitsempfinden des Ich vom eigentlichen Zustand des physischen Körpers abweichen kann, verdeutlicht die Aussage eines meiner Patienten auf die Frage hin, wie es ihm gehe: „Mir geht es gut! Und mein Körper kämpft weiter mit dem Lungenkrebs. Dadurch fühle ich mich manchmal sehr erschöpft."

Diese **innere Gesundheit** – dieses wunderschöne "Mir geht es gut!" –, unabhängig von äußeren Befunden, gilt es zu finden, zu stärken. Aus ihr heraus wird Heilung möglich. Diesem Weg hat sich die Osteopathie verschrieben.

Nun ist es daher mehr als naheliegend, nicht nur Zustände von Normoelastizität, Hypo- oder Hyperelastizität von Organen zu beschreiben und den Versuch der Normalisierung zu unternehmen, sondern sich ihrer Bedeutung zu nähern, wie dies in der modernen Viszeralosteopathie auch der Fall ist. Die Erfahrungen und Erkenntnisse, die die anthroposophische Medizin seit vielen Jahrzehnten sammelt, erweitert und mit neuesten wissenschaftlichen Verfahren der Humanmedizin verknüpft, sowie ihre paradigmatischen Fallbeschreibungen mit den beobachteten Phänomenen sind vielfältig und ein reicher Fundus, den wir dankbar in die Osteopathie aufnehmen können. Eine durch den anthroposophischen Gedanken ergänzte Osteopathie ist im wissenschaftlichen Sinne hypothetisch zu nennen, sie an der Wirklichkeit der Patienten und ihrer individuellen Geschichte zu überprüfen jedoch sicher lohnend.

Die **Sprache der Anthroposophie** ist eine beschreibende Sprache, und ich schätze die dieser Sprache zugrunde liegende phänomenologische Haltung in der Patientenbetrachtung sehr. Wir führen also die beschreibende und verknüpfende Sichtweise der Psychophysiognomik weiter in eine ebensolche körperliche Betrachtung bis hinein in eine Interpretation der palpatorisch gewonnenen Organbefunde und ihre dahinterliegende Geschichte. Letztlich sind die Bildekräfte, die zu einer jeweiligen Form geführt haben mögen, entscheidend: Welche Geste verbirgt sich dahinter?

3.3.1 Blut

Um den Organen und ihrer anthroposophischen Betrachtung näher zu kommen, ist es unerlässlich, sich zunächst dem Blut zu widmen.

Andrew Taylor Still beklagte seinerzeit, dass die Medizin viel zu wenig über das Blut wisse. Er vermutete, dass, wüsste man mehr über die Einzelkomponenten, man längst eine Maschine gebaut hätte, um künstlich hergestelltes Blut zu kommerziellen Zwecken zu verkaufen.

Die heutige Wissenschaft ermöglicht eine analytische Zergliederung des Blutes in winzigste Bestandteile. Jedoch sind die heute entwickelten Blutersatzstoffe qualitativ immer noch der Originalsubstanz Blut weit unterlegen, sodass allenfalls bei Engpässen oder zur Überbrückung kurzer Zeiträume auf diese Produkte zurückgegriffen wird. Die Blutersatzemulsionen sind auf einige wenige Funktionen wie den Sauerstofftransport reduziert, können aber auch heute noch nicht in vollem Umfang die umfangreiche physiologische Gesamtaufgabe des Blutes erfüllen.

Man kann nicht formulieren, dass Still nur ahnte, welche enorme Wichtigkeit dem Blut zukommt – er hat es auf intuitive Weise gewusst, genährt durch die phänomenologische Haltung, der er sich verschrieben hatte.

Im *Journal of Osteopathy* notiert er im Jahr 1895:

> *„Der menschliche Körper ist eine Maschine, die durch eine unsichtbare, Leben genannte Kraft angetrieben wird. Damit sie harmonisch läuft, müssen Blut, Nerven und Arterien frei vom ihrem Anfang bis zu ihrem Endpunkt arbeiten können.“ ([137], S. I-86)*

Letztlich fußt die gesamte Osteopathie auf der Erkenntnis der Wichtigkeit der Arterie und im weiteren Verlauf natürlich auch der der Vene, und Still propagierte unermüdlich, dass das Blut, wenn es nur überallhin gelange, die Grundlage der Heilung sei.

Das Blut aus anthroposophischer Sicht

Charakteristischerweise beginnt die gesamte Organentwicklung des Menschen mit dem Blut und dem Blutkreislauf, er ist das erste funktionierende System im beginnenden Leben. In erster Linie wird das Blut als **eigenständiges Organ** angesehen. Natürlich hat das Blut an sich keine eigenständige Form wie andere Organe, sondern wird als strömendes Organ beschrieben.

Im Embryo, genauer gesagt im Trophoblasten, bildet sich bereits eine flüssige, **mesenchymale Grundsubstanz**, die später auch im bindegewebigen Interstitium wiederzufinden ist. Diese mesenchymale Grundsubstanz, der Urzustand des Stofflichen, strömt in diesem Trophoblastenstadium stetig von extraembryonal zur Embryonalanlage hin und zurück. Auf dieses Stadium folgt das Stadium des **Primordialkreislaufs**, weiterhin ist das Strömen von der Peripherie zum Zentrum zu beobachten – das Herz als pulsierende Vakuole noch ein unipolares Gebilde. Vermutlich ausgelöst durch die Strömungen dieser immer noch klaren Flüssigkeit zieht sich der Embryo rhythmisch zusammen und dehnt sich wieder aus, er „atmet“ als Ganzes.

Ab der 3. Entwicklungswoche können die mütterlichen Lakunen des Chorions keine ausreichende Versorgung mit Sauerstoff und anderen Nährstoffen mehr gewährleisten, weil die Diffusionsstrecken und Stoffaustauschzeiten zu lang geworden sind. Gefäße werden nötig.

Die mesenchymale Grundsubstanz sondert **Hämangioblasten** entlang der ersten Strömungsbahnen ab, womit die Vaskulogenese einsetzt, indem sich die peripheren Zellen dieser Blutinseln zu Gefäßendothelzellen differenzieren und die nach innen gewandten Zellen zur ersten Population von anfangs noch kernhaltigen Erythrozyten werden.

Die weitere Gefäßbildung entsteht sowohl durch **Vaskulogenese**, d. h. durch eine vollständigen Neubildung, als auch durch Aussprossung der vorhandenen Gefäße, die sog. **Angiogenese**. Von Beginn an induziert diese Neubildung eine Bewegung, die Eigenbewegung des Blutes.

So bilden sich erste Gefäßstraßen, die die Blutinseln aus dem extraembryonalem Dottersack, der Chorionhöhle, dem Haftstiel und den Trophoblastzotten miteinander verbinden. Dieses primitive Gefäßnetz ist noch ungeordnet, hat aber bereits ab dem 23. Tag das **Herz** als Zentrum. Das Herz ist es auch, welches u. a. durch Exprimierung spezifischer Wachstumsfaktoren die Leberanlage induziert. Damit sorgt das Herz also dafür, dass die für die Zirkulation entscheidende intraembryonale Blutbildung in Gang kommt.

Zwischen der 6. und 12. Embryonalwoche ist die Organbildung von **Leber** und **Milz** so weit fortgeschritten, dass nun die intraembryonale Phase der Hämatopoese beginnt: Durch eingewanderte Hämozytoblasten in beide Organe starten auch sie mit der Produktion von anfangs noch kernhaltigen

Erythrozyten. Mit Beginn dieser hepatolienalen Periode und der nun deutlich gesteigerten Produktion von Blutflüssigkeit wird auch die Bewegung derselben gesteigert.

Erst ab der Mitte der Schwangerschaft beginnt auch das **Mesenchym des Knochenmarks** Blut zu bilden und löst schnell Leber und Milz als Hauptblutbildner ab.

Die zunehmende Blutbildung aus unterschiedlichen Regionen einerseits sowie der stetig zunehmende Nährstoffbedarf der sich entwickelnden Organe andererseits bewirken eine Zunahme des Strömungsvolumens, mehr und mehr Gefäße entstehen. Der **Prozess der Kreislaufbildung** ist also sowohl eine Eigenausdehnung des Blutes wie auch ein Anfordern desselben durch die Organe, ohne dass das Herz hier im Sinne der Anschubbewegung eine gewichtige Rolle spielte. Der antreibende Motor ist vielmehr die Leber, sie führt dem Herzen auf direktem Weg mehr und mehr ihrer gebildeten Blutzellen zu.

Je mehr und je feiner sich Kapillarisierungen in den Organen bilden, desto größer wird die Sogwirkung auf das aus dem Hauptstamm kommende Gefäß und desto größer werden schließlich die zuführenden Gefäße. Dieses ist dem physikalischen Effekt der **Kapillarität** geschuldet: Flüssigkeiten mit hoher Oberflächenspannung steigen in Kapillaren ohne Zutun von Außenkräften auf. Dies ist somit ein weiterer, den Fluss des Blutes antreibender Motor.

Die Menge der tatsächlichen Durchblutung aller gebildeten Kapillaren reguliert später jedes Organ nach aktuellem Bedarf.

! Merke

Die Organentwicklung beginnt mit dem Blut und dem Blutkreislauf. Im weiteren Verlauf ist das Blut die Grundlage für die rasante Wachstumsentwicklungsmöglichkeit der Organe und Strukturen des Leibes.

Blut als strömendes Organ

Im Folgenden geht es darum, warum die anderen Organe einem Formwachstum unterliegen, das Blut hingegen als Organ strömend bleibt.

Die **Formbildung** der übrigen Organe ist Ausdruck der in ihnen stattfindenden spezifischen physiologischen Prozesse. Am deutlichsten ist diese Formbildung wohl in den Strukturen des Nervensystems sowie den Knochen zu beobachten, Strukturen, die beim Erwachsenen nicht mehr zur Erfüllung des allgemeinen Stoffwechsels dienen, sondern die in einen sehr starren Zustand übergegangen sind, der der Willensumsetzung und der Wahrnehmung der Außen- sowie Innenwelt dient. So kann das Ich, das Geistwesen, sowohl sein Wesen in die Welt bringen, mit den Extremitäten die Welt erfassen und gestalten als auch wahrnehmen, was in der Welt schon vorliegt und welche Adaptionsmechanismen gefordert sind.

Folgerichtig werden diese Adaptationsmechanismen dem **Lebenspol** zugeordnet. Der Begriff „Lebenspol" umschreibt die erhöhte Variabilität der Stoffwechseltätigkeit. Blut und Lymphe werden diesem Lebenspol zugeordnet, Skelett und Nervensystem dem **Formpol**. Nun finden auch in diesen dem Formpol zugeordneten Bereichen Stoffwechselprozesse statt, allerdings viel langsamer als in den viszeralen Organen. Der sich in einem sehr langsamen Tempo ebenfalls fortwährend durch Osteoblasten und Osteoklasten erneuernde Knochen mag hierfür als Beispiel dienen.

Blut geht nun noch einmal eine sehr viel weniger formstabile Konsistenz ein als die viszeralen Organe und kann damit als verbindendes Element zwischen allen Zellen des Körpers dienen. Es repräsentiert neben der neuronalen Seite als einziges Organ den **Gesamtorganismus**.

Auf der Ebene der feinsten Kapillaren in den Organen bestehen die Gefäßwände nur noch aus einschichtigem Plattenepithel, der dreischichtige Wandaufbau größerer Gefäße existiert an der Kapillare nicht. Somit kann das Blut in direkten Kontakt mit der Interstitialflüssigkeit der geformten Organe treten. Darüber kann es seinen vielfältigen Funktionen, vor allem der Funktion, eine Homöostase herzustellen, nachkommen. Johannes W. Rohen [196] unterteilt die **Funktionen des Blutes** in 3 Prozesse:

- Er nennt zunächst die **Formprozesse**, die dem Gerinnungssystem zugeordnet sind. Im zellulären Anteil sind hier die Thrombozyten und basophilen Leukozyten zu nennen, der Blutplasmabestandteil ist das Fibrinogen.
- Als weiteren Prozess teilt er **Atmungs- und Ausgleichsprozesse** ein, die dem Transportsystem zugeordnet sind, repräsentiert durch die Erythrozyten und die Albumine.

- Das Abwehrsystem mit seinen Leuko- und Lymphozyten und den Globulinen ist Ausdruck der **Stoffprozesse**.

Das Blut, das sämtliche Organe bis ins Feinste durchströmt und über die austretende Plasmaflüssigkeit auch im Interstitium zu finden ist, kommt mit sämtlichen Organprozessen in Berührung. Indem das Blut zum Spiegel sämtlicher im Körper ablaufender Vorgänge wird, ist es der **Repräsentant der Innenwelt** schlechthin, während auf der anderen Seite das Nervensystem ein Spiegel der Außenwelt ist.

Und zeitgleich erneuert es sich in seinen Bestandteilen immer wieder, das Knochenmark produziert in einem fort neues Blut. Damit wird das Blut zum eigentlichen Träger des Lebens als Grundlage sämtlicher Organprozesse. Der Leib kann sich so in fortwährender innerer Dynamik erneuern, es gibt keinen Stillstand. Die Dynamik des Lebens ist also vielmehr dem Element der Zeit zuzuordnen und damit einem Fließen – obschon sie im Körper als physischem Ort stattfindet.

Um diese innere Lebensdynamik zu repräsentieren, kann das Blut als Organ nicht in die Ruhe einer Form übergehen, sondern bleibt in der **Geste des Fließens**.

> *„Nicht den Kranken zu heilen ist die Pflicht des Maschinisten, sondern einen Teil des ganzen Systems wieder so anzupassen, dass die Lebensflüsse fließen und die ausgetrockneten Felder bewässern können." (A. T. Still, [83], S. I-94)*

3.3.2 Herz

Spiritueller Aspekt der Herzentwicklung

> *„Religion ist etwas unendlich Einfaches, Einfältiges. Es ist keine Kenntnis, es ist kein Inhalt des Gefühls (denn alle Inhalte sind ja von vornherein zugegeben, wo ein Mensch mit dem Leben sich auseinandersetzt), es ist keine Pflicht und kein Verzicht, es ist keine Einschränkung: sondern in der vollkommenen Weite des Weltalls ist es: eine Richtung des Herzens." (Rainer Maria Rilke, [193], S. 75)*

Die Auffassung, das Herz sei ein **Sinnesorgan** im energetischen Sinne, ist das Einfallstor für eine spirituelle Auffassung des Organismus. Auch für Still gilt dies, deutlich auf den Punkt gebracht in seinem Aufsatz über das Blut:

> *„Bei all unseren Anstrengungen zu begreifen, was es ist, woraus es besteht, was es lebendig macht und ihm die erschaffende Macht mit der Intelligenz verleiht, wie sie in der täglich zu beobachtenden Aufbauarbeit zu erkennen ist, erscheint uns als ein unbegreifliches Wunder. Mit den heiligen Schriftstellern bleibt uns nur zu sagen: ‚Groß ist das Geheimnis der Frömmigkeit.'" ([83], S. II-67)*

Und gleich darauf mahnt er an, sich in der Folge dem Herzen zu widmen:

> *„Richtet das Auge des vernünftigen Schließens auf das Herz und betrachtet den Beginn der Reise des Blutes. Es startet mit großer Eile und hält auch in kleinen Arterien nicht an." ([83], S. II-70)*

Rohen ([196], S. 187) schreibt über das Herz:

> *„Der Mensch als Geistwesen steigt sozusagen vom Umkreis der embryonalen Hüllen, wo sich zunächst das gesamte organische Geschehen abspielt, über die Brücke des Nabelstranges mithilfe von Blut und Gefäßen in das Innere des Embryonalkörpers hinein. Die Herzanlage, die diese Zirkulation von peripher (Embryonalhüllen) nach zentral (Embryo) und umgekehrt unterhält […], wird damit zum Tor, das der Individualität die Inkarnation in seinen Körper ermöglicht – sozusagen die Schwelle, die der menschliche Geist überschreiten muss, um vom ‚Jenseits' der Hüllenorgane in das ‚Diesseits' des sich bildenden Körpers zu gelangen."*

Auch Blechschmidt [37] postuliert ein inkarnierendes Individuum, was von Beginn an gestaltbildende Kräfte wirken lässt. So bemüht er das wunderbare Bild eines Bauwerks, das erst allmählich zu einem Ganzen werde, der Mensch als Organismus aber in jeder einzelnen Phase als Ganzes hinsichtlich seiner seelisch-geistigen Verhaltensweisen und seiner physisch-materiellen Entwicklung als einzigartige Gestalt existiere.

Viele spirituelle Bücher fußen auf der Annahme, dass das Bedürfnis, sich auf diese spezielle Weise als **Ich** zu erfahren, zur Loslösung aus dem, was manchmal als Gott, als große Eins-Seele oder als Universum bezeichnet wird und zur Menschwerdung führt und in jedem Entwicklungsschritt auf der langen Reise von der Zeugung bis zum Tod ein Erfahrungspotenzial liegt.

Das Individuum darf spätestens vom Zeitpunkt der Zeugung an als unauflösbare Einheit gesehen werden. Es findet von Beginn an ein kontinuierlicher Prozess statt mit einer Reihe aufeinanderfolgender Entwicklungsstadien, die voneinander abhängig und gleich wichtig sind. Diese unauflösbare Einheit aus physischen, psychologischen und physiologischen Prozessen mit ihren biochemischen, endokrinologischen, immunologischen Aspekten und chromosomatisch einzigartigen Voraussetzungen hat auch eine soziale Ebene, in der das Kind Anteil am Leben der Mutter hat, ihre Sorgen, ihre Trauer, ihre Freude oder ihr Angespanntsein mit durchlebt. Mit den von der Mutter ausgeschütteten Hormonen, Neurotransmittern und anderen polypeptiden Strukturen bildet sie sozusagen die **emotionale Matrix**, in der das Kind gedeiht und diese in seinen Stoffwechsel aufnimmt – und anhand deren sich das primäre Zentralnervensystem entwickelt. Diese Bemühungen des ungeborenen Kindes um Anpassung an die umgebende Umwelt sind bereits ein erster Lernprozess.

Wie viel folgerichtiger wäre es, wenn von diesem Individuum als ein Ganzes vorgeburtlich – Steiner spricht von **Ungeborenheit** – nicht von einem Embryo oder einem Fötus gesprochen würde, sondern wir dieses schlichte Wort in unseren Sprachgebrauch einfließen ließen, welches die Mutter für das beginnende Leben in sich gebraucht, in dem sie von „meinem Kind" spricht?

Blechschmidt ([37], S. 216) kritisiert hier die Unfähigkeit und mangelnde Bereitschaft der Gesellschaft,

> *„[…] auch die geistige Dimension des Menschen ganz zuzulassen. Eine der wichtigen Aufgaben unserer Zeit muss es sein, die Realität der Person anzuerkennen und damit Höherem im Sinn einer transzendenten Wirklichkeit in unserer Gesellschaft Raum zu geben."*

Embryologische Entwicklung des Herzens

Um sich nun dem Herzen in seiner Bedeutung zu nähern, lohnt sich zunächst wiederum ein Ausflug in die Embryologie, der hier nur im Überblick dargestellt werden soll.

Eine der beinahe mystischsten Beobachtungen ist hier, dass zunächst die Zölomhöhle, die spätere **Perikardhöhle**, entsteht, in die das Herz sich **dann** hineinentwickelt. Ursprünglich wurde angenommen, dass das sich bildende Herz die Höhle ausbaut, indem es die Seitenwände verdrängt. Aber die Höhle ist vor dem Herzen da.

Dies geschieht gegen Ende der 3. Woche. Zwischen Ento- und Ektoderm entsteht ein kleiner Spaltraum, der die von den Dottersackgefäßen gebildeten, anfangs paarigen Endothelschläuche umschließt und somit deren Entwicklung zum Herzen ermöglicht. Diese sehr frühe Herzanlage befindet sich noch im extraembryonalen Raum am vorderen Ende der Keimscheibe. Mit der dann beginnenden Abfaltung des Neuralrohres als Kopfanlage sowie der Verlagerung der Darmpforte nach kaudal verlängert sich auch die Perikardhöhle nun beidseits des Neuralrohres nach kaudal. Unterdessen haben die Seitenplatten des Mesoderms das Zölom, die spätere Körperhöhle, gebildet, der Embryo ist von der Zweidimensionalität der Keimblätter zu einem dreidimensionalen Körper geworden.

Die immer noch paarigen Endothelschläuche zusammen mit ihrer Perikardhöhle werden nun mit der Abfaltung des Schlunddarms vom Dottersack nach medial verschoben und kommen unter dem Kopfende des Embryos zu liegen. Das nun beginnende Verschmelzen der Endothelschläuche bildet den **primitiven Endokardschlauch** heraus. Zeitgleich verändert sich die Perikardhöhle: Das an den Endokardschlauch angrenzende Blatt beginnt, sich zur kardiogenen Platte und zum myoepikardialen Mantel zu verdicken.

Damit entstehen quasi 2 Wandabschnitte an der Perikardhöhle: ein äußeres Blatt, das schnell zu einer bindegewebigen Struktur wird und später das **Perikard** bildet, und ein inneres Blatt, das sich zum **Myokard** entwickelt. Nun können die weiteren Gestaltungsprozesse des Herzens innerhalb dieser Herzbeutelhöhle stattfinden.

Wie in Kap. 3.3.1 schon erwähnt, pulsiert der Herzschlauch mit dem darin fließenden Blut bereits, bevor in seiner Wand kontraktile Fasern entstehen. Steding und Seidl ([230], S. 245ff.) konnten nachweisen, dass sich die Muskulatur des Myokards noch in der 9. Woche in einem sehr undifferenzierten Zustand befindet, obwohl die Herzentwicklung da schon recht weit fortgeschritten ist. Möglicherweise beginnen die Myokardfasern, sich aufgrund der Abfaltung des Herzschlauches und der daraus folgenden Stauung des Blutstroms und aufgrund der daraus resultierenden Dehnung der Herzschlauchwand erst auf diesen Dehnungsreiz hin zu bilden. Das würde auch die in diesem Stadium dreidimensionale Verzweigung der Myokardfasern untereinander erklären, aus der folgt, dass sich der Herzmuskel immer als Ganzes kontrahiert, da der Dehnungsreiz global vorhanden ist. Es ist nur folgerichtig, dass auf den zirkulären Reiz der Dehnung ein Netz von Muskelfasern resultiert – im Übrigen eine Besonderheit, die nur im Herzen zu finden ist. Sehr viel später, nach der vollständigen Herztrennung und Bildung der Ventilebene, wird das Myokard umstrukturiert zu spiraligen Muskelsystemen, die einen leichten Rechtsdrall im Auswurfkanal zur Folge haben.

Aber noch einmal zurück zu den Gestaltungsbewegungen des frühen Herzkörpers. Der oben beschriebene, durch Verschmelzung unpaar gewordene Endokardschlauch gliedert sich nun in verschiedene Abschnitte, den Conus arteriosus (Bulbus cordis), den Ventrikel- und den Atriumabschnitt. Der Conus arteriosus wächst zusammen mit einer weiteren Aussackung, dem Saccus aorticus, zum Truncus aorticus aus. Zeitgleich sprosst ein venöses Gefäßnetz, bestehend aus rechtem und linkem Sinus venosus, in das Atrium hinein.

Ab dem 21. Tag folgt jetzt ein Längenwachstum des nach kranial und kaudal fixierten, gegliederten Herzschlauches, was eine Schleifenbildung nach sich zieht. Ursprünglich nahm man an, diese Schleifenbildung entstehe durch die im Verhältnis zum Längenwachstum zu kleine Perikardhöhle; man konnte jedoch nachweisen, dass diese Schleifenbildung dem Organ immanent zu sein scheint, da sie auch entsteht, wenn die Herzanlage außerhalb des Embryos wächst (Steding u. Seidl, [230], S. 219ff.)

Die Kräfteverhältnisse scheinen hierfür verantwortlich zu sein: Von kaudal strömt das Blut mit einer Art peristaltischer Kontraktionswelle über den Herzschlauch hinweg und zieht den vormals kaudalen Teil mit nach oben. Dies wird einmal der zukünftige Vorhof sein. Der Bulbus cordis indes wird nach unten gezogen und erfährt eine Abknickung des Herzschlauches, der späteren Herzspitze. Es entstehen nun 3 Abschnitte in der Herzschleife: das Atrium commune (Einströmungssegment), der Ventriculus communis (Ausströmungssegment) und Cornus arteriosus (Ausströmungssegment).

Die Abknickung des Herzschlauches im Kammerteil macht aus der vormals peristaltischen Welle eine **sakkadiert-rhythmische Bewegung**, der Blutstrom wird in seinem vormals kontinuierlichen Fließen rhythmisch unterbrochen und die Strömungsrichtung umgekehrt.

Entlang dieser unterschiedlichen Strömungsbahnen des Herzens entsteht nun die zu Beginn noch nicht vollständige Septierung, im Bereich der Einströmbahn mit dem Blutstrom und im Bereich der Ausstrombahn gegen den Blutstrom. Zu einem späteren Zeitpunkt bilden sich auch die Herzklappen aus diesen Septen aus.

Das Herz gibt also seine vormals gefäßartige, peristaltische Kontraktionsweise durch die oben beschriebene Umkehrung der kaudal-kranialen Verhältnisse und die anschließend stattfindende Septierung auf und wird zu einem rhythmisch den Blutstrom unterbrechendes Organ, das gleichzeitig den Mittelpunkt des Kreislaufs bildet.

Um den anthroposophischen Gedankengang nachzuvollziehen, ist die **räumliche Verlagerung** von großer Wichtigkeit.

Neben diesem **Zentralisationsprozess**, bei dem das Herz von der Kopf- bzw. Halsregion in die Brusthöhle verlagert wird, finden auch Verschiebungen in den anderen Achsen und Ebenen statt, bis das Herz dann mehr linksseitig im Körper seinen endgültigen Standort einnimmt. Aber der Reihe nach.

Die oben beschriebenen Prozesse der Umkehrungen der Herzpositionen und ihrer Schleifenbildung finden noch in der Sagittalebene statt. Nach Abschluss der Schleifenbildung verlagert sich die Herzschleife c-förmig nach rechts, eine erste Rechts-links-Asymmetrie entsteht in dem zuvor noch nahezu symmetrischen Embryo. Zeitgleich bilden die Gefäße eine Asymmetrie aus, die postnatal die funktionelle Trennung von rechtem und linkem Herzen und damit des großen Körperkreislaufs und des Lungenkreislaufs überhaupt erst ermöglicht.

Zu Beginn dieser Gefäßeinsprossung werden sowohl im Einstromgebiet, dem Sinus venosus (Venensystem), als auch in der Ausstrombahn, dem Truncus cordis (Arteriensystem), verschiedene Gefäße angelegt. Zeitweise werden im arteriellen Schenkel 6 paarige Pharyngealbogenarterien gebildet, der sog. **Kiemenapparat**. Sowohl im venösen als auch im arteriellen Bereich obliterieren einige dieser Gefäße später wieder.

Entscheidend für unser Verständnis hier ist die Tatsache, dass sich das Aortensystem mit seinen einsprossenden Gefäßen nach links verlagert, die venöse Einstrombahn mit Beginn der Septierung der Vorhöfe nach rechts. Dadurch wird der Kreislauf auf eine lemniskatische Struktur umgestellt. Das dadurch entstandene Gefäßkreuz ist postnatal, wenn der Ductus Botalli, der zuvor noch bei der Umgehung des Lungenkreislaufs von Wichtigkeit war, geschlossen ist, ein Fulkrum in der Herzbewegung um seine Achse. Zusätzlich bildet dieses Gefäßkreuz eine Art Aufhängungssystem.

Abschließend ist im Prozess der Herzentwicklung noch die **Phase der Konzentration** (nach Rohen u. Lütjen-Drecoll, [197], [198]) von Wichtigkeit. Mit der weiteren Entwicklung der übrigen Organe, die der Embryo in der Zwischenzeit vollzogen hat, hat sich auch die Anzahl der Kapillaren dieser Organe vergrößert. Proportional dazu ist der periphere Widerstand gestiegen, gegen den das Herz seine ersten Auswurfleistungen zu bewältigen hat. In der Folge baut sich das Herz noch einmal um und fasst die vormals 4 Herzräume zu 2 größeren Räumen zusammen, indem der Sinus venosus in den Vorhof einbezogen wird und der Bulbus cordis in den Kammerteil. Somit kann das Quantum dessen, was das Herz auswirft, enorm gesteigert werden.

Die Arbeitsleistung des Herzens ist also noch einmal verdichtet und auch ökonomisiert worden, denn durch den letztgenannten Prozess sind die Herzklappen alle auf einer Ebene, der sog. **Ventilebene**, zu liegen gekommen. Die in dieser Phase spiralig umstrukturierte Muskulatur des Myokards verdickt sich zunehmend und ist auf eine eigene Versorgung angewiesen. Sie kapillarisiert sich intensiv und bildet das koronare Gefäßnetz aus.

Auch entwickelt sich eine autonome Steuerung durch die Entwicklung spezialisierter Muskelfasern, des **Reizleitungssystems des Herzens**, wodurch das Herz die Vorhof- und Kammermuskulatur wechselseitig kontrahieren und somit die Systole und Diastole koordinieren kann. Die Muskelzellen dieses Reizleitungssystems enthalten weniger Muskelfibrillen, jedoch mehr Plasma als die anderen Muskelfasern des Myokards. Das Reizleitungssystem unter Führung des Sinusknotens besitzt die Fähigkeit zur spontanen Depolarisation und kann sich somit selbst erregen. Der Sinusknoten und in seiner Folge auch der atrioventrikuläre Knoten, das His-Bündel, die Tawara-Schenkel und die Purkinje-Fasern stehen auf der nervalen Ebene unter dem Einfluss von Parasympathikus und Sympathikus, hormonell unter dem Einfluss der Transmitter Azetylcholin (Parasympathikus) sowie Adrenalin und Noradrenalin, die die Frequenz steigern.

Diese Grundlagen sind wichtig, um nun die anthroposophische Sichtweise nachzuvollziehen. Danach kehrt Steiner die Funktion des Herzens als Pumpe, wie sie in vielen Lehrbüchern der inneren Medizin bezeichnet wird, radikal um ([231], [234]). Seine These ist, dass nicht das Blut vom Herzen bewegt wird, sondern das Herz vom Blut. Worauf stützt sich diese These?

Das Herz aus anthroposophischer Sicht

Hierzu ist von Bedeutung, die **Bildekräfte** aus dem anthroposophischen Gedankengut mit einzubeziehen. Denn allein vom Intellekt her betrachtet konstruiert der Verstand den Mechanismus der Herzpumpe aus der Kausalität und nimmt weder Seelenbewegungen noch ätherische Kräfte wahr, d. h. der Materie entgegengestellte, qualitativ negative „Zugkräfte“ des flüssigen Elements. Pflanzen, um diesen Gedanken vereinfacht darzustellen, haben einen **Ätherleib** – sie werden quasi durch die Kraft der in ihnen permanent fließenden Flüssigkeit in die Höhe gezogen. Dieser ätherische Kreislauf der Pflanzen bringt Baumriesen zustande, jedoch ist ein Blatt wie das andere Blatt, eine Differenzierung nicht gegeben, es liegt eine Wechselwirkung aller Teile vor.

Merke
Im Herzen vereinen sich verschiedene Bildekräfte.

Der ätherische Bau des Herzens ist leicht nachvollziehbar, es ist immer noch ein plasmatisches Kontinuum. Es entsteht quasi als Derivat aus dem Blut, aus der Flüssigkeit heraus. Mit dem Erscheinen des Blutlebens tritt die Differenzierung in die Form auf und verlässt das Urätherische des Pflanzensaftes. Als Träger der Seele astralisiert das Blut sich. Der **Astralleib** ist in der anthroposophischen Sichtweise der Teil des Wesens, dem die Sinne, das Empfinden sowie die Triebe zugeordnet sind. Somit ist es auch der Teil, den wir mit den Tieren gemein haben, so sie über einen Blutkreislauf verfügen.

Merke
Das Blut besteht also vor jedem Organ, im späteren Verlauf in jedem Organ und auch nach dem Organ noch.

Das Herz selbst entsteht außerhalb des frühen Embryos und gliedert sich erst später in diesen ein. Das Blut hat zu diesem frühen Zeitpunkt bereits eine Eigenbewegung, die nicht von dem noch muskelfaserlosen Herzschlauch initiiert wird (vgl. Kap. 3.3.1). Das Ich drängt ins Leben, es empfindet und verwirklicht sich Stück um Stück über das Blut. Die Myokardbildung trägt diese strömenden Spuren in ihrer Ausprägung noch in sich, indem ihre Muskelfaserströme (Synzytien) lemniskatenförmig und zirkulär verlaufen und sich Richtung Herzspitze zu einem Herzwirbel verdichten. Mikroskopisch lässt sich eine Querstreifung beobachten, die jedoch vollkommen anders als die der Skelettmuskulatur ohne eine Insertion in Knochen oder Sehnen auskommt. Diese plasmareichen Herzmuskelfasern sind unmittelbar verbunden mit dem Blut – allerdings über das Bindegewebe, das Bewegungs- und Willenselement. So wird das Blut vollkommen aufgenommen in einem in sich abgeschlossenen, strömend-lebendigen Gefäß.

Alle Pflanzenorgane sind ihrem Wesen nach Blatt, die Organe der Säugetiere hingegen sind nach besonderen physischen und seelischen Funktionen herausdifferenziert und nehmen gänzlich unterschiedliche Positionen innerhalb des Organismus ein. So muss das Ätherisch-Vegetative in solchem Maße zurücktreten, wie auch seelisches Innenleben möglich sein soll. Das durch alle Organe strömende Blut vereint die seelisch-leiblichen Einzelfunktionen der Organe wieder in sich und führt sie weiter bis zum Herzen, das als **Wahrnehmungsorgan** fungiert. Aus der unteren Hohlvene erhält es Informationen des Stoffwechsel-Gliedmaßen-Bereichs und damit der Ernährungsorganisation, aus der oberen Hohlvene eher sog. lichtätherische Informationen aus dem Sinnesnervenbereich. Vereinfacht ausgedrückt ist das Blut aus der oberen Hohlvene arterialisiert und enthält damit Informationen aus der Außenwelt, während die untere Hohlvene Informationen aus der Innenwelt gesammelt mit sich führt. Da das Blut der unteren Hohlvene zunächst über die Diastole in den Vorhof fließt, wird der vegetative Pol des Herzens auch diastolischer Pol genannt. Aufgrund dieser Dehnung des Vorhofes und der damit verbundenen Reizung des Sinusknoten resultiert dann die Systole, die in ihrer formgebenden Kraft dem **Astralischen**, dem Wollen, zugeordnet wird.

Zusammenfassend kann gesagt werden, dass das Herz alle ursprünglichen Verhältnisse umkehrt: Die zunächst unten liegenden und dem Stoffwechsel verbundenen Vorhöfe kehren sich nach oben, die rechte schwächere Herzseite kommt in der rechten Körperhälfte zu liegen, die mehr der dynamischen, wollenden und handelnden Ebene zugeschrieben wird. Die kräftigere linke, astralische Herzseite hingegen liegt in der mehr ätherisch-wahrnehmenden linken Körperseite. Somit stellt das Herz Seelenleiblichkeit und Lebensleiblichkeit einander gegenüber und wird damit zum **Ich-Organ**.

Das **Ich als Wesensglied** ist dasjenige, was uns vom Tier unterscheidet: Es beinhaltet die Intention der Selbstwerdung, weshalb überhaupt eine Entwicklung möglich ist. Es birgt eine Aufrichtekraft in sich, bringt die Sprache mit sich, das Denken als Geistkraft, was als Resultat das Wollen, die Verwirklichung hat. Es ist mit einem Wassertropfen vergleichbar, der die göttliche Essenz in sich birgt, ohne selbst Gott zu sein, so wie der Tropfen, obschon Wasser, doch nicht das Meer ist. Das Ich ist die zentrale Instanz, mithilfe deren das Bewusstsein zum Selbst-Bewusstsein wird und das Einmalige und Unverwechselbare der Individualität ausmacht. Damit ist es eine höhere und umfassendere Instanz der allein geistigen Natur. Das Ich repräsentiert die Vollkommenheit des reinen Wahrnehmens und des reinen Denkens, das Ich nimmt Gedanken wahr und kann Wahrnehmungen denken und ist in sich objektiv und subjektiv zugleich. Daraus resultiert eine vollkommene Freiheit der Intention, die allein dem Selbst gewidmet ist, es entsteht ein **Bewusstsein des Bewusstseins**.

Diese Gegenüberstellung im Herzen von **Seelen- und Stoffwechselpol** macht den Menschen erst frei, macht es ihm möglich, in die Selbstverwirklichung zu gehen. Ohne das Herz, so die anthroposophische Idee, griffe der eine Pol ohne Trennung in den anderen über.

Merke

Das Herz als Ich-Organ macht eine produktiv-schöpferische und wahrnehmend-empfindende Tätigkeit in Gleichzeitigkeit möglich und bildet so die Grundlage für die physisch-seelische Einheit des Selbstseins.

Somit ist das Blut nicht das Objekt der Tätigkeit des Herzens, und das Herz nicht Verursacher der Blutbewegung. Angesichts der großen zu überbrückenden Distanzen im Körper und der Vielzahl der kleinsten Kapillaren in den verschiedenen Organen wäre der periphere Widerstand auch viel zu groß, den das Herz zu überwinden hätte, wäre es allein für die Fortbewegung des Blutes verantwortlich.

Das Blut als „Werkzeug des Ich" reagiert auf biochemische Verhältnisse und versucht, eine Homöostase herzustellen, gleichzeitig reagiert es auf die im Geist erfolgten Handlungsplanungen. Bereits die Planung einer Aktivität im Gehirn veranlasst die betreffenden Muskelabschnitte zu einer Mehrdurchblutung, ohne dass das Herz diese initiiert hätte. Findet diese Handlung dann tatsächlich statt und kommt aus der Peripherie somit die Information, dass der Glukose- oder Sauerstoffbedarf erhöht ist, dann beschleunigt das Herz seine Frequenz. Und schlussendlich reagiert es auf seelische Begebenheiten, was es als Träger des Astralleibes auszeichnet. Das seelische Erleben hat einen enormen Einfluss auf die Blutbewegung, was z. B. deutlich wird an der Schamesröte oder dem Weichen des Blutes aus dem Gesicht bei Schreck und Angst. Steiner spricht davon, dass das, was die bewegenden Kräfte des Blutes sind, die **Gefühle der Seele** sind.

Wenn man beobachtet, dass das Herz den sonst kontinuierlichen Blutstrom für einen Moment staut und komprimiert, ein Restquantum des zuvor gestauten Blutes noch in der Kammer verbleibt und somit mit dem neu einfließenden gemischt wird, kann man den Gedanken Steiners nachvollziehen, dass das Herz auf diese Weise zu einem Empfindungsorgan demgegenüber wird, was in der Peripherie geschieht. Die entsprechende Modalität des Sinnesorgans Herz sind die Veränderungen des Blutes im oberen und unteren Bereich des menschlichen Organismus. Das Herz stellt diese sich gegenüber, eine Selbstreflexion in diesem winzigen Moment des Gegenüberstehens im Stillstand resultiert, bevor das Herz die unterschiedlichen Pole harmonisiert.

Durch die darauf initiierte Antwortreaktion des Herzens kann es nun insgesamt ordnend in den Organismus eingreifen und die Herzfrequenz und den Blutdruck den Gegebenheiten anpassen. Hier ist Wahrnehmung also nicht ein rezeptives Geschehen, sondern eine innere Aktivität des Herzens.

Das Blut an sich ist das Werkzeug des Ich als Geist-Seele, das Herz das Ich-Organ. Das Medium, durch das das Blut wirkt, ist die **Wärme**. Physikalisch gesehen kann Wärme sämtliche anderen Elemente steuern, sei es durch Erwärmen der Luft, durch die dann Bodenbewegungen möglich werden, oder auch das Abregnen, wenn durch Wärme aufsteigende Luft auf kältere Luftmassen stößt. Darüber also kann das Individuum sein Wollen auf der Erde umsetzen. Das Herz als das Gefäßorgan, das aus dem Blut resultiert, fügt mit seiner eigenen starken Kapillarisation des Herzmuskelinterstitiums ein Vielfaches an Wärme dem strömenden Blut zu.

Als Werkzeug des Ich und durch seine vielfältigen embryologischen Umwandlungen, seine Raumdimensionen umkehrenden Prozesse kann das Blut Eigenschaften des Charakters umsetzen bis hin zur psychophysiognomischen Formbildung. Es kann moralische Impulse umsetzen, den Willen zu gestalten ausleben. Die **Willensantriebe** Verantwortung, Mitgefühl, Ehrgeiz und Treue finden im Herzen eine Basis, es gibt „den inneren Halt" und bildet mithilfe des Geistes die Stimme aus, die wir die

„Stimme des Gewissens" nennen, eine nur im Individuum gebildete moralische Instanz ohne einen äußeren Einfluss.

Verknüpfung mit der Osteopathie

In der osteopathischen Medizin haben wir die Möglichkeit, durch ausgebildete manuelle Fertigkeiten und feine Palpationsfähigkeiten den Ist-Zustand des Herzens nachzuvollziehen und korrigierend einzugreifen. Auch hier muss wie bei allen Organen eine Unterteilung in die 3 Grundzustände erfolgen.

Der **Normotonus** des Herzens ist von Natur aus kein statischer Zustand. Ein gesundes Herz kann ausgleichen und reagiert auf Gegebenheiten. Ist es in einem Zustand der Mitte, und setzen wir die vorgenannten Thesen als Postulat voraus, so erscheint uns ein Mensch mit einem reagiblen Herzen als selbstbewusst, anteilnehmend und auch ausstrahlend in die Umwelt und unterstellt sich selbst dem eigenen Gewissen sowie dem Lebenskontext. Dieses Herz wird nicht zurückgezogen sein im Thorax, sondern in der Mittelposition, der Thorax an sich hat keine im Sternum zurückgezogenen Aspekte.

Häufige Kränkungen und überstarke Sensibilität hingegen lassen den betreffenden Menschen eher die Außenwelt wahrnehmen, ein eigenes Mitteilen an die Umwelt findet aufgrund vorangegangener Verletzungen häufig nicht mehr statt. Nimmt die Person die eigenen Gefühle und Seinszustände nicht mehr wahr, sprechen wir von einer Abspaltung. Häufig zieht sich ein solches Herz physisch zurück, erscheint das Sternum eingezogen und die Schultern bilden einen nach vorn geneigten Schutzmantel, der auch verhärtet und hochgezogen sein kann. Palpatorisch erscheint uns das Herz als **hypoton**, als „zu wenig".

Und das osteopathisch feststellbare „Zuviel", das als **hyperton** bezeichnet wird, wirkt wie ein interstitielles Ödem am Herzen.

In der anthroposophischen Medizin werden beim Herzen die arterielle und die venöse Kongestion unterschieden. Aus beiden resultiert eine Einschränkung der seelischen Beweglichkeit. Das Herz ist in einem Hypertonus. Das rechte Herz ist von der **venösen Kongestion** betroffen, es geht mit einer seelischen Introversion einher, Mutlosigkeit und Schwermut resultieren, da der vegetative Pol dem geistigen Pol gegenüber an Gewicht gewonnen hat; der Mensch wird mehr Stoffwechsel und weniger Wollen. Die **arterielle Kongestion** hingegen betrifft das linke Herz, hier nimmt der Willenspol überhand. Es resultiert ein Übermut, seelischer Eigensinn und eine gewisse Selbstherrlichkeit. Häufig resultiert aus der lange bestehenden arteriellen Kongestion eine arterielle Hypertonie mit einer Gesamtherzvergrößerung. Diese Kongestionen aufzulösen und auszugleichen, ist Aufgabe der Osteopathie.

Albus und Herrmann-Lingen [6] haben herausgearbeitet, dass vor allem Menschen mit feindlichen Zügen die Disposition haben, eine **koronare Herzkrankheit** mit ischämischen Attacken auszubilden, und beziehen sich auf weitreichende Studien. Fintelmann ([65], S. 100 ff.) nimmt an, dass die in der Bevölkerung zunehmende koronare Herzkrankheit auf einen Mangel an seelischer Bewegung zurückzuführen ist. Die immer mehr nachlassende innere Anteilnahme am Leben und an der Umwelt sowie die Überflutung, das Zuviel an Sinneseindrücken in quantitativer Hinsicht sowie in der zeitlich zu schnellen Abfolge führe letztlich zu einer Sklerosierung, einem Hartherzig-Werden gegen sich und andere.

Möglicherweise ist ein **Herzinfarkt** als Folge dieser Sklerosierung ein Bewusstwerdungsversuch seitens des Körpers, seitens des Ich, dass der Formgegenüber dem Stoffwechselpol überhandgenommen hat. Ehrgeiz und Wille überwiegen die Eigen- und Fremdwahrnehmung und machen so einen Ausgleich der beiden Pole auf Herzebene nicht mehr möglich. Eine Steigerung des Herzinfarktgeschehens gibt es dann nur noch durch den Herztod. Hier hat die Sklerosierung so überhandgenommen, dass Leben nicht mehr möglich ist. In nur der Hälfte aller Fälle von Herztoten konnte eine Thrombose festgestellt werden. Hier tut sich die Frage auf, ob der Gefäßverschluss vor oder nach dem Herzstillstand eingetreten ist.

Die **Seelenbewegungen** sind es, die das Blut und damit das Herz neben den Stoffwechseltätigkeiten in Bewegung bringen. Das Herz als Organ des Ich, des Bewusstseins, kann daher wunderbar neben den bekannten Organtechniken mit Elementen aus der psychodynamischen Osteopathie verbunden werden, die einen Bewusstseinsprozess samt sprachlicher Einbindung beinhalten. So finden wir nicht nur eine Kompensationsachse, eine die Ursache integrierende Mittellinie, sondern nehmen den Teil des Ich mit hinein, der einen bewussten Umkehrprozess einleiten kann, indem er eine andere Entscheidung trifft.

3.3.3 Nieren

Die Verbundenheit von Niere und Nebennieren macht es naheliegend, in der PDO den Fokus auf die Nierenregion zu legen. So löst Stress, der potenziell traumatisch wirken kann, eine Kaskade von Reaktionen in ebendiesem Gebiet aus. Die Nebenniere mit ihren Anteilen aus Nebennierenmark und Nebennierenrinde ist ein Hauptspieler in der **Stressreaktion**.

Eine Aktivierung des sympathischen Nervensystems löst auf direktem Wege durch Innervation des **Nebennierenmarks** mittels präganglionärer Fasern eine Freisetzung von Adrenalin und in geringem Umfang auch Noradrenalin in die Blutbahn aus. Durch diese Reaktion wird die ansonsten überwiegend lokal wirkende sympathikotone Innervation erweitert um die generalisierte Wirkung der hormonellen Reaktion: Der gesamte Organismus wird informiert.

In der **Nebennierenrinde** bewirken Stresssituationen die Freisetzung von Glukokortikosteroiden – sie machen auch keinen Unterschied, ob es sich hierbei um physische Belastungssituationen (z. B. einen Blutverlust) oder psychische Ursachen (z. B. Angst oder Wut) handelt. Die Hypothalamus-Hypophysen-Intention richtet sich direkt an die Nebennierenrinde, genauer die Zona fasciculata, woraufhin diese die Glukokortikoide (Kortisol) bereitstellt. Damit wird u. a. die Energiebereitstellung auf unterschiedlichen Ebenen sichergestellt, die der Körper zur Bewältigung der Stresssituation möglicherweise brauchen könnte.

Den weniger naheliegenden Aspekt stellt die anthroposophische Sichtweise über die Niere. Hierzu lohnt es sich, die selbstverständlich existierenden physiologischen, anatomischen und funktionellen Aspekte wiederum zu erweitern. Denn diese gut beforschten Aspekte, so fein wir sie auch verfolgen können, vermögen noch nicht die Zusammenhänge des Erlebens zu erklären. Daher lade ich Sie ein, der anthroposophischen Sichtweise zu folgen und sie einfach einmal als gedankliche These und vielleicht als Arbeitshypothese zu benutzen.

Funktionen der Nieren

Die unstrittigen Aufgaben der Nieren sind die Kontrolle des Wasser-, Elektrolyt- und Säure-Basen-Haushalts. Auch die Entgiftung durch Ausscheidung von Fremdstoffen wie Medikamenten sowie die Ausscheidung von Stoffwechselendprodukten des Harnstoffkreislaufs (Stickstoff) gehören in ihr Aufgabengebiet. Darüber hinaus hat sie noch vielfältige endokrine Funktionen.

Wir können uns das Ausmaß ihrer Arbeit vielleicht bewusst machen, wenn wir uns einmal folgende Zahlen vor Augen führen: Mit ihrer Durchblutung von 1,2 l/min beträgt das Herzminutenvolumen 25 %. Das heißt, alle 4–5 min durchspült das gesamte Blutvolumen die Niere .

Eine weitere beeindruckende Zahl ist die der Primärharnbildung: Pro Tag sind dies ca. 170 l. Nun dürfen wir dankbar sein, dass dies nicht auch der Menge des auszuscheidenden Urins entspricht; und auch dies ist wieder eine Leistung der Niere, die uns nur mit einer Menge von 0,7–1,5 l Urin mit Toilettengängen beschäftigt. Dies ist vermutlich ein Geschenk der Evolution, das es uns ermöglicht hat, überhaupt den Lebensraum Wasser zu verlassen. Das in den Nieren bestehende Gegenstromprinzip erlaubt eine Konzentration des Urins auf das ca. 5-Fache der Plasmaosmolarität und macht uns durch dieses Prinzip etwas unabhängiger von der Zufuhr von Wasser.

Nun hätte man sich sicher ein einfacheres Prinzip überlegen können als das, dessen die Niere sich bedient. Statt eines sekretorischen, drüsigen Vorgangs nimmt die Niere einen komplizierten Arbeitsprozess vor. Die physiologischen Einzelheiten nehmen wir hier nur streifend in Betracht, insofern es dem der anthroposophischen These nachvollziehenden Gedankengang dient.

Die 3 großen **Funktionsprozesse der Nierentätigkeit** finden in 3 unterschiedlich organisierten Abschnitten der Nieren statt:

- Die **Ultrafiltration** und somit die Kontrolle der Körperflüssigkeit findet in der gut durchbluteten Nierenrinde statt. Der Relativanteil der Durchblutung der Nierenrinde beträgt 90 %, die hier angesiedelten 2,5 Mio. Glomeruli können in der aeroben Zone wunderbar ihrer Arbeit nachgehen.
- Das etwas blasser erscheinende Nierenmark mit seiner radiären Struktur übernimmt die **Konzentration des Primärharns** zum Endharn und tut dies vorwiegend anaerob mit dem verblei-

benden Relativanteil von 10 % der Durchblutung. Die Sauerstoffausschöpfung der Niere ist trotz ihrer enormen Sensibilität für den Abfall des systemischen Sauerstoffpartialdrucks sehr gering. So weisen die Nierenvenen trotz dieser enormen Arbeitsleistung, die in der Niere stattfindet, immer noch eine Sauerstoffsättigung von 90 % auf. Die dennoch bestehende Sensibilität für Druckabfall und Ischämie ist mit der geringen Durchblutung des Nierenmarks zu erklären: Dort gibt es ganz einfach keine Pufferzone mehr für einen noch geringeren Sauerstoffanteil.

- Der 3. Funktionsprozess schließlich ist die in den Nierenpapillen beginnende **Harnableitung**, von wo aus dann der Urin über die Nierenkelche und das Nierenbecken seinen Weg in die ableitenden Harnwege nach außen nimmt.

In den Nieren vollzieht sich ständig ein hoch komplizierter Vorgang, der aus dem Abpressen von Plasmawasser, der Filtration, dem passiven Diffundieren aller darin gelösten Stoffe mit einem Molekülradius unter 1,8 nm, einer tubulären Resorption des Wassers und einer aktiven und passiven Resorption sowie einer aktiven oder passiven trans- und parazellulären Sekretion von Plasmasubstanzen wie Glukose oder Aminosäuren besteht. Damit trifft der Körper eine Stoffauswahl und nimmt Entgiftungen vor.

Nun kann man beobachten, dass bei **Dialysepatienten**, wenn dieser komplexe Vorgang an der Niere nicht mehr durch die eigene Niere übernommen werden kann, bestimmte Krankheitsbilder in Erscheinung treten, die zunächst einmal gar nichts mit der Niere zu tun haben zu scheinen. Die kausalen Zusammenhänge bleiben unklar, die Beobachtungen indes sind es nicht. Daher hat sich ein ganz eigenes Fachgebiet herausgebildet, die Psychonephrologie.

Unter Berücksichtigung der spezifischen Belastungen, die Dialysepatienten haben (z. B. die Abhängigkeit von medizinischem Personal, von Transplantationsindikatoren, die Wahrscheinlichkeit des möglichen Organempfangs, Orts- und Zeitgebundenheit, aber auch enorme Belastbarkeitseinschränkungen, Medikamentenpflicht), konnten bei dieser Patientenklientel in mehreren Studien auftretende psychische Begleiterscheinungen beobachtet werden. Auch wenn man diese chronisch kranken Patienten in Relation zu anderen chronischen Erkrankungen setzt, ergibt sich eine signifikante Häufung ausgerechnet bei dieser Gruppe.

So beschreiben mehrere Autoren beispielsweise **neurologische und psychiatrische Komplikationen** bei Hämodialysepatienten wie Psychosen verschiedenster Art, Schizophrenien, Paranoia mit suizidalen Tendenzen, Hypomanien, hirnorganische Durchgangssyndrome, Dialyseenzephalopathien, Depressionen, neurotische und psychosomatische Probleme sowie neurotische Konflikte. Hierbei versuchten die Autoren, sorgfältig zwischen „hirnorganisch“, „reaktiv“ oder „endogen“ zu unterscheiden, was mitunter nicht einfach ist.

Warum nun manifestieren sich gerade bei dieser Gruppe so deutlich psychische Begleiterscheinungen, obwohl auf molekularer Ebene durch die Dialyse eine Reinigung des Blutes stattfindet – wenn auch wellenförmig zweitägig, statt in feinster Präzision des stündlichen Austarierens, in der die Niere ihrer Arbeit nachkommt? Um eine Antwort zu versuchen, folgen wir nun der anthroposophischen Idee und verlassen den engen Blick der rein molekularen Ebene.

Die Niere aus anthroposophischer Sicht

In der anthroposophischen Betrachtung ist die **Niere ein Luftorgan**, kein Wasserorgan, wie man zunächst vermuten möchte, nimmt man nur die Funktionen der Niere des Wasserausscheidens in Augenschein. Sie scheidet Wasser aus, trocknet gewissermaßen aus, ist eher ein Behältnis für Wasser denn Wasser selbst. Ihre Form ist stark umschrieben, begrenzt, ganz anders als das eigentliche Wasserorgan Leber, das an sich eine flüssige Konsistenz hat. Die Niere gleicht eher einem Luftballon in ihrer zirkulären Ausbreitung, in den man am Mittelteil Luft geblasen hat und der sich diesen Gesetzen folgend dann ausbreitet.

Des Weiteren hat sie gerade zur **Atemluft** eine besondere Beziehung: Letztlich produziert die Niere über die Regulation der Wasserstoffionen neben Wasser auch Kohlendioxid und trägt damit wesentlich zur Erhaltung des pH-Wertes im Blut bei. Enthält das Blut zu viele H^+-Ionen (Azidose), wird über das Atemzentrum im Hirnstamm (Medulla oblongata) eine Erhöhung der Atemfrequenz initiiert, die Ausscheidung von Kohlendioxid nimmt zu. Somit haben die Nieren eine sehr enge Verbindung zur Atmung, sie haben eine regulierende Funktion im **Luftorganismus**. Da nimmt es nicht wunder, dass bei einigen Atemerkrankungen wie dem Asthma gerade die Nierenhormone sind, die zur Therapie eingesetzt werden (Kortisol, Kortikosteroide oder früher Adrenalin).

Weiter wird ihr besonderer Bezug zur Luft auch in dem Sauerstoffanteil (20 %) der Luft deutlich. Sinkt dieser in großen Höhen ab (Partialdruck) und kommt damit weniger im Blut an oder sinkt der Sauerstoffgehalt bei einem Blutverlust, ist es die Niere mit der Erythropoetinausschüttung, die letztlich das Knochenmark dazu anregt, neue **Sauerstoffträger** (Erythrozyten) zu bilden.

Selbst hat sie ein beinahe altruistisches Verhältnis zum Sauerstoff. Normalerweise ist der Sauerstoffbedarf eines Organs der entscheidende Faktor dafür, welche Blutmenge ein Organ aufnimmt. Bei der Niere ist dies anders. Sie gibt ein immer noch mit 90 % Sauerstoff gesättigtes Blut in die Nierenvene hinein.

Auch verstoffwechselt die Niere letztlich Stickstoffderivate, sie formt daraus Harnstoff und Ammoniak. **Stickstoff** ist jedoch wiederum ein Luftelement, das rund 80 % der Luft ausmacht.

Durchseelung des Leibes durch die Niere

Die Luft ist nach anthroposophischer Auffassung das **Medium der Seele**. Luft in ihrer Eigenschaft, alles zu durchdringen, ist molekular gesehen als feine, bewegliche Substanz an keine Grenzen gebunden. Es entspricht unser aller Erfahrung, dass unser Dasein nicht in der räumlich definierten Dimension eines Körpers abgebildet wird: Das innerliche Weiten oder die Verengung, die ein innerliches Gefühl hervorruft, ist deutlich wahrnehmbare Gebärde der Seele und entspricht in ihrer Eigenschaft der Luftförmigkeit. Gedanken, Vorstellungen und kreative Inspirationen, die ebenfalls das Menschsein begleiten, lassen sich dem Medium Luft in ihrer Leichtigkeit und alles durchdringenden Weite zuordnen.

Die ganze Erde ist umgeben von einem Mantel aus Luft, in der der Mensch lebt. Die seelische Wesenheit kann über dieses Medium den Menschen ergreifen, jedoch nicht gleichbleibend, sondern rhythmisch über die Atmung.

Über den ersten Atemzug taucht die Seele des Kindes ins Bewusstsein ein, wir verlassen über den letzten Atemzug den Leib. Die Annahme ist, dass wir die gleiche Geste im Kleinen während des Tag-Nacht-Rhythmus vollziehen: Während des Schlafes tauchen wir mit dem individuellen seelischen Wesen mehr ins **Astralische**, in die große Seelenheit, beim Aufwachen verbindet sich die seelische Wesenheit wieder voll mit dem **individuellen Leib**.

Ein wenig bildlich gesprochen taucht die fühlende Seele damit in die Blutzirkulation ein, lebt aber weiter im gasförmigen Anteil. Durch die Blutströmung kann der gesamte menschliche Organismus durchseelt werden und bleibt dennoch verbunden mit dem, was Mystiker die eine große **Seelenheit** nennen. Der einzelne Mensch würde so eine ganz individuelle Möglichkeit einer bestimmten Erfahrung des Soseins dieser großen Seelenheit abbilden, ohne jedoch von ihr getrennt zu sein. Jedoch ist das Blut, auf das die Luft bei ihrem Eintritt in den Organismus trifft, für uns ein unterbewusster Ort.

Viele Betrachtungen der Physiognomie und der Gestaltkunde legen nahe, dass vielleicht etwas dran ist an der anthroposophischen Sichtweise. So lesen wir an Gesichtszügen, an Ausprägungen letztlich etwas über die Seele des Menschen. Die individuelle Seele kann also schon an embryologischen Gestaltprozessen gewirkt haben und wirkt jeden Tag wieder bis hinein in ihre Ausstrahlung.

Die **Seele** in ihrer Luftqualität verbindet sich mit dem belebten physischen Leib, wird nun zu einer individuellen Aussage eines Menschen mit seinen täglichen Entscheidungen und seinem Wollen. Der Mensch lebt aus seiner inneren Wesenheit heraus im physischen Leib und beginnt, die Umwelt zu gestalten und tätig zu werden, Erfahrungen leiblicher Art zu machen. Und wenn der Mensch zudem noch eine Position der Reflexion und der Außensicht einnimmt, erweitert er diese physische Erfahrungswelt des aktiven Handelns und der rezeptiven Wahrnehmung um die Stufe des Bewusstseins.

Nierenstörungen und ihre Folgen für die Psyche

Warum verändert sich die **Persönlichkeit** eines Menschen, wenn zahlreiche Nephrone zugrunde gehen?

In der Niere an sich befindet sich zunächst einmal arterielles Blut. Damit erhält sie einen großen Anteil der seelischen Kräfte im Medium der Luftförmigkeit und kann diese in das stoffliche Leben des Organismus überführen.

In der Bowmann'schen Kapsel tritt der wässrige Anteil des Blutes aus, der zelluläre verbleibt im Blut. Mit dem wässrigen Anteil gelangen auch Stoffe in die Nierenkapsel, vor allem stickstoffhaltige wie Harnstoff und Harnsäure, Kreatinin, Ammoniak, Nitrate und Aminosäuren sowie deren Derivate. Diese Stoffe sind dem Mineralischen verwandt, auch wenn sie im Blut gelöst vorliegen. Sie werden im proximalen Tubulus größtenteils nicht wieder aufgenommen (eine Ausnahme bilden L-Aminosäuren sowie alle wichtigen Stoffe wie Glukose etc.). Schädliche oder unbrauchbare Stoffe werden also nach der glomerulären Filtration kaum rückresorbiert und so über den Urin ausgeschieden.

Diese komplizierten Prozesse scheinen nötig. Ein wesentlicher Grund dafür ist, dass wir über die Nahrung fortwährend neue Substanzen aufnehmen, die in den Bereich der seelischen Wesenheit aufgenommen und von ihr durchdrungen werden müssen, sie müssen zu Eigenem gemacht werden. Der ernährende, substanzbildende Teil muss mit dem seelisch-gestalterischen Teil harmonisiert werden. Die dem Mineralischen verwandten Stoffe jedoch neigen zur Erstarrung, zur **Kristallisation**. Somit ermöglicht die Niere mit ihrer Clearance dem Blut, wieder „lebendiger" zu werden, sie befreit das Blut aus dem Kristallinen, der in den Kapillaren verbleibende Teil wird visköser.

Bei einer **Niereninsuffizienz** wird die Beziehung zwischen der Wesenheit/Seele und dem physischen Leib gestört, sie kann den Leib nicht mehr ergreifen. Der harmonische Ausgleich zwischen den Welten der Substanzbildung und der gestalterischen Wahrnehmung gerät ins Wanken. Die Verbindung zwischen Seele und Leib ist brüchig geworden. Und damit lassen die Kräfte der Motivation und des Willens nach, Interessen und daraus folgende Tätigkeiten aus innerer Impulskraft erlöschen, der Mensch hört mehr und mehr auf, über den Leib in das äußere Dasein einzugreifen. Ein Verlust des Selbstwertgefühls und des Gefühls für sich resultieren. Eine resignative Grundstimmung sowie eine innere Leere machen sich breit.

Bei Nierenerkrankungen fehlt der Haut Licht, sie wird fahl und grau. Auch den Augen als lebendiger Ausdrucksspiegel der Seele fehlt das Strahlen: Sie werden stumpf. Es wirkt, als gestalte der Mensch seine Körperhülle nicht mehr bis in die Peripherie hinein, die Ausstrahlung versickert.

In Dialysesituationen ist bei fortgeschrittenem Stadium eine suizidale Neigung zu beobachten.

Die Niere und ihre Ähnlichkeit zum Gehirn

Nicht von ungefähr verweist die anthroposophische Medizin sowohl auf die besonderen Ähnlichkeiten der Niere zum Gehirn als auch auf ihre gesonderte Position, durch die sie nicht mehr zu den anderen Organen im Bauchraum gehört.

Vergleichen wir Niere und Gehirn, fällt zunächst einmal auf, dass beide Organsysteme über einen Rinden- und einen Markanteil verfügen. Ähnlich wie das Gehirn ist auch die Niere von sehr fester Struktur, sehr fein gebildet, ausgestaltet und extrem differenziert. Sie lässt jegliche Homogenität im Gewebe vermissen, anders als beispielsweise Leber und Milz. Wie das Gehirn ist auch sie paarig und symmetrisch.

Das Gehirn ist ungemein sensibel für die Luft, hat einen hohen Sauerstoffverbrauch und zugleich wenig lebendige Stoffwechselprozesse. Ein Neurochirurg kann in aller Ruhe die Strukturen einzeln betrachten, während es der Bauchchirurg ständig mit reagiblem und lebhaftem Treiben im Bauch zu tun hat. Das Gehirn ist der Ort der Bewusstwerdung. Es ist der Ort, wo es um überpersönliche Denk- und Vorstellungsinhalte geht und um objektive und distanznehmende Stellungnahmen zu sich selbst und zu der Umwelt. Dahinter muss das leibliche Empfinden zurücktreten, weshalb wir unser Gehirn nicht einmal mit besonderer Anstrengung als solches spüren können. In den durch das Gehirn vorgenommenen Ordnungsprozessen, dem Abgleichen und Vorgreifen auf erwartbare Körperempfindungen oder Gefühle durch Vorstellungsvermögen wird das Gehirn zum Ort des bewussten Selbst und der Wahrnehmung des persönlichen Lebens, jedoch in einer Draufsicht. Der Leib sendet hingegen Informationen in Gestalt von Leibempfindungen, Behagen oder Unwohlsein und fügt das Jetzt sowie die Innenwelt hinzu. Die Bauchorgane an sich kennen in ihrer Lebendigkeit indes kein Bewusstsein.

Die Nieren nun nehmen eine gewisse Sonderstellung ein. Als hätten sie sich nicht entscheiden können, ob sie nun zu den Organen oder zum Gehirn gehören wollen, legen sie sich nicht fest. Retroperitoneal gelegen haben sie eine eher distanzierte Beziehung zum inneren Bauchraum, grenzen sich stark von ihrer Umgebung ab und zeigen durch ihr paariges Vorkommen deutlich, dass sie eine andere Position innehaben als der peritoneale Inhalt des Bauchraums. Was die Paarigkeit angeht, halten sie sich an die Vorgabe des Gehirns und empfinden den vollkommen durchstrukturierten Organaufbau bis hin zu seiner Festigkeit nach. Nehmen sie vielleicht eine Mittlerposition zwischen den gänzlich unbewussten Bauchorganen und dem Bewusstseinsort des Gehirns ein? Die Nieren müssen den ständig ankommende Substanzstrom synthetisieren, dem Körper zugänglich machen, aussortieren, was nicht hinzugehören soll, und gleichzeitig den Kontakt zur Seele im Luftkörper herstellen und halten. Sie werden so zum **Wahrnehmungsorgan** der Tatsächlichkeit des Subjekts, zu seiner Stimmigkeit. Die Niere kann somit ein halbbewusstes Seelen- und Wahrnehmungsorgan sein. Sie reagiert stark, wenn der Mensch aus dem Gleichgewicht gerät. Bei seelischem Druck werden die Gefäße komprimiert, das Herz muss nun den Druck erhöhen, um dem Gegendruck der Niere standzuhalten. Das Herz dann trifft im Abgleichen und Innehalten die willentliche Entscheidung oder Umentscheidung.

Schrieben wir der Niere die Rolle des Wahrnehmungsorgans auf der **Seelenebene** zu, ergäbe dann auf einmal auch ihr entwicklungsgeschichtlicher Lauf – zunächst mit der Bildung des Pronephros im zervikalen Gebiet, dann dem Rückbilden sowie Neubilden des Mesonephros auf hochthorakalem Gebiet, über den Metanephros bis zum endgültigen Nephros, der aus dem tieflumbalen Gebiet wieder aufsteigt – Sinn und wäre vollkommen logisch. Denn Filterfunktionen haben diese frühen Nierenformen nur sehr untergeordnet. Auf der Wahrnehmungsebene könnte dies eine Möglichkeit darstellen, hier schon auf der Seelenebene einzugliedern, zu individualisieren und über das mütterliche Blut den molekularen Kontakt zur Außenwelt herzustellen und zu integrieren, um Stück für Stück zum Selbst zu werden. Viele Forschungen über pränatales Erleben und fetale Wahrnehmung erhielten zugleich eine Basis – denn bisher stehen wir noch vor einem Rätsel, weil das Gehirn, dem wir die eigentliche Rolle der Wahrnehmung und des Bewusstseins zusprechen, noch nicht voll funktionsfähig und sehr dürftig myelinisiert vorliegt.

Nach Ansicht der TCM manifestiert sich alles, was der Mensch und auch seine Vorfahren seelisch erlebt haben, in der Niere und bestimmt damit auch das leibliche und seelische Gleichgewicht einer Person. In der konzeptuellen Lehre des Yin (physische Form) und Yang (Aktivitäten, Funktionen) ist die Niere der **Ursprung des Lebens**, das Zentrum für das Yin und Yang des Körpers. Daher wird der Niere in der TCM ein so hoher Stellenwert eingeräumt. „Nierenpflege ist eigentlich Seelenpflege“, lautet eine zentrale Aussage in der TCM.

Wenn wir nun die anthroposophischen Interpretationen, die ihre Wurzeln u. a. in der TCM sowie den Veden haben, einmal zulassen, gestützt vom heute eigenen Gebiet der Psychonephrologie, bekommen wir eine wunderbare Arbeitsgrundlage dafür, neben den rein physiologischen Aspekten der engen örtlichen Verwandtschaft zur Nebennierenrinde gerade die Niere in den manuellen Fokus zu rücken und mit ihr zu arbeiten.

4 Benennen

4.1 Sprache

In diesem nächsten Abschnitt möchte ich eine Lanze für die Sprache brechen. Sprache als Werkzeug innerhalb der therapeutischen Beziehung für das Ansprechen von Zuständen, auch und vor allem in der Kinderbehandlung. Kinder werden oft zum Index des Familiengeschehens: Sie symptomatisieren und bringen damit zum Ausdruck, dass etwas nicht stimmt. Jedoch ist ein Kind nicht allein Symptomträger familiärer Pathologien, sondern in sich selbst ein erlebendes Ich, das Kind ist eine Person.

In diesem Teil wird es darum gehen, weshalb ich es für sinnvoll halte, die Sprache während einer osteopathischen Behandlung als **therapeutisches Instrument** einzusetzen. Das bedeutet neben der hohen Konzentration und Präsenz, die allein die Palpation und manuelle Intervention im Gewebe fordern, eine weitere Ebene der Aufmerksamkeit. Grundlage ist also die beschriebene Technik der Nebennieren-Hypophysen-Achsen-Manipulation, die während der ganzen Behandlung sowohl als diagnostisches Moment als auch als Regulator genutzt wird (Kap. 5.2.2).

Es gibt verschiedene Ansichten über die **Symptomentwicklung**, beginnend damit, dass alles, was ein Mensch an Krankheiten entwickelt, ganz einfach ein Zufall sei, während Vertreter des entgegengesetzten Pols postulieren, alles, was ein Mensch erlebe, sei Absicht, selbst gewählt auf einer tiefen Seelenebene zu Lern- und Entwicklungszwecken, und hierzu zähle auch der verstauchte Fuß oder der verdrehte Rücken beim Tennis oder ein Infektionsgeschehen im Darm. Ich überlasse es Ihnen, welcher Gruppe Sie sich zurechnen. An mir selbst beobachte ich Phasen im Leben, in denen ich anfälliger bin für Infektionen oder auch nachlässiger in der spontanen Reaktion auf Bodenunebenheiten, die dann zu einem verstauchten Fuß führen können, und ich versuche dann schlicht innezuhalten und dem Raum zu geben, was auftauchen mag.

In der Arbeit mit dem Patienten geht es darum, eben nicht um jeden Preis das Geschehen, weshalb der Patient in die osteopathische Praxis gekommen ist, zu psychologisieren und mit mahnendem Finger eine Antwort auf die Frage nach dem Warum einzufordern. Diese Haltung könnte im Gegenteil dazu führen, dass der Patient schon im Vorfeld den schwarzen Peter zugeschoben bekommt und sich der Therapeut, unabhängig davon, wie seine handwerklichen osteopathischen Interventionen sein mögen, seiner Verantwortung entzieht.

Wir sollten zutiefst anerkennen, dass es einen Grund gibt, wenn der Mensch die zugrunde liegenden Themen zunächst auf das Zwischengleis des Körpers und damit der Erfahrungsebene schiebt und noch nicht in den Bereich der Einsicht einsortieren kann. Einsicht setzt Bewusstheit voraus – und manchmal geht es darum, dass in einem bestimmten Bereich Bewusstheit als bedrohlich erlebt wird.

Möglicherweise scheut der Mensch Konsequenzen, z. B. aus der Erkenntnis heraus, dass eine gelebte Partnerschaft sich überlebt hat: Es scheint nicht vorstellbar, die Schritte, die daraus folgen würden, wirklich zu gehen. Und oftmals hat es extreme Folgen für ein ganzes Familiensystem. Verkannt wird dabei häufig, dass auch das Bleiben in genanntem Beispiel Folgen hat. Mehr als einmal hörte ich erwachsen gewordene Menschen über die Trennung der Eltern mit den Worten sprechen: „Hätten sie das bloß eher getan, es war eine furchtbar anstrengende und belastende Zeit.“ Befragt man jedoch alte Ehepaare zu den verschiedenen Episoden ihrer Ehe und dem Gelingen derselben, so ist die einhellige Antwort, dass man mehr als einmal kurz vor der Trennung gewesen sei und froh darüber, diese Krisen erfolgreich gemeistert zu haben. So entwickeln sich Beziehungen wie ein eigenes Drittes, es scheint auch hier eine Komfortzone zu geben, dann eine Krise und wiederum eine neue Hochphase, inniger als zuvor erlebt, die dann ihrerseits wiederum in eine Komfortzone mündet.

Dieses Beispiel und das Spielen mit den verschiedenen Möglichkeiten seines Ausgangs soll verdeutlichen, dass die **Deutungshoheit beim Patienten** liegt und niemals beim Therapeuten. Der Versuch eines Therapeuten, auf dem Gebiet der Deutung gleich welcher Prozesse ein Experte zu sein, muss scheitern und nimmt dem Patienten als Forschenden die Forschung ab. Vielmehr ist es so, dass jeder Mensch seine eigenen Erfahrungen macht, die eigenen Schritte gehen muss und eine noch so glorreiche Erkenntnis seines Therapeuten nicht ein Lösungsentwurf für den Patienten werden kann – er wäre einfach unbrauchbar. Fritz Morgenthaler ([157], S. 45) beschreibt für die Psychoanalyse einen Leitsatz, den wir uns zu eigen machen können:

> *„Es ist eine alte Weisheit psychoanalytischen Verfahrens, […], dass der Analysand in die Lage kommt, von dem zu sprechen, was ihn bewegt, und nicht der Analytiker von dem bewegt ist, was ihm einfällt."*

4.1.1 Sprache im Feld der Osteopathie

Mit der osteopathischen Annäherung gibt der Therapeut der geweblichen Textur eine Spiegelfläche, lauscht ihr, bietet ihr die Möglichkeit, sich in Resonanz zu einer sich anbietenden Hand neu zu ordnen, umzustrukturieren. Kleine Änderungsangebote des Behandelnden werden angenommen oder mit Rigidität beantwortet, es entsteht ein **nonverbaler Dialog** auf der Suche nach einer optimalen Funktion und Position des Gewebes in seiner ganzen Breite.

Häufig jedoch hat der Körper alte Erfahrungsmuster gespeichert und steckt fest in früheren Starre-, Vermeidungs- oder Fluchtreaktionen. Sowohl in den Fällen, in denen Krankheit oder – etwas offener formuliert – ein Symptom ein Versuch des Körpers ist, auf eine Bewusstwerdung hinzuwirken, als auch in den Fällen des Verharrens des Körpers in alten Lösungsversuchen auf jedwede Form von Stress hin gilt es, mit viel Fingerspitzengefühl und wahrnehmender Präsenz die Schichten voneinander zu trennen.

Hier die **Sprache** einzubringen, erscheint nur folgerichtig, denn sie gibt **Bedeutung**, würdigt Prozesse und Geschehnisse und vermittelt Zeugenschaft des Erlebten. Sie ist das Tor zum Bewusstsein und kann damit zum Instrument werden, mithilfe dessen Dinge neu geordnet werden können, ihnen eine andere Bedeutung gegeben werden kann und mit deren Hilfe der Mensch sich dann auch abzugrenzen lernt.

Sprache ist an ein **Du** gerichtet. Allein das wirkt der Fragmentierung und dem Gefühl des Alleinseins, die durch Trauma entstehen, entgegen. Dieses Du ist die tiefe Seelenebene des Patienten, wir fügen dieser in dem verkörperten Selbst erlebten und manuell berührten Seite einen **Begegnungsraum** hinzu, in dem wir uns sprachlich dem annähern, was im Patienten wirkt. Sprache braucht ein Gegenüber – und sei es ein imaginäres Gegenüber in Gestalt eines geschriebenes Briefes. Sie ist auf etwas und an jemanden gerichtet. In diese Rolle des Gegenübers schlüpft der Therapeut und nimmt sowohl den Part des vorsichtig Fragenden wie auch des Zuhörers ein. In einem solchen Kontakt sind Worte berührend, tastend, einladend, öffnend. Sprache wird zur 5. Extremität, die therapeutisch ganz bewusst eingesetzt werden kann, um auf Räume hinzuweisen, andere liegen zu lassen oder weitere hinzuzufügen und zu ordnen. Und man muss sich im Klaren sein, dass diese 5. Extremität auch verletzen kann, einschneidend wirken kann, vorgreifen kann, desillusionieren kann, kurz: sie ein machtvolles Instrument ist, mit dem sorgsam und achtsam umgegangen werden muss.

Sprache ist ungeheuer vielschichtig und um ihr ganz gerecht zu werden, müsste man mehrere Bücher verfassen. Und trotz all ihrer Vielschichtigkeit kann sie die Wirklichkeit, das Sein nur ganz rudimentär beschreiben. Sie können es versuchen, indem Sie z. B. den Geschmack von Honig beschreiben. Jemandem, der Honig noch nie probiert hat, der ihn nicht erfahren hat, bleibt er selbst durch die detaillierteste Beschreibung verborgen, die mannigfaltige Erfahrung geht in der Allgemeinheit sprachlicher Begriffe verloren.

! Merke

In dem Wissen um das Nichtkönnen und das Können der Sprache versuchen wir, sie als Instrumentarium zu benutzen – und sind uns jederzeit ihrer scharfen Klinge bewusst.

Sprache kommt in zweierlei Kleidern daher: Es gibt einen **Bedeutungsgehalt** der Sprache, aber auch einen **klanglichen Inhalt**. Und es gibt die Körpersprache, die Gesten, die das Gesagte untermalen, sowie winzigste mimische Bewegungen. Das menschliche Gegenüber reagiert sofort. Nach einer Latenzzeit von nur 50 ms sind beim zuhörenden Gesprächspartner identische Bewegungen zu beobachten. Selbst wenn es nicht zur vollständigen Ausführung dieser Bewegungen beim Gegenüber kommt, reagieren identische Zentren im Gehirn, als **führte** die Person die Bewegungen aus [44]. Seit Rizzolatti wissen wir, dass sog. Spiegelneurone hierfür verantwortlich sind (Kap. 2.1.3), Joachim Bauer schreibt sehr verständlich darüber ([15], [16]).

Das Phänomen der **Übertragung** lässt sich so anschaulich erklären, sie findet quasi immer und überall statt. Nur sind wir uns ihrer selten bewusst. Und sie findet in beide Richtungen statt, ein wechselseitiger Austausch, der ein uralter Teil unseres menschlichen Miteinanders ausmacht. Schon vor der Entwicklung der Sprache war es immens wichtig, die inneren Absichten meines Gegenübers zu erkennen: Kam es wohlgesinnt oder mit feindlichen Absichten? Dies zu erkennen ist Aufgabe des autonomen Nervensystems (Kap. 2.5.2).

Aber auch mit der Entwicklung der Sprache ist es von Bedeutung, ob eine **Kongruenz** zwischen Gesprochenem und Gesagten besteht. Inhaltliches und die Art und Weise, **wie** diese Inhalte zum Ausdruck gebracht werden, müssen in Übereinstimmung sein oder lassen mich eben irritiert zurück mit dem schalen Gefühl, dass etwas nicht stimmt. Dies kann absichtsvoll oder unabsichtlich sein – therapeutisch allemal ist es wichtig, klaffende Lücken zwischen Form und Inhalt zu bemerken.

Bei **traumatisierten Menschen** gibt es eine Besonderheit: Trauma lässt die Menschen auseinanderfallen in ihre einzelnen Erlebniswelten, Trauma fragmentiert (Kap. 2). Patienten begegnen uns im Jetzt des tatsächlichen Termins – und doch mit **Inkongruenzen**, die durch die im Moment des Traumas versprengten Inseln an Wahrnehmungsfeldern entstehen. Zum Beispiel mag ein Verhalten überhaupt nicht mehr zum Erzählten passen, indem jemand strahlend von einem Überfall berichtet. Manchmal werden Bildebenen verdrängt oder haben ein Eigenleben in Form von Flashbacks bekommen; die Wahrnehmung dessen, was gerade geschieht, kann vollständig ausgeblendet sein oder Gefühle irrlichtern ohne Bezug umher. Es existieren unzählige Kombinationen der Inkongruenz.

! Merke

In diesem Durcheinander des Versprengtseins Traumatisierter kann und muss die Sprache des Therapeuten eine erste Führungsschiene geben, und dies bereits zum Zeitpunkt des Erstgesprächs in der Anamnese.

Ein weiterer Punkt, der für die Zuhilfenahme der Sprache auch in der osteopathischen Behandlung spricht, ist die Neurozeption des **Gefühls der Sicherheit**, die evolutiv im Aufgehobensein in der menschlichen Gruppe beheimatet ist und durch den myelinisierten Teil des N. vagus vermittelt wird. Sich sicher zu fühlen, **ist** schon eine Behandlung, diesen Teil übernimmt hier der Therapeut. Die **Prosodie** von Stimmen, d. h. das Modulieren der Sprachmelodie auf einer melodischen Tonebene, aktiviert zusätzlich den Teil des N. vagus, der für das soziale Engagement zuständig ist, denn er innerviert die Mittelohrmuskulatur sowie Kehlkopf und Stimmbänder und ermöglicht damit die Vokalisierung. Und dieser Teil des N. vagus sorgt für eine Beruhigung, die Physiologie des Stresssystems ändert sich allein durch das Zuhören und den Dialog (Kap. 2.5.2).

Es ist von sehr großer Bedeutung, in welchem Zustand sich der Zuhörer – in diesem Fall der Therapeut – befindet: Allein die intellektuelle Absicht, etwas auf sich wirken zu lassen oder sich mit etwas auseinanderzusetzen, bedeutet noch nicht inneres Aufgeschlossensein.

Oft kommen Patienten ungeordnet, gehetzt vom Alltag in die Therapie. Der Therapeut kann allein durch seine therapeutische Haltung zum **Stillerwerden** beitragen. Vergleichen Sie es mit einem guten Solisten, der nicht anfängt zu musizieren, bevor es in ihm still geworden ist, der sich sammelt und sich dem Innen zuwendet und einen Raum bereitet für das, was kommt: Es ist die Hingabe des Menschen an seine Sache. Unmittelbar verstummt auch das Publikum, und es entsteht ein Raum, in dem etwas wirken kann.

Und es gilt, auch während der therapeutischen Intervention wie dieser Musiker nicht den inneren Fokus auf das Anwesendsein zu verlieren. Kann der Therapeut den Zustand des absichtslosen Beobachtens halten, ein Orientierungspunkt im Durcheinander des Traumas sein, kann er eine innere Gelassenheit bewahren, die in gelassenem Stillsein mündet? Sie merken es bereits: Das sind Schlagworte in der Osteopathie! Und nun wird dieser Zustand, den wir so sicher im nonverbalen Dialog des Gewebes gelernt haben erweitert um die kognitive, die sprachliche Ebene.

Die phänomenologische **Haltung der Gelassenheit** steht einer munteren Tatbereitschaft oder einem Problemlösungsverhalten konträr entgegen und ermöglicht vielmehr, eine Beziehung zum Gehalt des Gesagten zu gewinnen. Diese Haltung eines offenen und unbefangenen Therapeuten in der psychodynamischen Osteopathie richtet sich eben nicht in erster Linie aus am intellektuell-analysierenden Interesse am inhaltlichen Geschehen, womit es vollständig auf die Gesprächsebene wechseln würde, sondern benutzt alle Sinnespforten, eine Instanz, die uns schließlich ermöglicht, einen Gesamteindruck zu gewinnen und mit dem gesamten System der Leiblichkeit zu arbeiten sowie auch die beiden sehr unterschiedlich arbeitenden Hirnhälften anzusprechen (Kap. 2.3.3).

Auch ermöglicht die Sprache dem Patienten, sich in einem ersten Schritt seinem Geschehen zuzuwenden: Die Vernetzung der zum Zeitpunkt des Traumas stehen gebliebenen Reaktionen und Verhaltensweisen mit der körperlichen Gegenwärtigkeit findet über den sprachlich-ordnenden Bezug vom Dort und Damals zum Hier und Jetzt statt. Eine dies nicht einbeziehende Therapie kann zwar kurzzeitig eine Erholungspause im Nervensystem verschaffen, sodass sich der Patient für einen kurzen Zeitraum gut fühlt. Generell ändert sich dann aber nichts an der Symptomatik.

Dies verlangt vom Therapeuten, emotional offen zu bleiben, auch dann, wenn die Geschichten des Patienten im Therapeuten Abscheu oder Wut hervorrufen – vor allem wenn es sich um eine ganz spezielle Form des Traumas handelt, das **Trauma der Täterschaft**. Solange die Stimme des Gewissens ein wenig Gehör findet und der Patient empathiefähig geblieben ist, kennt auch die Täterschaft Aspekte des Traumas.

Scham, ein häufiger Begleiter des Traumas (Kap. 5.1.1), ist der Blick der anderen, ein als entwertend empfundener Blick mit dem Gewahrsein der eigenen Blöße, der eigenen Unzulänglichkeit. Bei traumatischen Geschehnissen resultiert das Gefühl der Scham aus dem als überwältigend wahrgenommenen Erlebnis des „Ich kann nicht". Wäre das Geschehen, weshalb der Mensch traumatisiert wurde, noch zu bewältigen gewesen, wäre es ein Gefühl der Herausforderung. Die Überwältigung und Ohnmacht jedoch, die dieses Geschehen zum Trauma gemacht haben, lassen ebendieses Gefühl des eigenen Unvermögens entstehen. Die zersplitterten Anteile des Selbst verstärken das Gefühl der Nichtkohärenz mit den anderen Teilen der sozialen Gruppe – ein Gefühl des Ausgeschlossenseins resultiert. Schamempfinden entsteht in Situationen des Ausgeschlossenseins: Mit dem als Mangel erlebten Makel erfährt der Mensch eine Zurückweisung und Exposition, die sozialen Bande sind akut bedroht. Die Evolution wäre mit der Gruppe Mensch wahrscheinlich harscher umgegangen, wäre ein einzelnes Exemplar allein auf seine kümmerliche Ausstattung mit körpereigenen Abwehrsystemen angewiesen gewesen: Krallen oder Klauen, ein beeindruckendes Gebiss oder wenigstens ein Panzer, der Angriffe abwehren würde – nein, all dies können wir als Homo sapiens nicht aufweisen. Wir haben ganz einfach gelernt, unser Gehirn einzusetzen und – das ist vielleicht der größte evolutive Gewinn – wir funktionierten in Gruppen ausgezeichnet und konnten nur in und durch diese überleben. Daher wird in unseren Gehirnen bei Ausgrenzung auch das Schmerzzentrum stimuliert, und zwar in gleichem Maße, wie es bei tatsächlich zugefügtem Schmerz der Fall gewesen wäre. So macht das Gehirn aus sozialen Erfahrungen buchstäblich viszerale Erfahrungen. Umgekehrt schützen gute, private Bindungen vor dem Schmerz der Ausgrenzung. Scham jedoch ist das Gefühl bei drohender und erfolgter, jedoch reversibler Exposition, Schuld hingegen ist irreversibel im Ich fixiert.

Täterschaft zeichnet sich dadurch aus, dass der Täter eine Tat zu verantworten hat, die nicht den Regeln der Gruppe entspricht und für die er bestraft wird oder eben schlimmstenfalls auch ausgegrenzt wird. Schuld kann man nur empfinden, wenn man um die Tragweite der Handlung weiß –

und damit hätte man wissen können, dass diese Tat jemand anderem unwiederbringlich geschadet hat und die Entdeckung vermutlich eine Ausgrenzung durch die soziale Gruppe nach sich ziehen wird. In jedem Fall haftet ihm bei Aufdeckung ein Makel an. Daher ist die **Verleugnung** des Ganzen auch naheliegend.

Die Tat bedeutet nicht nur im Leben des Opfers, sondern auch in dem des Täters eine Zäsur. Der Erlebensraum des Täters wird radikal verändert, er ist gebrochen und die gewöhnliche Welt scheint nicht mehr erreichbar für den schuldig Gewordenen. Gestern noch teilten die Mitglieder derselben sozialen Gruppe und der Täter dieselbe Welt, waren eins, waren „wir“: Sie hatten Freude an den gleichen Erlebnissen, bestaunten Wiesen und Berge oder teilten Erlebnisse bei der Arbeit und im Freundeskreis. Durch die Tat wird die Welt des Täters in ein „Davor“ und ein „Danach“ gespalten, in „sie“ und „ich“. Durch sein Wissen um die Schuld ist er unwiederbringlich aus dem unbefangenen Miteinander seiner sozialen Gruppe herausgefallen, die Unschuldigen stehen dem Schuldigen gegenüber. Die Erlebniswelt des Täters ist durch diese Spaltung im Gestern gefangen. Auf scheinbar widersinnige Weise wiederholen Täter manchmal ihre Tat. Eine Vermutung dabei liegt – neben der Verharmlosung – darin, dass über eine häufige Wiederholung, wie z. B. bei sexuellem Missbrauch üblich, die Gegenwart Einzug erhält. Es wird normal. Und erlöst den Täter scheinbar aus seiner Gefangenschaft in der Vergangenheit.

Diese sehr nachvollziehbare Form der Spaltung, die im eigenen Gehirn erlebte Ausgrenzung aus der Gruppe, zieht auch hier ein Schmerzerleben nach sich. Ein Umstand, der vermutlich Gläubige u. a. zu beichten verleitet: Man will sein Gewissen erleichtern und irgendwie wieder eine Eintrittskarte für den Raum der anderen erwerben. Die Buße, die einem Geständigen auferlegt wird, scheint ein solcher Ausdruck des Bemühens um Wiedererlangen der Gemeinschaft zu sein. Ob dabei wirkliche Reue empfunden wird oder nur das Ziel vor Augen steht, das Leben sei nach der Beichte wie vor der Tat, ist ein ganz anderer Punkt.

Unsere Aufgabe ist indes nicht, Hüter einer wie auch immer gearteten Moral zu sein, sondern einen Versuch zu unternehmen, Trauma zu integrieren und Spaltung zu überwinden. Auch wenn es sich um das Trauma der Täterschaft handelt. Vielleicht ist später die möglicherweise erreichte körperliche Integrität des Täters eine Einladung, auf einer tiefen Ebene wirklich zu bereuen und das Opfer auf welcher Ebene auch immer um Verzeihung zu bitten.

Auch kommt der Familie eine besondere Rolle zu: Bei innerhalb der Familie erlittenem Trauma wie sexuellem Missbrauch, Ausübung von Gewalt am Kind oder andere Arten von Entwicklungstraumata wird manchmal offen oder implizit verlangt, dass über das Geschehen **Stillschweigen** bewahrt wird. Die Umwelt soll nicht Kenntnis erhalten vom Innen der Familie, es ist anrüchig, schmutzige Wäsche zu waschen. Und dem Betroffenen erscheint real die Möglichkeit des Ausgeschlossenseins, sollte er sich diesem ungeschriebenen Gesetz widersetzen.

Das **Umfeld eines Traumatisierten**, die erweiterte Familie, der Freundeskreis und die Umgebung des Arbeitsplatzes, nimmt ebenfalls eine eigene Rolle ein, und wir als Therapeuten sollten ausloten, wie dieses Umfeld bisher agiert hat. Patienten, die ein Trauma erlitten haben, erfahren oft nach einer kurzen Phase des Mitleids, Mitgefühls und der Akzeptanz einen Umschwung in Richtung Ungeduld oder sogar Ablehnung. Dies ist der Grund, weshalb Selbsthilfegruppen, so strittig sie manchmal sind, auch eine sehr sinnvolle Einrichtung sind: Hier treffen Menschen mit ähnlichen Grundthemen aufeinander und können sich in ihrer Zeit immer wieder mit dem Thema auseinandersetzen und nachempfinden, wie es dem anderen in dieser Situation geht. Das enge und erweiterte Umfeld des Patienten ist davon meist überfordert, hier ist jeder ganz einfach nach wie vor in eigenen Themen verhaftet und lebt sein ganz eigenes Schicksal.

Manchmal ist es auch schlicht die **Hilflosigkeit**, die ihren Ausdruck in der Ungeduld findet. Das kennen die meisten von uns, wenn jemand aus dem Bekanntenkreis verstirbt. Bei vielen resultiert eine **Unsicherheit** ob des Umgangs mit den direkten Angehörigen. Viele entscheiden sich dafür, diese nicht zu kontaktieren, oder schreiben eine Kondolenzkarte. Was aber hält uns davon ab, dort vorbeizuschauen oder anzurufen und zu fragen, wie es wirklich geht und ob man helfen könne? Die meisten Menschen begründen ihre Zurückhaltung damit, der Familie ihre Ruhe lassen zu wollen, man wolle da einfach nicht stören. Das kann sein und ist sicher ein Punkt. Woher aber weiß ich, dass ich störe? Wäre es nicht vielmehr näher an der Wahrheit dieser Angehörigen, wenn ich das in deren Hände legte? Indem ich ihnen zutraue, dass sie in einem direkten Kontakt äußern: „Du, ich brauche erst einmal meine Ruhe, ich muss das erst einmal selbst begreifen." Ich nehme in meinem gewählten Nichtkontakt dieses Ruhebedürfnis vorweg. Aber: Es gibt viele Menschen, die eben nicht allein sein wollen, die auch ihre Tränen, ihr Wundsein mit anderen Menschen teilen wollen. Sich selbst nicht vor der Trauer der anderen zu schützen, sondern einen guten Umgang damit zu lernen, sodass ich eine Stütze für diese Menschen in ihrer schweren Zeit sein kann, ist eine wichtige und bereichende Lernaufgabe.

Aus dem Umgang mit schwierigen Themen, wie Trauma eines ist, kann ein **für die Öffentlichkeit bestimmtes Erzählen** resultieren, das mechanistisch geartet ist und nur die Fakten wiedergibt, manchmal versehen mit einem Lächeln, das verschiedene Bedeutungen haben kann – und oftmals nichts mit dem Erleben eines Menschen gemein hat. Oftmals verfallen Patienten in alte Rollenbilder, die sie in ihrer Herkunftsfamilie innehatten und suggerieren dem Zuhörer, dass niemand sich um sie sorgen müsse, manchmal ist es auch eine Art Lust am heldenhaften Überleben des Geschehens oder ein Herunterspielen. Was immer es sein mag, die erste Öffnung geschieht häufig dadurch, dass das Gegenüber, der Therapeut, durch alle die Verkleidungen hindurchzublicken lernt und den Kern dessen, wer spricht oder worüber eigentlich gesprochen wird, zu erkennen vermag. Im Idealfall gelingt es uns in der Therapie, dass die für die Öffentlichkeit bestimmte Erzählung mit dem **inneren Erleben** aufeinandertrifft.

Hierzu mag ein Beispiel aus der Praxis dienen.

Fallbeispiel

Fallbeispiel Anna

Anna kommt im Alter von 5 Jahren auf die Empfehlung einer Erzieherin der Kindertagesstätte mit dem Verdacht auf ADHS zu mir. Vor mir sitzt eine aufmerksame 5-Jährige, die dem für Kinder meist langweiligen Anamnesegespräch interessiert folgt. Und dies, ohne auch nur im Geringsten auf der Stuhlfläche zu rutschen oder sonstig zappelig zu sein. Einzig ihre Beine lässt sie baumeln – was so ziemlich jedes Kind mit kurzer Beinlänge auf meinen Stühlen tut. Also spreche ich sie auf den Kindergarten an. Hier berichtet die Mutter nun, Anna beiße und kratze und bevorzuge Spiele außerhalb der Gruppe. Die Darstellung abseits eines konkreten Falls suggeriert, dass dieses Verhalten die Regel ist und keines besonderen Anlasses bedarf, Anna dies quasi **immer** so macht. Und erregt in der Regel sofortigen Widerspruch.

Anna wirft denn auch sogleich vorwurfsvoll ein, die Mutter höre ihr **nie** zu. Auf diesen Einwand reagierend frage ich Anna, wo sie das Gefühl habe, dass die Mutter ihr nicht zuhöre (sie reagiert vermutlich u. a. auf die Verallgemeinerung und ist aller Wahrscheinlichkeit nach beschämt). Jetzt antwortet die Mutter, ohne Annas Antwort auf meine Frage abzuwarten, sie habe das sehr wohl zu klären versucht (sie wird nun konkret und bezieht sich auf ein bestimmtes Vorkommnis). Sie sei darüber im Bilde, dass Anna von einem anderen Kind zuvor gewürgt worden sei, und habe versucht herauszubekommen, worüber der Streit der beiden Kinder entbrannt sein mochte. Denn es gelte, dies zu klären und nicht zu kratzen und zu beißen.

Was passiert hier gerade, jetzt in der Anamnese? Folgen Sie meiner Interpretation der Sache: Anna versucht auf ihre Situation aufmerksam zu machen. Sie ist offen, aufmerksam und versucht herauszufinden, ob ihr nun Gehör und Präsenz zuteilwird, gleichzeitig reagiert sie vermutlich auf die Bloßstellung und möchte ihr Gesicht wahren sowie auch Gerechtigkeit erfahren (keine Verallgemeinerung und Beachtung des Vorgefallenen). Die Mutter wiederum versucht, das eigene öffentliche Bild zurechtzurücken (in dem Fall repräsentiere ich als Zuhörer ein Stück weit die Öffentlichkeit), indem sie beweist, dass sie doch zugehört hat und weiß, dass ihrer Tochter zuvor Unrecht geschehen ist. Allerdings hat sie dann im ursprünglichen Konflikt sofort versucht zu klären, weshalb die beiden Kinder gestritten hatten. Die Tochter aber wollte nichts weiter, als dass die Mutter hört, dass sie gewürgt worden ist.

Der Inhalt eines Streites bei Kindergartenkindern ist schon am Nachmittag desselben Tages in der Regel nicht mehr präsent. Wohl aber das Gefühl, gewürgt worden zu sein. Und sich dessen erwehrt zu haben

mit Mitteln, die im Kindergarten untersagt sind. Dies also nachmittags **inhaltlich** klären zu wollen, funktioniert nur bedingt.
Ich hake hier also am Erleben ein, nicht am Inhalt: „Anna, wo bist du gewürgt worden?“ Und sie zeigt es mit beiden Händen um den eigenen Hals gelegt. Ich schaue mir das genau an und sage: „Das sieht aber sehr doll aus!“ Anna nickt eifrig. Hier leite ich sofort sprachlich auf ihre Abwehrreaktion über: „Und du hast gekratzt und gebissen, nicht?“ Sie nickt mit Tränen in den Augen. „Kannst du mir das auch noch mal zeigen, wie du das gemacht hast?“ Ich versuche, hier ein Erinnern und Nachahmen der Gegenwehr abseits der Ohnmacht des Ausgeliefertseins und damit ein Kompetenzerleben zu festigen. „Das hätte ich vielleicht auch gemacht.“ Als ich das sage, schaut sie völlig verwundert. „Na klar!“, setze ich nach, „wenn mir das so eng würde am Hals, könnte ich ja nicht einmal sprechen, um zu sagen: Lass das!“
Eigentlich hätte die Behandlung hier schon zu Ende sein können. Wir haben dennoch gearbeitet, denn die Mutter fing nun an zu weinen und berichtete über eine auch für sie sehr traumatische Geburt mit Nabelschnurumwicklung des Halses und niedrigen Sauerstoffwerten, sodass die Geburt später in eine Notsectio und anschließende Notfallversorgung des Neugeborenen mit Intubation und Intensivstation mündete.
Hier gilt es wieder zu unterscheiden: War es für die Mutter traumatisch, für das Kind jedoch nicht? Zur Erinnerung: Das Trauma begründet sich nicht im Ereignis, sondern in der Person. An Annas Reaktion und ihren vegetativen Stresszeichen konnte ich allerdings sehen, dass es auch für Anna ein traumatisches Erlebnis war, und so habe ich mit ihr psychodynamisch-osteopathisch gearbeitet und die im Kindergarten so wundervoll etablierte wehrhafte Reaktion als ein ihr zur Verfügung stehendes Instrumentarium mit eingeflochten. Mit diesem Erleben war nun auf einmal sonnenklar, weshalb das Kind offensichtlich heftig reagiert hatte. Und es ist ihr mithilfe der Offenlegung und Integration des Geschehens hoffentlich in Zukunft möglich, Trigger wie Schals am Hals oder Engegefühle, die ein Atmen problemlos ermöglichen, differenziert zu erleben.

Dies ist ein Beispiel dafür, wo wir als Therapeuten ein wenig filtern müssen zwischen dem, was gesagt wird, und dem eigentlich bedeutsamen Inhalt. Ein Kind, das sagt: „Der Junge hat mich gewürgt!“, will weder im ersten Moment seine (manchmal vollkommen nachvollziehbare) Reaktion besprochen sehen noch klären, ob eine solche Eskalation des Streites in Vorstufen zu vermeiden gewesen wäre. Es sagt einfach: „Ich wurde gewürgt!“ Und das verdient Beachtung und Raum des Nachfühlens. Und erst, wenn dem Rechnung getragen wird, kann zusammen mit dem Kind nach weiteren Möglichkeiten, sich zu wehren, gesucht werden. Oder man kann herauszufinden, wann eine Steigerung der Eskalation eintrat, um dem zukünftig auszuweichen. Ansonsten wird ganz einfach beim Kind ein Gefühl der Ungerechtigkeit bestehen bleiben.

4.1.2 Schweigen als Mantel der Rede

Lassen Sie uns nun das Schweigen ein wenig differenzierter betrachten. Denn wenn wir uns etwas Prachtvolles ansehen, ist das Schweigen wie ein Mantel darum. Es gibt verschiedene Formen des Schweigens – als Therapeut sollte ich mir wieder bewusst sein, wo ich mich gerade befinde.

Schweigen ist zunächst einmal ein immaterielles Gebilde, was in sich eine Fülle von Möglichkeiten bereithält. Während die Rede eine Antwort provoziert, Gedanken in eine bestimmte Richtung lenkt und sich somit aus der Vielzahl möglicher Geschehnisse zwischen zwei Personen ein bestimmtes Areal herauspickt, verdichtet und beleuchtet, bleibt das Schweigen bzw. die Stille ein **offener Raum**. Dies ist ein Raum für eine Steigerung der Wahrnehmung auf körperliche Prozesse, ein Raum zur eigenen Reflexion, zur Fantasieentwicklung oder um Aufmerksamkeit zu bündeln, ein Raum, um das Sein zu explorieren, wie wir dies aus der Meditation kennen.

Schweigen umgibt das Gesagte. In dieses Schweigen hinein füllen wir Worte und Gesten. Wie in einem gemalten Bild der Hintergrund nicht fehlen darf, weil es sonst leer und eindimensional wirken würde und das Subjekt zusammenhangslos und unvollständig erscheinen ließe, darf das haltende Schweigen, was die bloße Anwesenheit zweier Personen umgibt, nicht abwesend sein. Es bildet einen Kontaktpunkt der Aufmerksamkeit und Anwesenheit und formt somit eine diese beiden Personen umgreifende Atmosphäre. Dies klingt an in Kap. 2.6.2 zur therapeutischen Beziehung. Ein Patient trifft in diesem Raum der wahrnehmenden Verbundenheit, die das Schweigen in reiner Form ausmacht, auf eine teilnehmende Empfänglichkeit im Therapeuten, sodass das gesprochene Wort nicht in eine Leere hinein erfolgt.

Merke

Schweigen kennt ein Nachsinnen auf das eben Mitgeteilte, Schweigen und Sprechen verweisen somit aufeinander.

So können wir Gesagtem mehr Gewicht verleihen, wenn wir eine Pause folgen lassen und diese auch gewährt wird. Im therapeutischen Gespräch ist es elementar zu erkennen, wann sich der Patient dem innersten Kern seiner eigenen Wahrheit nähert. Wenn er diese aussprechen kann wie eine Erkenntnis, würden wir die Wirkung in ihm brechen, wenn wir zu früh selber sprächen.

Sacha Guitry bedient sich eines treffenden Bildes dieser Wichtigkeit (zitiert in [112]):

„Das Wunderbare an Mozarts Musik liegt darin, dass die Stille, die ihr folgt, noch immer von Mozart ist.“

Schweigen und Verschweigen sind auch eine Form der indirekten Kommunikation. Dies ist z. B. beim **vielsagenden Schweigen** der Fall. Es deutet auf etwas hin und zieht das Unausgesprochene gegenüber dem Ausgesprochenen in den Vordergrund. In der Therapie kenne ich das z. B. beim Bettnässen. Aus Gründen der Scham oder aus dem Wunsch, das Kind nicht zu beschämen, bleibt eben das Bettnässen oft ein unausgesprochener Hinweis. „In den Nächten müssen wir noch sehr auf ihn achten!“, begleitet von einem vielsagenden Blick, wäre ein solches Beispiel dafür. Der Satz: „Schlagen tut er mich nicht…“, mit offen gelassener Betonung am Ende zeigt, dass das, was hier nicht gesagt wird, wichtiger ist, als das was gesagt ist. Die hinten liegende offene Betonung lädt dazu ein zu fragen: „Aber? Was tut er stattdessen?“ Machen Sie sich darauf gefasst, dass die folgende Antwort in der gleichen Kategorie wie Geschlagenwerden liegt, sonst hätte es nicht diesen Hinweis gegeben.

Schweigen kann auch ein Abbruch jedweder Kommunikation sein. In Seminaren für Körpertherapeuten wird gelehrt, dass man nicht **nicht** kommunizieren kann – und so bedeutet diese Art von Schweigen im Sinnzusammenhang: „Mit dir rede ich nicht mehr“, es bekommt somit Mitteilungscharakter.

Passiert dies auf einem Familienfest, und beschließt ein Familienmitglied, sich auf diese Weise schweigend mitzuteilen und gleichzeitig zu entziehen, jedoch körperlich weiter anwesend zu sein, kann man ein Phänomen beobachten: Der Schweigende ist in einer gesteigerten Weise anwesend, die übrigen Familienmitglieder kommen nicht mehr um diese die Atmosphäre im Nu ver dichtenden Felder herum, obwohl sie weiter ungesagt bleiben. Es hat so auch einen deutlichen **manipulativen Charakter**.

Paare kennen Schweigen als Abbruch der Kommunikation, wenn Sprachlosigkeit einzieht und in sich Ausdruck einer Störung innerhalb der Paarbeziehung ist. Dies kann stummer Protest sein, wenn die paarlichen Gegebenheiten eher nicht eine Ebenbürtigkeit beider Partner sind und der schwächere Teil keinen anderen Weg sieht, als auf diese Weise seine Nichtzustimmung kundzutun. Verstummen hat hier restriktiven, trennenden Charakter und ist dem einvernehmlichen Schweigen vollkommen entrückt. Ein **restriktives Schweigen** resultiert oft aus Gefühlen von Gehemmtheit, Angst oder Scham oder schlicht auch aus Minderwertigkeitsgefühlen und der bloßen Scheu, sich mitzuteilen. Behalten Sie dies im Auge, wenn Sie mit Patienten umgehen, und bereiten Sie einen Boden der Vertrautheit und des Angenommenseins, so wie der Patient eben ist, um eventuellen Unsicherheiten zu begegnen.

Im Schweigen werden Grenzen anderer gewahrt, ein **respektvolles Schweigen** aus Loyalität beispielsweise gehört in diese Kategorie. Zurückhaltung, Takt oder Diskretion beruhen auf der Kompetenz des Schweigens und sind als subtile Qualitäten Grundlage der Höflichkeit. Hier bedeutet Schweigen also keinen Abbruch der Kommunikation, sondern ist vielmehr Zeichen für eine innere, stumme Verbindung zweier Menschen untereinander.

Unser Thema ist das Trauma und so wenden wir uns jetzt einer Form des Schweigens zu, die auf Trauma basiert. Es gibt die **Sprachlosigkeit des Traumas**, namenloses und unaussprechliches Leiden. Ich denke, das ist für jeden von uns nachvollziehbar, wenn wir nur an Krieg oder Terror denken.

Wenn Trauma noch im Bereich des Unterbewussten ist, resultiert von Natur aus Schweigen – und selbst, wenn es bereits im Bewusstsein ist, kann ein Leiden ein stummer Schrei bleiben. Das erlittene Trauma befindet sich zunächst in einem vollkommen aus dem Lebenszusammenhang gerissenen abgegrenzten Bereich, es lässt sich nicht kategorisieren oder aneignen, nicht symbolisieren und verliert jeden Sinnzusammenhang, kurz: Es macht sprachlos. Diese Sprachlosigkeit ist ein Teil der Totstellreaktion, es ist ein Ausdruck der Überwältigung. Einer sprachlichen Verständigung geht ein Verstehen des Bedeutungszusammenhangs voraus, ein implizites Verstehen oder eine Nachvollziehbarkeit des Geschehens. Die im traumatischen Geschehen liegende Erschütterung des Selbst löscht diese Sinnkohärenz aus, aus der heraus sich Worte bilden könnten.

Die in Kap. 4.1.1 beschriebene Vereinsamung des Traumatisierten durch die Umgebung erfährt durch das Verstummen, den Verlust an Worten, einen weiteren tragischen Teil: So ist nicht nur die Kommunikation mit anderen gestört, sondern auch das eigene innere Gespräch, aus dem eine Lebensgeschichte besteht, abhandengekommen. Die Welt der Gedanken befindet sich in radikaler Diskontinuität, das Zeiterleben einer Biografie büßt die Linearität ein. Das Trauma als verselbstständigtes und in keinen Zusammenhang mehr einsortierbares, gegenwärtiges Geschehen im Gewebe oder in Träumen und Flashbacks akut hereinbrechend, bildet ein Einzelerleben im Menschen, scheint nirgends mehr dazuzugehören und wird vollkommen unberechenbar. Die innere Lebensgeschichte erfährt Löcher, Worte als Grundstruktur der Gedanken fehlen. In der Folge vertraut der Mensch sich selbst nicht mehr.

Hier müssen wir als Therapeuten eine zarte Brücke aufspannen zwischen den Teilen, die das Trauma versprengt und zusammenhangslos zurückgelassen hat. Und ein Teil dieses Brückenbauens kann über die Sprache geschehen, mit der körperliche Phänomene, Gefühle, Bilder und Empfindungen wieder sanft verknüpft werden und ihren Bedeutungsgehalt wiedererlangen können – mit einer vorsichtigen, tastenden Sprache, die im richtigen Moment zu schweigen weiß, und einem Therapeuten, der das Schweigen im Gegenüber einschätzen kann.

4.2 Erinnerungen

In der Psychotherapie gibt es unterschiedliche Standpunkte zum Umgang mit den Erinnerungen eines Patienten. Einige Fachbereiche befürworten die lineare Aufarbeitung der Vergangenheit und vertreten den Standpunkt, der Patient möge sich so oft wie möglich damit auseinandersetzen. Wieder andere konfrontieren so wenig wie möglich.

4.2.1 Erinnern als historische Wahrheit?

In der Literatur herrscht keine Uneinigkeit mehr über die Zuverlässigkeit von Erinnerungen. Hunderte Aufsätze beschäftigen sich mit diesem Thema – sie alle kommen zu dem Schluss, dass es keine absolute, allgemein gültige Erinnerung gibt. Es gibt z. B. das **False-Memory-Syndrom**, bei dem Menschen Dinge zu erinnern glauben oder unter ihnen leiden, die sie nachweislich nicht erlebt haben. Hillary Clinton beispielsweise erinnerte sich an einen Beschuss ihres Helikopters im Jahre 2003 im Irak – ein Ereignis, bei dem sie nachweislich nicht zugegen war. Heute kann man das „alternative facts" nennen [1].

Zu der allgemeinen Problematik des Umgangs mit Erinnerungen kommt hinzu, dass sich normale Erinnerungen deutlich von traumatischen Erinnerungen unterscheiden, deren durch das Trauma ausgelöste Desorganisiertheit und partielle oder totale Dissoziation einer besonderen Betrachtung bedürfen.

Ganz allgemein ändert sich durch das Erinnern das Verhältnis zur Zeit. Die vordergründige Eigenschaft der Zeit, alles Vergangene unwiederbringlich vorbei sein zu lassen, wird durch die Erinnerung außer Kraft gesetzt. Die Erinnerung, wenn man sich ihr widmet, erschafft das Phänomen gegenwärtig auftretender Körperempfindungen, Gefühle und Bilder, obwohl das Geschehene, der Gegenstand der Erinnerungen, lange vorbei ist. So kann das Erinnern die Brücke in die Gegenwart schlagen.

In der Zeit des Jetzt-Erlebens erlebt der Mensch seine Umgebung über seine **Wahrnehmung**. Das heißt, die wahrnehmbaren Dinge in der Umgebung sind vollkommen gegenwärtig. Sobald die Dinge nicht mehr gegenwärtig sind, ist auch deren Wahrnehmung nicht mehr möglich.

Allerdings kommen und gehen sinnliche Eindrücke nicht in der Beliebigkeit des Wetters, sie hinterlassen Spuren – Spuren, die in jedem von uns ganz einzigartig sind, je nachdem, auf welchen sinnlich erfahrbaren Teilaspekt der gesamten Situation der erlebende Mensch seine **Aufmerksamkeit** gerichtet hat und in welcher **persönlich-emotionalen Färbung** das Ganze geschehen ist. War es mehr ein Geruch, der über einem Wasser hing? Mehr das Tanzen der Mücken über der Wasseroberfläche? Mehr das Surren der Grillen? Mehr ein Gespräch an diesem Abend oder das Gefühl von Füßen im Sand? Vielleicht hat der erlebende Mensch all das auch gar nicht wahrgenommen, sondern war in ein Gespräch vertieft und damit nicht in der sinnlichen Wahrnehmung oder hat den Abend an einem See mit dem Überprüfen von Nachrichten in den sozialen Medien verbracht?

Und so erleben wir im Außen scheinbar das Gleiche, objektiv beobachtbare und dokumentierbare Geschehen, im Innern aber wird das Wahrgenommene direkt mit der vorangegangenen Lebenserfahrung verknüpft und wird damit zu etwas Individuellem. Der Wahrnehmende verbindet sich auf seine ganz eigene Art und Weise mit der Umwelt und entwickelt so eine Beziehung zum Geschehen und der Welt. Eine rein objektive Wahrnehmung, wie wir sie in einer bloßen, von allen wahrnehmbaren Situationsschilderung finden, kommt ohne Individualseele aus, während eine ausschließlich subjektive Wahrnehmung, die keine objektiv beobachtbaren Inhalte mehr kennt, eine stabile Beziehung zur Außenwelt verhindert. Dieser Mensch verschwindet in einer ganz eigenen, für andere nicht zugänglichen Welt und taucht völlig ab in seine Individualseele.

Erinnern beschreibt nun die Fähigkeit, das damalige Geschehen, die elementare, sinnliche Wahrnehmung, die verbunden ist mit dem inneren Erlebnis der Individualseele, wieder aufzurufen. Es gleicht damit einem Ablesen des Abdrucks, den das erlebte Ereignis auf der eigenen Seele hinterlassen hat. Die damalige Wahrnehmung verbunden mit der Bewertung der Situation, die jedoch in der Regel einer Reifung unterliegt, ist volatil und damit keine Kopie der ursprünglichen Wahrnehmung mehr.

Mit dieser persönlichen Färbung ist eine Erinnerung keine buchstäbliche, allumfassende Wahrheit, das **historisch Wahre** ist nicht der wichtigste Aspekt des Ich. Durch die fragmentale Blickverengung auf einen Teilaspekt einer Situation, durch fehlende Sequenzen und partielle Bruchstückerinnerungen kann Erinnerung keine lückenlose Aufzeichnung von etwas tatsächlich Geschehenem sein, sondern ist vielmehr ein Zusammenfügen verschiedener Aspekte unseres Erfahrens, die unser Geist zu etwas **scheinbar Kohärentem** zusammenfasst. Tatsächliche und innere Erfahrungen werden verknüpft, leise, unaufgeregte Perioden unseres Lebens, die in ihrer emotionalen Nichtfärbung keinen wesentlichen Beitrag zu unserem Erinnerungsschatz beitragen, geraten in Vergessenheit.

4.2.2 Erinnern und Identität

Erinnerungen und ihre offene Zugänglichkeit sind eng mit dem Erleben der eigenen Identität verbunden. **Erinnerungs- und Identitätsschwäche** sind untrennbar verknüpft. Im Krankheitsgeschehen der Erinnerungslücken wird dies deutlich: Mit Fehlen der Erinnerungen an Geschehnisse aus der letzten Woche entbehrt der Betreffende ein wesentliches Bezugssystem. Ein Bewusstsein über die eigene Lebensgeschichte, mit Leben gefüllte Erinnerungen bergen einen unschätzbaren Identitätsgewinn.

Ein sorgfältiger, warmherziger und intimer Umgang mit Erinnerungen trägt zur Klarheit darüber bei, wer wir in der Essenz, im Ich-Selbst sind. Dieses selbst gewählte Wecken von Erinnerungen erlaubt eine selbst gewählte Zeit und einen selbst gewählten Ort der Auseinandersetzung und die Möglichkeit zur Neubewertung und ist damit autonom gegenüber der Umgebung. Eine solche Seele erlebt sich durch ihre innere Aktivität selbst und organisiert aktiv den Inhalt des Erinnerungsspeichers. Im Gegensatz dazu steht ein reaktives Erinnern, dem durch die zufälligen äußeren Umstände Anlass gegeben wurde. Diese Seelenbewegung gleicht einem Mitschwimmen mit den Ereignissen oder Triggererlebnissen, manchmal ausgelöst durch eine Körperempfindung, durch ein Lied oder einen Geruch. Das Übernehmen aktiver Verantwortung für Wahrnehmung und Erinnerung ist hingegen ein Teil der erwachsenen Identitätsentwicklung.

Dabei ist Identität als etwas Konstantes zu betrachten, das sich ständig wandelt. Dieser scheinbare Widerspruch ist nur aufzulösen, wenn wir uns klarmachen, dass Identität sehr komplex ist. Die Klarheit und die Sicherheit darüber, wer wir sind im Kontext der Familie, in Bezug zu Eltern, Geschwistern, zu der Religionsgemeinschaft, der wir uns zugehörig fühlen, zu unserer Kultur, zu dem Land, in dem wir geboren wurden, und zu unsere Muttersprache. Kurz: Faktoren, die eine **primäre Identität** bilden, sind feste Größen.

Früh in der Entwicklung eines Kindes bestehende Widersprüchlichkeiten oder Verwirrungen sind hier sehr belastend, das Ich wird in seiner freien Entfaltung gehemmt. Hat das Kind hier aber die Chance, sich innerhalb fester Grenzen frei auszudrücken in seinem Sein, wird es eine Selbstsicherheit entwickeln, die ihm auch unter späteren, schwierigen äußeren Bedingungen zur Verfügung steht, und es kommt so nicht leicht in Versuchung, in anderen eine überlegene Weisheit zu vermuten oder ihnen die Deutungshoheit über ihr Leben zu überlassen. Es resultiert eine **innere Unabhängigkeit**. Diese reicht im gesunden Prozess der Reifung eines Menschen dann so weit, dass die primäre Identität immer wieder um **spätere Identitäten** ergänzt wird, den eigenen inneren Strebungen stattgegeben wird und diese zur Entfaltung gebracht werden.

Bliebe man in der primären Identität verhaftet, ohne sie an das eigene Seins-Ich anzupassen, resultierte daraus eine Art Gefangenschaft, in der beispielsweise die Loyalität zur eigenen Herkunft nicht erlaubte, dass man sich anderen Gesellschaftsschichten in der Paarbindung zuwendet. Die mehr umfassende Identität würde geleugnet. Dies geschieht z. B., wenn die Identifikation mit der Persönlichkeit stattfindet. Das ganzheitliche innere Empfinden einer Person versucht ständig, zu vermitteln: „So fühle ich mich!“, und gleicht das erinnerte Geschehen mit dem gewünschten Erleben ab.

Lehren und Erkenntnisse können aus Erinnerungen gewonnen werden, Ziele beginnen sich herauszubilden, das Erleben der eigenen Identität mündet in ein Bewusstsein der eigenen Lebensgeschichte, die Gegenwart knüpft an die Vergangenheit an. So wird Leben zum Erinnern in der Intuition des Augenblicks und im Ausblick auf die Zukunft. Vergleichen Sie es mit einem geliebten Ort am Meer. Dieser Ort wird im Laufe der Jahrzehnte Änderungen erfahren, seine Wasserlinie wird sich vielleicht ausdehnen, neue Bauten werden hinzukommen, andere weggerissen werden. Im Kern wird es dieser geliebte Ort bleiben.

4.2.3 Erinnern und Gedächtnis

Ein paar Fachbegriffe aus dem Bereich Gedächtnis bleiben uns nicht erspart, wenn wir das, was der Patient erlebt, nicht nur begleiten, sondern auch einordnen wollen. Ich werde diese Ausführungen sehr kurz halten, um einen Überblick zu schaffen, bevor wir uns dann dem Trauma und seinen speziellen Erinnerungsformen zuwenden.

Wie oben erwähnt ist Erinnern keine genaue Replik der Vergangenheit, sondern ein Abrufen aus dem Gedächtnis, jedoch unter sofortigem Zumischen neu gewonnener Eindrücke und Erkenntnisse und derzeitiger Wahrnehmungen oder auch vergangener Bilder, die nicht einmal etwas mit der erinnerten Situation zu tun haben müssen. Damit ist Erinnern ein **Rekonstruktionsprozess** aus dem Gedächtnis heraus.

Erinnern ist eben nicht die Meistertorte eines Spitzenkonditors, die Sie einfach aus einem Gefrierfach nehmen können, sie auftauen und ein annähernd gleiches Geschmackserlebnis haben, wie es der frische Kuchen verspricht, sondern vielmehr etwas, von dem Sie glauben, zu wissen, wie es zu schmecken hat, und nun ohne jede Rezeptanleitung ungefähr versuchen, eine ebensolche Torte hinzuzaubern, sodass sie auch für andere erlebbar, hier: schmeckbar, wird. Ich würde annehmen, dass dies einiger Versuche bedarf. Und wenn Sie diese nicht dokumentieren und zwischen den Versuchen auch noch etwas Zeit liegt, bleibt jeder dieser Einzelversuche ein Unikat, das durchaus Ähnlichkeit mit der Torte des Konditors haben kann, dabei aber sicherlich nie seinem Meisterstück gleichen wird.

Zum Erinnern bedarf es eines Gedächtnisses. Und dieses Gedächtnis wiederum setzt sich aus verschiedenen einzelnen Bausteinen zusammen, die wir unterschiedlich oder auch gleichzeitig nutzen.

Deklaratives, explizites Gedächtnis

Zunächst einmal gibt es das deklarative, explizite Gedächtnis. Es umschreibt die bewusst verarbeitete, willkürliche Erinnerung, die hier immer noch individuell und nicht rein objektiv ist, da neben optischen Eindrücken, Geräuschen oder Gerüchen hier auch Gespräche, Gedanken zu etwas oder Bilder abgelegt werden. Es umfasst ganz allgemeine Fakten wie das Erinnern des eigenen Geburtsdatums oder auch geschichtliches Wissen, z. B. wer gerade die Regierung innehat. Das explizite Gedächtnis dürfen Sie mit einer Kommode vergleichen. Diese Kommode heißt als Ganzes **deklaratives Gedächtnis**. Und in die Einzelschubladen werden nun unterschiedliche Dinge hineinsortiert. In die Schublade der autobiografischen Details gelangen Informationen über Ihr Geburtsdatum, Ihre Ahnen und auch, wo sie zur Schule gegangen sind, und natürlich auch der Besuch von der letzten Woche.

Dieses episodische, autobiografische Gedächtnis ist die Grundlage für die Fähigkeit, die eigene Vergangenheit als lebensgeschichtliche Erfahrung zu rekonstruieren. Man ist sich der Erinnerung bewusst. Hierzu braucht es ein gewisses Bewusstseinskontinuum, sodass die zahllosen Einzelerlebnisse zu einem Ganzen zusammengefügt werden.

In einer weiteren Schublade derselben Kommode liegt das **semantische Gedächtnis**. Hier ist reines Faktenwissen hinterlegt, zeitlos und emotional vollkommen neutral. Wenn wir uns vorstellen, dass dieses Faktenwissen wiederum in einzelne kleine Schächtelchen derselben Schublade abgelegt wird, können wir uns leicht vergegenwärtigen, dass das, was wir häufig nutzen, sehr weit oben liegt, und wiederum das, was wir nur sehr selten benutzen, manchmal gar nicht aktiv gefunden wird, sondern unter den oberen Schachteln verdeckt liegt. Dann reicht manchmal eine Frage, die assoziativ quasi den Deckel öffnet und heraus kommt etwas lange Verborgenes, von dem ich nicht einmal wusste, dass ich es noch weiß.

Alle diese Inhalte lassen sich problemlos durch Bilder oder Worte bewusst machen. Falls das einmal nicht so leicht gelingen sollte, kann man sich das **zustandsabhängige Gedächtnis** zu Hilfe rufen, indem man den äußeren Kontext einer Situation bewusst erlebt und sich in die Situation oder an den Ort des Geschehens begibt. Damit werden Erinnerungen durch viele andere, mir im Vorfeld nicht bewusste Trigger zugänglich gemacht. In der Kriminalistik benutzt man dieses Verfahren ebenfalls.

Implizites, nicht-deklaratives Gedächtnis

Im impliziten, nicht-deklarativen Gedächtnis liegen unbewusste Elemente verborgen. Damit sind sie auch nicht verbalisierbar. Diese neue Kommode steht mitten im Raum. Aber hier sind alle Schubladen offen, wir treffen keine bewusste Wahl, uns einer der Schubladen zuzuwenden.

So liegt die Erinnerung an Gestalten und Formen im **perzeptuellen Gedächtnisspeicher**. Noch bevor ich sprachlich sagen kann, dass der Gegenstand, der mir in die Hand gelegt wurde, ein Apfel ist, **weiß** ich es bereits.

Die ganz normale Organisation des Alltags liegt hier, z. B. die ganz körperliche Erinnerung an motorische Fähigkeiten, weswegen es wichtig ist, dass diese Schubladen alle offen stehen. Wenn wir z. B. Fahrrad fahren wollen, wäre es sehr zeitaufwendig, wenn die Erinnerung daran, wie man das tut, ebenso umständlich wäre wie das Hervorkramen einzelner Details geschichtlicher Begebenheiten aus der anderen Kommode. Das **prozedurale Gedächtnis** beherbergt also alle die gewohnheitsmäßigen und automatisierten Systeme unseres täglichen Lebens.

In diesem Leibgedächtnis liegen nicht nur motorische Fähigkeiten, sondern auch erlebte Abdrücke von Berührungen, die der Körper im Zellgedächtnis speichert und die wiedererkannt werden, wenn wir sie wieder erleben. Und natürlich gibt es auch noch das **Schmerzgedächtnis**, ebenfalls von der impliziten Kommode beherbergt.

Und in einer weiteren Schublade dieser impliziten Kommode sind Erinnerungen an emotionale Reaktionen sowie Erinnerungen an Reaktionen auf der **Bindungs- und Beziehungsebene** abgespeichert. Daher entscheiden wir scheinbar unbewusst, so doch in impliziter Erinnerung an diese alten Systeme, ob wir jemanden mögen oder nicht, wir reagieren instinktiv. Durch dieses Phänomen entsteht echter, innerer Kontakt von Mensch zu Mensch auf einer ganz viszeralen Ebene: Ein Herz wird weit in Verbundenheit oder die Nackenhaare stellen sich auf, lange bevor uns irgendein scheinbarer Grund dafür ins Bewusstsein dringen kann.

Auch für Prozesse, die unsere Fähigkeit zur Selbstregulation begründen, gilt, dass sie sich wie die gesamte fundamentale Beziehung zwischen Seele/Sein, Gehirn, Geist und Körper unterhalb der Bewusstseinsschwelle abspielen. Damit scheinen sie oft ein Eigenleben zu führen, ja wir entwickeln ein Gefühl, als **seien** wir das, weil wir ihren ständigen Einfluss auf uns nicht bemerken und sie nicht mehr als das identifizieren, was sie sind: Erinnerungen. Hier ist es elementar, dass wir eine Wahrnehmung auf der Ebene des Spürbewusstseins entwickeln. Nur so können sich nonverbale Aspekte langsam erschließen und eine Affektregulation wie auch eine Selbstorganisation kann entstehen.

4.2.4 Negative oder traumatische Erinnerungen

Traumatische Erinnerungen oder das Erinnern nach einer sog. posttraumatischen Belastungsstörung unterscheiden sich grundlegend von denen normaler Erlebnisse. Trauma als eine erlebte Grenzsituation, die eine unmittelbare Todesbedrohung ist und eine Verletzung der körperlichen oder psychischen Integrität bedeutet, fällt aus jedem physiologisch einsortierbaren Schema heraus und hat somit einen Einfluss auf das integrierte Funktionieren der Persönlichkeit (Kap. 2).

Die bei traumatischen Erlebnissen aktivierten Alarmsysteme des Körpers und die hohe Ausschüttung von Adrenalin und anderen Stresshormonen ändern seine Funktionsweise grundlegend: Alles ist auf **Überleben** ausgerichtet, alles wird diesem Überleben untergeordnet, auch das Bewusstsein. Das durch die biochemischen Transmitterstoffe vermittelte hohe Maß an körperlicher Erregung beeinträchtigt die Funktionsweise des im Schläfenlappen beheimateten Hippocampus massiv. Bei Überwindung der traumatischen Situation kommen wir nach dem Ablaufen verschiedener körperlicher automatisierter Reaktionen zur Besinnung. Dennoch bewirkt die Masse an ausgeschüttetem Kortisol und Adrenalin, dass die dadurch veränderte Funktionsweise des Hippocampus ein sich vom normalen Erinnern deutlich unterscheidendes Erinnern zur Folge hat.

Direkt nach einem traumatischen Geschehen können die Geschädigten in der Regel nicht darüber berichten, was ihnen genau geschehen ist. Durch das Unvermögen, das Erlebte in Worte zu fassen, bekommt der Organismus ein Zeitfenster, in dem z. B. nicht zu Ende gelangte Fluchtreaktionen ablaufen können, bemerkbar durch ein Muskelzittern oder Ähnliches. Damit ist dies zunächst einmal eine sehr gesunde Reaktion. Dennoch bewirkt die hohe Ausschüttung von Stresshormonen ein **festes Einschreiben des Erlebten** in den Hippocampus, die Lebensbedrohung wird zum Lehrmeister und soll nicht wiedererlebt werden – dazu dient dieses alte biologische Programm. In der Folge können diese Menschen den Tag des traumatischen Geschehens punktgenau abrufen, wissen, was sie gegessen haben und wann sie was getan haben. Die Erinnerung wird in diesem Fall nicht modifiziert, nicht in einen Zeitraffer des Überblick gebenden Erzählens eingeordnet, sondern liegt unverändert vor. Diese intensive Erinnerung ermöglicht, dass wir uns weitestgehend zutreffend sehr lange an dieses Ereignis erinnern.

Geht das traumatische Erlebnis mit **vollkommenem Entsetzen** einher, werden diese Mechanismen jedoch ausgehebelt. In diesem Fall kann es geschehen, dass der Hippocampus und mit ihm das explizite Gedächtnis ausgeschaltet wird. Er ergibt sich quasi in die vollkommene Überwältigung. Dadurch manifestierte Erinnerungen werden vollständig fragmentiert abgelegt, verschwinden zunächst in einer **Amnesie** und können dann Jahre nach dem Trauma in vordergründig nicht damit zusammenhängender Form wieder auftauchen: als **Albträume** oder **Schreckhaftigkeit**, in Form visueller oder somatischer **Flashbacks**, bei denen sie winzige Erinnerungsfetzen in Bruchteilen von Sekunden in das Gehirn oder in die emotionale und damit somatische Organisation des Körpers schieben und ebenso schnell wieder verschwinden lassen.

Es gibt auch die Phänomene der **Dissoziation**, in denen eine Vermeidung der Wahrnehmung, manchmal jedweder Wahrnehmung, zu beobachten ist. Diese sind in Kap. 2.3 ausgeführt, denn hier geht es eben nicht mehr um traumatische Erinnerungen, da diese nicht gegeben sind.

4.2.5 Therapeutischer Umgang mit Erinnerungen

Wissend, dass das Gedächtnis eine Geschichte hat und eine Entwicklung nimmt, arbeite ich grundsätzlich mit dem, was der Patient mitbringt, und maße mir keine richterliche Rolle an, beispielsweise ob das Geschehen ausreichend groß genug ist, es zu behandeln, oder ob es ohnedies eine Pseudoerinnerung ist. Die Erinnerung ist im Gehirn und im Körper gespeichert – wir arbeiten mit dem Körper und laden das Gehirn ein, die neuerliche Wahrnehmung, die im Jetzt stattfindet, neben der erinnerten abzulegen, sie vielleicht sogar zu überschreiben.

Der Körper registriert sämtliches physisches und psychisches Erleben und reagiert darauf – und wird so zum Protokoll seiner Erfahrungen. Genau damit arbeiten wir in der Osteopathie. Wir versuchen also nicht in erster Linie herauszufinden, was die eigentliche, tatsächliche Geschichte dieses Patienten ist, sondern helfen ihm, seine Empfindungen, Reaktionen oder Emotionen und ihre unablässige Veränderung im Körper wahrzunehmen und somit besser mit ihnen zurechtzukommen.

Eine unmittelbare Beziehung zur Umgebung und damit zu einem Geschehen wird durch den Begriff „Wahrnehmung" treffend beschrieben. Sobald wir uns aus dieser Situation lösen, endet diese unmittelbare Beziehung zur Umwelt. Hinterlässt diese Aktivität der Wahrnehmung vor allem aufgrund einer emotionalen Färbung etwas in einem Menschen und taucht später im Bewusstsein wieder auf, ist diese Wahrnehmung eine Erinnerung geworden.

Wenn wir die Wahrnehmung einer bestimmten Situation etwas näher beleuchten, richtet sich das Sinnessystem auf einen bestimmten Ausschnitt einer Situation. Dieser Teilaspekt kann jedoch nie in Gänze das Ereignis als solches erfassen. Die Zeit schrumpft in einer Situation zu einem einzigen, winzigen Punkt zusammen, während ein Ereignis aus mehreren punktuellen Situationen entsteht. Dies machen wir uns in der Therapie zunutze, indem wir z. B. auf das grüne Gras unter den Füßen verweisen und damit die als traumatisch erlebte Situation um einen harmlosen Aspekt erweitern (vgl. Kap. 5.3.2).

Hierbei sind folgende Aspekte wichtig: Welche Art der Erinnerung hat der Patient gespeichert? War es das Gefühl in einer bestimmten Situation? Der Geruch? Ein gefasster Entschluss? Oder das erlebte Ergebnis? **Sinnliche Eindrücke** jedweder Art können wahrgenommen werden und lösen eine Reaktion aus, manchmal bleibend und noch nicht zu Ende gekommen, manchmal passager und unbedeutend. Das implizite Körpergedächtnis vergegenwärtigt nicht die Vergangenheit, sondern hält das in der Vergangenheit Erlebte wirksam in der Gegenwart aufrecht. Vergleichen Sie es mit einem irgendwann erlernten Lied: In der Regel weiß man nicht mehr, zu welchem Zeitpunkt man es erlernt hat. Es wird einfach Teil der eigenen Gegenwart, wird zum impliziten Wissen.

In der Behandlung gilt es, das für den Patienten Bedeutsame herauszufiltern und ihn wieder in seine gesunde und nicht automatisierte Handlungsfähigkeit zu begleiten. Handlung als Ergebnis eines Abwägens von Träumen, Sehnsüchten und Zielen, Gefahren oder nutzbringenden Komponenten setzt **Interozeption** voraus, ein Gewahrsein unserer subtilen, sensorischen und damit körperbasierten Gefühle. Unser Einfluss auf unser Leben nimmt proportional zu mit dem zunehmenden Gewahrsein und der zunehmenden Präsenz des Gegenwärtigseins.

Die **körperliche Berührung** in der osteopathischen Behandlung fügt der somatischen Organisation des Körpers eine aktuelle Wahrnehmung hinzu, das Ich erlebt sich selbst im Jetzt. Damit wird ein zeitlich gegenwärtiger Beobachter im Patienten installiert, der sich der aktuellen Situation vollkommen bewusst ist. Von diesem sicheren Standpunkt aus kann sich der Patient mit den Dämonen der Vergangenheit, dem Dort und Damals widmen. So kann diese Wahrnehmung mit der Erinnerung der Wahrnehmung aus vorangegangenen Lebenserfahrungen verknüpft werden.

! Merke

Die Sprache als solche sowie die Berührung des Körpers über die Osteopathie weben ein kontinuierliches vitales Netz zwischen dem erlebten Jetzt und der Vergangenheit.

5 Behandeln

5.1 Techniken

5.1.1 Die therapeutische Beziehung in der Trauma-Arbeit

Immer mal wieder lesen Sie eingestreut in die Kapitel dieses Buches die Schlagworte „therapeutische Beziehung", „Achtsamkeit" und „Präsenz". Und nun hier, im Kapitel Techniken, werden sie noch einmal eingehend thematisiert.

Die therapeutische Beziehung entsteht, ob man nun will oder nicht, immer dann, wenn ein Patient mit einem Behandlungsauftrag an den Therapeuten herantritt. Sie ist einem Bildhintergrund ähnlich: Sie gibt dem Bild eine Grundlage. Allerdings ist das Geschehen innerhalb einer therapeutischen Beziehung anders als der Hintergrund eines Bildes nicht statisch, einmal gemalt und unveränderbar, sondern dynamisch wechselnd, gestaltet durch beide teilnehmenden Partner, den Therapeuten und den Patienten. Zugleich ist die therapeutische Beziehung ein eigenständiges und wirksames Werkzeug, das wir vergeben, wenn wir der Gestaltung der therapeutischen Beziehung keinen Wert beimessen. Mit dem Verlust dieses Werkzeuges versagt auch das tragende Medium einer Behandlung, der Hintergrund verschwimmt.

Zum Erreichen einer guten Qualität der therapeutischen Beziehung gibt es indes keine Verhaltensempfehlung, keine konkrete Technik, deren wir uns bedienen könnten – obgleich ihr allgemeine Regeln zugrunde liegen. Anders als in psychoanalytischen Techniken ist in der Osteopathie und vor allem auch in der Traumabehandlung aus dem psychodynamischen Formenkreis eben keine therapeutische Neutralität gefragt, sondern reift das wechselseitige Verhalten und Erleben zu einem **Medium der Kommunikation**.

Frühe Interaktionsmuster

Bereits junge Säuglinge verfügen über das Spektrum zwischen Verbindung und Differenzierung, begeben sich in einen rhythmischen Tanz von Kontaktsuche und Individualisierungsmomenten innerhalb der Interaktion mit ihren Bezugspersonen. Die Kommunikation und der nonverbale Austausch finden über familienspezifische und doch allgemeingültige **Interaktionsmuster** statt; gegenseitiger Blickkontakt, aber auch direkter Körperkontakt sowie auch der Nichtkontakt und verbaler Austausch sind ihre Botschafter. Babys leiden sowohl unter zu viel als auch unter zu wenig Verbindung und bilden daraus die Erfahrung und Sprache ihrer höchsteigenen Beziehungsmatrix – auf die Sie dann als Therapeut stoßen. Ein Kind mit bewältigbaren, geringen Frustrationserfahrungen verfügt laut einer Studie von Stern ([238], [239]) über ein weiteres Kommunikationsspektrum und ein höheres Kompetenzbewusstsein als ein Kind, das bei kleinsten Unmutsäußerung elterliche Abhilfe des auslösenden Moments erfahren hat. Später erlebt sich dieses Kind als abhängiger und reift nicht so selbstverständlich in seine Selbstkompetenz hinein. Es wartet auch da auf Abhilfe von außen und versucht gar nicht erst, sich selbst aus seiner misslichen Lage zu befreien. Erwachsen geworden und hernach in Ihrer Praxis ist ein solcher Patient vollkommen anders verbunden mit seinen Ressourcen und seiner Erfahrung des eigenen Könnens („Ich kann"). Er braucht eine andere therapeutische Beziehungsgestaltung als jemand, der oft erfahren hat, dass er sich selbst helfen kann bzw. Hilfe erhalten hat, wenn er selbst mit den ihm zur Verfügung stehenden Mitteln nicht mehr weiterkam.

An die therapeutische Beziehungsgestaltung im Kontext traumatischer Hintergründe sind über die oben genannten familiär gesetzten Fallstricke dysfunktionaler früher Beziehungserfahrungen hinaus besondere Anforderungen geknüpft.

Traumatische Erfahrungen und ihr Ausdruck in der Körperhaltung

Trauma an sich ist charakterisiert dadurch, dass sich zwischen dem Leib und dem Sein, dem Geist und der Erfahrung von Zeit und Raum sowie dem Verbundensein mit anderen eine Kluft aufgetan hat und die Einzelteile fragmentiert und ohne jeden Verbund miteinander versprengt herumliegen. Die Leiberfahrung ist oft eingefroren und im Moment des Traumas verhaftet. Die Wahrnehmung der Außenwelt und ihre Resonanz nach außen verflacht und engt sich ein auf Muster der Bedrohungsreaktion. Vielleicht ist ein Patient gebunden im nach vorn ausgerichteten Kampfraum, seine gesamte Körperhaltung verharrt in einer sich wappnenden und angriffslustigen Position. Vielleicht ist er gefangen in einer rückwärts gerichteten Fluchthaltung, zieht den Kopf ein und nimmt den mediastinalen Bereich zurück, ist voller Angst und Misstrauen. Die Beweglichkeit eines Körpers und sein Ausdruck scheint wie aus dem Gesamtorganismus gefallen zu sein: Im Trauma gebundene Reaktionsmuster geben den Grundton an, Alltagserfordernisse und aktuelles Reagieren wird in einem enormen Kraftakt darübergesetzt, der Körper in seiner Physiologie versucht gleichsam einen beschreibbaren Weg dazwischen aufzutun, um ein Funktionieren auf ganz stofflicher Basis zur Verfügung stellen zu können, und ist beinahe zerrissen zwischen den polaren Kräften: Eine starre, nicht mehr anmutige Körperhaltung resultiert. Die komplexen Rückkopplungsmechanismen zwischen Gehirn, Körper und Seele sind gestört, es besteht keine Kongruenz mehr zwischen der Innenwahrnehmung und dem äußerem Erleben.

Die daraus resultierende Verzerrung macht Bewertungen von Situationen nahezu unmöglich und entziehen dem Traumatisierten so dazu noch die innere Entscheidungsgrundlage, die wiederum nötig ist, um ein Wollen in ein Tun zu bringen. So verschwindet auch die Selbsterfüllung.

Resonanzen in der Außenwelt

Zusätzlich baut sich ein Teufelskreis auf: Das zeitlich zurückliegende Trauma löst durch die immer noch vorhandenen Reaktionsmuster wiederum Resonanzen in der Außenwelt aus, die dann die Gegenwart beschreiben. Wenn eine Person z.B. frühe Grenzüberschreitungen oder Verraterfahrungen mit der eigenen engen sozialen Gruppe gemacht hat, kann daraus ein fixiertes inneres Bild entstehen, das mit großer emotionaler Kraft immer wieder gleichgeartete Wahrnehmungserlebnisse produziert. Jeder ausgetauschte Blick, jedes Getuschel wird so zum Ausdruck eines Verbündetseins der anderen gegen die Person und produziert wiederum Misstrauen. Manche Patienten haben jedes Körpergefühl und -empfinden und jeden Affekt verdrängt, beziehen sich nur noch auf die Struktureigenschaften der Dinge, quasi deren Gerüst, und verlieren dadurch ihre Lebendigkeit. Wenn wir nur noch die anatomischen Einzelheiten eines Gesichts studieren, verengt sich der Blick so sehr auf die Struktur, dass der Ausdruck des Gesichts darüber gänzlich verloren geht. Für das Trauma hat dieses Zurückdrängen des Seelischen zunächst eine lebensnotwendige Komponente: Der Geist kann so eine Distanz zum Geschehen aufbauen. Der Preis dafür ist indes hoch. Mit dem Abflachen der leiblichen Resonanz auf die Außenwelt zieht sich das Wesentliche, die Essenz eines Menschen zurück, nonverbaler Austausch und oft auch der verbale Austausch kommen nicht über das Belanglose hinaus. Die darüber nicht in wirklichen Kontakt kommenden Mitmenschen wenden sich unerfüllt ab – der Traumatisierte erlebt nun zusätzlich eine **Isolation von der Außenwelt**.

Hier hinüber müssen wir als Therapeut mithilfe der therapeutischen Beziehungsgestaltung eine Brücke schlagen, eine Brücke, über die der Patient zu uns gelangen kann und über die umgekehrt auch wir den Patienten in seinem Inneren erreichen können.

Zur Gestaltung der therapeutischen Beziehung

Wie eingangs beschrieben, gibt es hierzu keine Technik, wohl aber orientierende Parameter, die einer individuellen Gestaltung unterliegen und an die Typologie des Patienten, des Therapeuten sowie des Traumas angepasst werden. Die therapeutische Beziehung bildet den Rahmen, innerhalb dessen sich der Patient entwickeln kann, innerhalb dessen er therapeutische Angebote aufnehmen oder auch ablehnen kann oder sie ganz einfach auch nur modifizieren kann.

Die Zielorientierung am Horizont für den Patienten wird markiert durch eine Entwirrung des Belastenden, ein Zusammenfügen versprengter Teile, eine Wiederorientierung im eigenen Dasein, in dem er sich dann wieder frei und lebendig bewegen kann. Gefühlen zugrunde liegende viszerale oder hormonelle Zustände seines Organismus münden dann wieder in eine gesunde Repräsentanz auf der Wahrnehmungsebene. Neben der **Selbstkompetenz** kann wieder der Aspekt der **Beziehungskompetenz** entwickelt werden, ein selbstgestaltetes Wir-Gefühl resultiert. Zu guter Letzt kann die zuvor im Halten körperlicher Zustände gebundene Energie – nun frei – die Kreativität beflügeln. **Gesundheit** als ein Prozess in ständiger Entwicklung und Veränderung kann sich als bestimmendes Lebensgefühl manifestieren: Der Mensch fühlt sich im eigenen Sein getragen, spürt den Boden unter den Füßen, hat Kontakt zu den essenziellen Qualitäten seiner Persönlichkeit und erlebt Freude in ihrer Entfaltung, geht in den Erfahrungs- und Gestaltungsaustausch mit seinem sozialen Umfeld und erlebt sich zentriert und zugleich mehrdimensional. Der gefühlte Körper, seine Befindlichkeit und sein Verhalten sind kongruent zueinander; Seelisches dringt durch Körperausdruck und Mimik in die Ausstrahlung.

Sie als Therapeut schaffen hierfür die Atmosphäre, den Raum, in dem sich der Gesundungsprozess ungeachtet der eingesetzten Technik entwickeln kann. Sich der Welt anzuvertrauen und Nähe zuzulassen geschieht zuerst in diesem geschützten Rahmen. Atmosphäre indes können wir nur aufbauen, wenn wir als Therapeuten im Innen klar sind, zentriert sind und ganz auf den Patienten eingestellt. Das Tetraedermodell bietet dafür eine wunderbare Grundlage (Kap. 1.2). Atmosphäre ist etwas, was wir leiblich wahrnehmen können, wenn wir einen Raum betreten. Die leibliche Resonanz kalten Schweigens beispielsweise lässt uns buchstäblich frösteln, in einer liebevollen Umgebung weitet sich der Leib spürbar aus. Selbst ein Praxisumfeld hat eine Atmosphäre, trägt die Handschrift desjenigen, der es gestaltet hat – für die Wahrnehmung dessen bedarf es dann nicht einmal der leiblichen Anwesenheit des Gestalters.

Aufbau personalen Vertrauens

Der Aufbau von Vertrauen ist in der therapeutischen Beziehung elementar – auch und vor allem, wenn wir Scham, die sich oft im Fahrwasser Traumatisierter befindet, irgendwie zuordnen und begreifen wollen. **Scham** entsteht dort, wo wir uns selbst den Blicken Außenstehender preisgegeben und keine Akzeptanz oder Hilfe erfahren haben oder wir diesen Blicken unfreiwillig ausgesetzt wurden. Im letzteren Fall reden wir dann von Bloßstellung, die vor der Scham stattgefunden hat. Ob freiwillig oder unfreiwillig den Blicken und damit der potenziellen Bewertung der anderen ausgesetzt: Wir werden unter diesen Blicken der eigenen Unzulänglichkeit gewahr, einer Verwundbarkeit oder gar einer Bedürftigkeit, letztlich einem „Ich kann nicht" – welches ja das elementare Gefühl im Entstehen eines Traumas ist und schließlich in der Scham mündet. Vielleicht ist deshalb die Affinität Traumatisierter zu diesem für Außenstehende oft unverständlichen Gefühl gegeben: Der Mensch ist mit seinen eigenen Möglichkeiten gescheitert und überwältigt worden. Manchmal nehmen wir das Urteil – den Blick – der anderen auch vorweg und schämen uns in eigener lähmender und vernichtender Draufsicht auf uns selbst.

Indem sich der Patient nun zu Ihnen in die Praxis begibt, trägt er implizit das Scheitern der eigenen Möglichkeiten eines adäquaten Umgangs mit dem Geschehen mit sich. Mit der Exposition seiner Verwundbarkeit und Unzulänglichkeit ist er zumindest der theoretischen Möglichkeit ausgesetzt, auf Unverständnis oder Ablehnung zu stoßen – Scham hält Einzug. Sie können das gut ausmachen, indem Sie bei der Anamnese wahrnehmen, ob der Patient häufig den Blick abwendet oder mit eine Selbstentwertung entlarvenden Worten auf seine Unzulänglichkeit hinweist.

Um personales Vertrauen aufzubauen, können wir neben der therapeutischen unbedingten Präsenz, die z. B. verbietet, dass Sie mitten in der Therapie ans Telefon gehen, ein paar einfache und doch wichtige Punkte beachten.

Zunächst einmal geht es darum, dass der Patient sich in seinem Anliegen und seiner Person verstanden fühlt. Als Aspekt der Beziehungsgestaltung kann der Therapeut z. B. eine **Kurzzusammenfassung** (auch kurzer Sequenzen) vornehmen und noch einmal nachfragen: „Habe ich gut verstanden, was Sie meinten?" Oder der Therapeut verleiht seinem Verständnis des Fühlens und Handelns des Patienten Ausdruck, indem er sagt: „Das verstehe ich gut, dass Sie da wütend geworden sind." Tappen Sie hier nicht in die Persilscheinfalle: Sie müssen nicht alles verstehen. Wenn es nur etwas von Ihnen Gesagtes ist, was in Ihnen auch unter Zuhilfenahme jedweder Empathie keinen

Resonanzboden hat, wird Ihr Körper Sie verraten. Die körperlichen Signale von Unverständnis oder Langeweile sind deutlicher als das Gesagte – eine Inkongruenz zwischen den Signalen, die Sie aussenden, und dem, was Sie sagen, resultiert und bricht jedes Vertrauen. Dazu kommen wir aber noch gesondert.

Verstehen und Sich-verstanden-Fühlen kann auch kommuniziert werden, indem Sie die Sätze des Patienten in ihrer Hauptaussage wortgleich **wiederholen**. Das mag in der trockenen Theorie etwas seltsam anmuten, fühlt sich aber für den Therapierter nicht sonderbar an. So könnte ein solches Wiederholen z. B. so aussehen, dass der Patient sagt: „Mein Schmerz war so unermesslich groß wie sieben Erdbeben." Dann können sie in dem Repetieren beispielsweise anfügen, ohne den Patienten ansonsten zu unterbrechen: „So groß wie sieben Erdbeben, ja." Ohne das Einfügen eigener Interpretationen des Therapeuten ist dies einfach nur eine Bestätigung, ein genaues Sehen und Zuhören, sodass Sie nun nachweislich das Erleben des Patienten nachvollzogen haben. Sie sollten aufmerksam zuhören, allein um bei den später eingesetzten verbalen Techniken (Kap. 5.1.2) auf eine Grundlage des Patientenerlebens zurückgreifen zu können. Hierzu gehört auch, Gehörtes ernst und Inhalte wichtig zu nehmen. Sie kommunizieren hiermit, dass Sie sich in den Patienten hineinversetzen können.

Unter Zuhilfenahme sprachlicher Mittel kann das Thema eine Belebung und eine Ausgestaltung sowie ein Devitalisieren, ein Reduzieren erfahren – vor allem, wenn wir uns den stürmischen Gewässern des Traumageschehens nähern. Die **Vergegenständlichung** von Bedrängendem macht kleiner, etwas, was in Worte gefasst werden kann, verliert ein Stück weit seine Unermesslichkeit. Auch kann über die sprachliche Vermittlung leibliches Empfinden ersten Einzug halten – und sei es zunächst nur über die **Spiegelung im Therapeuten**. Wenn jemand den Boden unter den Füßen verloren hat, kann man das leiblich nachempfinden als plötzlichen Tonusverlust im ganzen Körper, als Haltlosigkeit. Wenn Sie das in sich nachempfinden können, ist es wunderbar, das zu verbalisieren. „Ich kann das richtig spüren, wie sich das im Körper anfühlt, keinen Halt mehr zu haben." All die Bildsätze, die unsere Sprache kennt, fußen auf leiblichem Empfinden. Wenn uns etwas über die Hutschnur geht oder uns der Kragen platzt, geht dem eine körperliche Empfindung voraus, ein zorniges Anschwellen und eine körperliche Mobilmachung, eine Kampfbereitschaft. In der Folge eines Traumas verfügen Patienten oft noch über die sprachlichen Ausdrücke, jedoch nicht mehr über das leibliche Empfinden dahinter. In der Signalkongruenz können Sie in der Übertragung einspringen: Sie können sehr wohl nachempfinden, wie es ist, aus allen Wolken zu fallen.

Weiterhin ist zum Aufbau personalen Vertrauens die oben schon erwähnte **Signalkongruenz** wichtig. Auf allen kommunikativen Kanälen muss der Patient die gleiche Botschaft von Ihnen empfangen, verbale und nonverbale Signale dürfen einander nicht widersprechen. Körperhaltung, Mimik, Stimmlage und inhaltlich Geäußertes, Pausen im Sprechen sowie im Zuhören müssen alle dieselbe Aussage transportieren. Die rhythmische Synchronisation, der freie Fluss von Signalen, zu dem beide Seiten beitragen und auf den beide Seiten reagieren, sind elementare Bestandteile von Bindung und aktiv gestalteter therapeutischer Beziehung.

Vertrauen fußt wesentlich auch auf **Akzeptanz**. Das bedeutet – und wieder hilft hier das Tetraedermodell (Kap. 1.2) – in den Punkt der Herzensmitte zu gehen. Lernen Sie, den Patienten so zu sehen, wie er ohne jede Bewertung ist. Damit muss man in der Lage sein, sich von eigenen Wertmaßstäben zu distanzieren, da das Gegenüber nicht immer ein Abbild der eigenen Werte ist. Das geht natürlich nur bis zu einem gewissen Grad. Hier ist es wichtig, die eigenen Grenzen zu kennen und zu achten. Akzeptanz kommt eine herausragende Bedeutung zu, wenn eine Person zutiefst verunsichert ist.

Mit der Akzeptanz geht Hand in Hand der **Respekt** einher. Auch dieser trägt zur Vertrauensbildung bei. Hierzu gehört, dass wir einen Patienten nicht pathologisieren, dass wir anerkennen, dass er Experte für sein eigenes Leben ist und dass wir seinen Erwachsenenstatus nicht infrage stellen. Der vorliegende Respekt markiert eine therapeutische Beziehung auf Augenhöhe. Mit den Ressourcen und Fähigkeiten, die der Patient hat, und seinen Talenten und Gaben ist der Patient bisher gut und erfolgreich klargekommenem im Leben, hat viele Antworten gefunden und Problemlösungen kreiert – und hat darüber hinaus eben auch ein paar Themen, mit denen er hadert oder bei denen er nicht gewusst hat, wie sie zu handhaben sind. Hier sind Sie gut bedient, wenn Sie mithilfe der Physiognomie selbst Talente entdecken können und die bemerken, die der Patient nicht mehr oder noch nicht präsent hat. Hierüber erfährt der Patient ein Gefühl des Wertvollseins und weitet den Blick für Ressourcen und Fähigkeiten.

Personales Vertrauen wird wesentlich gestützt und getragen von **emotionaler Wärme**. Akzeptanz und Respekt zeigen sich wertfrei – mit dem Hinzufügen emotionaler Wärme jedoch bringen Sie dem Patienten ein positives und damit einseitig bewertendes Grundgefühl entgegen. Es empfindet ein bisschen die Wärme einer Mutter-Kind-Beziehung nach, auch diese ist getragen von Liebe und Wärme, die als Grundmatrix alles andere umwebt. Hier ist die allgemeine Liebe, das Mitmenschliche, gemeint, über die wir als Menschen natürlicherweise verfügen, wenn wir mit uns selbst gut im Kontakt und innerlich genährt sind. Dies ist ein weiterer Grund, weshalb die Eigenarbeit des Therapeuten wichtig ist. Im Tetraedermodell beschreibt dies wiederum der Punkt des Herzens, in dem wir auf leichte, selbstverständliche Weise mit dem Wesen und Sein anderer verbunden und nicht in eigener Bedürftigkeit verhaftet sind. Der Punkt der Präsenz und absichtslosen Anwesenheit ist zugleich auch der Punkt der Achtsamkeit sich selbst und anderen gegenüber.

Vermittelt wird dies nonverbal und verbal, sowohl die Stimmqualität wie auch die Zugewandtheit des Körpers des Therapeuten sind von Wichtigkeit. Blickfarben und Richtungen sind elementare Bestandteile der emotionalen Wärme. Begegne ich meinem Patienten mit einem gelangweilten Blick unter halb geöffneten Lidern, wird das kaum emotionale Wärme transportieren. Auch ein musternder, taxierender oder gar feindseliger Blick trägt nicht eben zum gewünschten Ergebnis in der therapeutische Atmosphäre bei. Probieren Sie einmal, den Blick an den inneren Hinterkopf zu verlagern, so als lägen Ihre Augen ganz tief im Schädel. Wie ist das Ergebnis im Gegenüber? Ihr Blick wird weit und öffnend, er lässt mehr zu. Alles Begrenzende und Einengende löst sich auf, Raumgebung hält Einzug, der Patient erfährt sich in der Regel als erkannt, jedoch auch als anerkannt im Anderssein und Selbstsein.

Ein therapeutisch liebender Blick enthält die ursprüngliche zwischenleibliche Kommunikation zwischen Mutter und Kind, jedoch ohne die Gefahr einer Verschmelzung, solange Sie als Therapeut Ihren Raum wahren. Darf ich Sie nerven? Das Tetraedermodell bietet Hilfe ...

Gelingt die emotionale Wärme, schaffen Sie ein hohes Ausmaß an Beziehungskredit und befinden sich mitten auf der Zielgeraden dorthin, wo Sie mit Ihrem Patienten ruhige Gewässer erreichen und Gesundung gestalten können. Sie helfen, die Kapazität des **inneren Beobachters** in Ihrem Patienten zu entwickeln, öffnen das Tor zur Selbstwahrnehmung und zur Selbstregulation und damit zur Unabhängigkeit vom Behandler. Die gewonnene Achtsamkeit und das Trainieren derselben färben das gegenwärtig Erlebte auf eine bestimmte Weise ein, gewöhnlich erhellt sich die Stimmung und hebt die Gesamtverfassung. Innerhalb dessen kann das Gefühl, das sich auf etwas Bestimmtes ausrichtet, frei oszillieren.

Zusammenfassend können wir sagen, dass das angestrebte Ziel, eine Regie oder einen inneren Beobachter zu entwickeln, mithilfe der gut gestalteten therapeutische Beziehung greifbar wird. Hernach können Körperzustände und -empfindungen differenziert wahrgenommen werden, beziehen sich aufeinander in Herzfrequenz und viszeraler Reaktion – oder heben sich voneinander ab. Sie sind klar erkennbar Resonanzen und bestimmte Reaktionen auf Ereignisse in der Gegenwart und der Vergangenheit.

Bilder als Erinnerungsfolgen oder Zukunftsvisionen kommen und gehen, Gefühle und Gedanken befruchten und ergänzen einander und Empfindungen runden das Erleben ab. Der Mensch erfasst die Welt wieder mit seinem Körper und seinen darin eingebetteten Sinnesorganen, **er besinnt sich** auf seine Vision und Erfüllung und kann sich auf eintretende unerwartete Situationen mit all seinem Sein einstellen und sie nach seinen Möglichkeiten beantworten.

Überleitend zum nächsten Abschnitt seien nun die Techniken in ihren unterschiedlichen Wirkweisen und Absichten erwähnt, die sich je nach den verschiedenen Phasen und Bedürfnissen des Patienten abwechseln, direktiv oder abschwächend sind, Exploration oder Befriedung anstreben. Exploration steht in polarem Verhältnis zur Bindung, es ist ganz einfach eine entgegengesetzte Bewegung. Und doch setzt eine Exploration, das Gefühl des „Wir", eine gute therapeutische Bildung voraus.

5.1.2 Verbale Elemente/Tools in der Osteopathie

Anamnestisches Gespräch

Während wir die Anamnese erstellen und der Patient noch vor uns sitzt, können bereits unzählige Informationen gesammelt und dem in der Interaktion des Anamnesegesprächs stattfindenden nichtsprachlichen Verhaltens Aufmerksamkeit gegeben werden. Die Gesten werden hier viel reichhaltiger sein als später in der Behandlung, wenn der Patient in der Regel auf der Therapieliege liegt.

Die Anamnese dient auch zur **Auftragsklärung**. Was ist das Anliegen des Patienten, weshalb konsultiert er uns? Sollen wir gemeinsam versuchen herauszufinden, was seinen Symptomen zugrunde liegt? Oder hat er sich einfach einen Fuß verstaucht und möchte den behandelt wissen? In diesem Fall ist es unabdingbar, sich genau an den Auftrag zu halten und nicht zu psychologisieren.

Die Anamnese ist indes kein Gespräch am Küchentisch. Dies bedeutet, dass der Therapeut auch hier bereits Verantwortung trägt und nötigenfalls auch einschreiten muss, indem er z. B. den Erzählfluss verlangsamt, wenn er bemerkt, dass der Patient mitten hinein in ein überwältigendes Erinnerungserleben gerät. Der Therapeut muss dafür Sorge tragen, den Patienten in diesem Fall im **Hier und Jetzt** zu verankern, indem er dann beispielsweise einwirft: „Halten Sie einen Moment inne, ich habe den Eindruck, das ist gerade ein wenig viel. Vielleicht lenken Sie Ihre Aufmerksamkeit einmal auf die Sitzfläche des Stuhles!"

Mit manchen Patienten kann man auch auf die **Körperebene** gehen und Qualitäten wie Wärme, Schwere, Weite oder Offenheit erfragen, bevor dann mit der Erzählung weiter fortgefahren wird.

Kombination verbaler Techniken in der osteopathischen Traumatherapie

Peter Levine vertritt die Ansicht, dass es sinnvoll ist, ein Traumageschehen grundsätzlich in winzige Einzelschritte zu unterteilen, die jeweils auf der Körperebene reguliert werden ([134], [135]). Dieses Verfahren hat sich sehr bewährt und entspricht dem Ansatz vieler **Traumabehandlungen**. In der **Hypnotherapie** von Milton Erickson hingegen gibt man der Geschichte eine andere Bedeutung, in den **energetischen Psychotherapien** werden bestimmte Reflexareale beklopft, um den Bezug zum Jetzt zu halten. Diese verschiedenen Tools setze ich differenziert nach Patiententypus und Traumageschehen ein und verknüpfe sie mit der manuellen Intervention der Osteopathie.

Ein unschätzbarer Vorteil, den Osteopathen in der Therapie haben, ist die Tatsache, dass sie sich **mit den Händen** unmittelbar einen Eindruck verschaffen können, wie das vegetative System des Patienten reagiert. Somit wird der bewussten Sinneswahrnehmung des Therapeuten, die wir üblicherweise während eines Gesprächs aktivieren, z. B. die Ohren, die einen Sprachrhythmus, eine Sprachmelodie oder Lautqualitäten wahrnehmen, die Augen, die kleinste Mimikveränderungen registrieren und das Einschießen von Tränen beobachten, oder der Geruch, der sich verändern mag, ein kostbares Instrumentarium hinzugefügt: **kinästhetische Informationen**. Kleinste Bewegungen des Patienten oder auch interozeptive Informationen über die Peristaltik, den Atemrhythmus, den autonomen Muskel- und Faszientonus oder die Qualität des Herzschlags – wie auch die Zunahme der Aktivierung der Nebenniere – lassen sich über eine verfeinerte Palpation wahrnehmen. Die verbalen Elemente/Tools bei der Palpation und der Release-Position von Niere und Nebennierenrinde sowie der Hypophysenregion sind dabei von besonderer Bedeutung.

5.1.3 Nutzung des therapeutischen Trancezustands

Um traumatische Erlebnisse zu bearbeiten und zu entladen, ist es zunächst einmal wichtig, sich ihnen zu nähern. Hier unterscheiden sich **psychodynamische Therapien** grundsätzlich von verhaltenstherapeutischen Interventionen, in denen vielmehr ein Umgang mit dem Erlebten bzw. ein Umgehen der Ursachenforschung angestrebt wird, um eine Retraumatisierung zu vermeiden. Hat ein Patient z. B. Flugangst, so wird ihm in der Verhaltenstherapie beigebracht, auf andere Sinnessysteme auszuweichen und sich beispielsweise auf die Schenkel zu klopfen oder intensiv an ein ganz anderes Erlebnis zu denken. Darum geht es in diesem Ansatz nicht.

Vielmehr nehmen wir eine **vorsichtige Aktivierung des Erlebten** vor, damit Sie das Traumageschehen, um das es geht, bearbeiten können. Ohne die Aktivierung würden wir der Verdrängung eines Geschehens und dem späteren, unmittelbaren Exponieren durch erinnerte Einzelbruchstücke des Traumas mittels Flashbacks nicht entgegenwirken können.

Mit der bewusst durch den Therapeuten induzierten, vorsichtigen Aktivierung des Geschehens bewegen wir uns jedoch nicht in den dramatischsten Teil des Geschehens, sondern nähern uns der Geschichte **nur in kleinen Schritten** und am Rande an. Somit wird das traumatische Erlebnis in winzige Einzelteile zerlegt und kann den Patienten auf diese Weise nicht als eine Welle des Gesamtgeschehens überrollen, womit die beabsichtigte vorsichtige Aktivierung in eine Retraumatisierung umschlagen würde.

Messung der Hirnaktivität

Die Erkenntnis des prinzipiellen Zusammenhangs von im **Elektroenzephalogramm** messbaren Hirnströmen, Emotionen und Verhalten ist heute die Grundlage vieler psychodynamischer Therapien. Die über elektrische Potenzialschwankungen aufgezeichnete Hirnaktivität gibt letztlich über den Aktivierungszustand des Gehirns Auskunft.

Ein gesunder Erwachsener hat im ruhigen, vollkommen entspannten Zustand Ableitungspotenzialwellen mit einer Amplitude von weniger als einem Zehntausendstel Volt und einer Frequenz von 8–13 Ausschlägen pro Sekunde. Diese Wellen werden als **Alpha-Wellen** bezeichnet.

Bei zunehmender Anspannung hingegen werden die Hirnstromwellen kleiner und unregelmäßiger, die Frequenz steigt an auf mehr als 20–30 pro Sekunde. Diese Wellen werden mit dem griechischen Buchstaben Beta benannt. Bereits ein Augenöffnen oder schnelles Kopfrechnen löst die **Beta-Wellen** aus.

Zunehmender Stress bedeutet ebenfalls eine zunehmende Aktivität des Gehirns, die noch kleineren und wiederum schneller werdenden Wellen werden dann als **Gamma-Wellen** bezeichnet.

Elemente der therapeutischen Trance

Milton Erickson hat in der Hypnotherapie die therapeutische Trance eingesetzt. Hier geht es nicht um eine Hypnose im klassischen Sinne, sondern schlicht um eine Herabsetzung der Hirnerregungsaktivität, wobei der Patient während ihrer gesamten Dauer im vollen Wachbewusstsein und voll reaktionsfähig ist.

Die Frequenz der hier erreichten Hirnaktivität sinkt auf bzw. sogar unterhalb des Niveaus der Alpha-Wellen, und zwar auf einen ähnlichen Level wie im ruhigen Schlaf. Der über die Trance erreichte **Entspannungszustand** ist ein Zustand, den das Gehirn natürlich nicht mit Gefahr verbindet. Daher ist es eine wunderbare Ausgangslage, um sich von dort aus mit Traumaerlebnissen auseinanderzusetzen.

Eine Verbindung der rechten und linken Gehirnhälfte, die jeweils unterschiedliche Anteile des traumatischen Erlebens gespeichert haben, wird damit möglich. Die rechte Gehirnhälfte als der Hauptverarbeitungsort von Beziehungsebenen kann über ideodynamisch, d. h. sich wie von selbst, ohne bewusstes Steuern entwickelnde Bilder aktiviert werden. Das implizite Körperwissen wird über die Alpha-Wellen aktiviert – und zusätzlich über die osteopathische Intervention. Und die linke Gehirnhälfte, in der Sprache und logische Anordnungen beheimatet sind und die das Geschehen des Traumas strukturieren und ihm eine neue Bedeutung geben kann, verknüpft das erneute Aufrufen des Traumas mit der nun dabei empfundenen Nichterregung unterhalb des Alpha-Levels, mit einem Zustand der Entspannung oder einer maximal leichten und schnell abflachenden Erregungskurve und beginnt, dem Ganzen einen anderen Stellenwert einzuräumen.

Und so können verschiedene Techniken wie Stellvertreterarbeit, die Arbeit mit der doppelten Erscheinung über die Altersregression, das Nachholen nicht gemachter Erfahrungen und die Aufarbeitung von traumatischen Erlebnissen sowie auch die Veränderung von einschränkenden Glaubenssätzen oder Einstellungen eingesetzt werden (Kap. 5.4).

Kombination von Osteopathie und Tranceinduktion

Über die Kombination von Osteopathie und Tranceinduktion können Glaubenssätze oder Traumaerinnerungen nachhaltig verändert, nicht zum Abschluss gebrachte Defensivreaktionen können aufgelöst werden.

Auch können in diesem Zustand Suchprozesse gefördert und damit Lösungsansätze entwickelt werden. Manche Patienten stecken aktuell z. B. in einer für sie eigentlich unerträglichen Arbeitssituation fest und erleben diese als traumatisch. Die innerhalb der Trance erhöhte Zugriffsmöglichkeit auf kreative Hirnareale lassen Lösungswege erkennen, die unter bloßem Nachdenken im Wachbewusstsein oft nicht darstellbar sind. Vorgefasste Denkmuster wirken oftmals blockierend und werden mithilfe der Trance umgangen.

5.2 Grundsätzliche Vorgehensweise in der PDO-Behandlung

Eine Übersicht über den Behandlungsaufbau finden Sie in Kap. 6.

5.2.1 Anamnese

Sowohl die gesamte Anliegenklärung wie auch Ihr eigenes Orientieren über die Geschichte des Patienten finden im Sitzen statt, wobei sich die beiden Stühle nicht genau gegenüberstehen sollten, sondern leicht versetzt, um dem Patienten einen gefühlten Ausweg zu lassen.

Wenn ein Patient direkt mit dem Anliegen zu Ihnen kommt, ein traumatisches Geschehen zu bearbeiten, erkunden Sie die dazugehörige Geschichte am besten, indem Sie zunächst fragen, wann der erste Moment gewesen sei, an dem der Patient bewusst wahrgenommen hat, dass er wieder in **Sicherheit** ist. Sie nehmen damit quasi den guten Ausgang der Geschichte aktuell in sein Bewusstsein. Hernach fragen Sie nach dem Zeitpunkt, zu dem noch sichere Bedingungen herrschten, d. h. das Trauma noch nicht geschehen ist, und spannen so einen Bogen von einer Sicherheit in die andere Sicherheit.

Dazwischen schließlich sortiert sich das **traumatische Erleben** ein, das Sie nur in Eckpunkten, die der Patient selbst erzählt, mit einflechten oder um das ergänzen, was zur Bearbeitung unbedingt nötig erscheint. An dramatischen Eckpunkten fragen Sie nicht nach – das dient maximal einem Voyeurismus, hilft aber der Bearbeitung nicht.

Grundsätzlich findet die **Imagination von Bildern** und das zeitgleiche **In-Worte-Fassen** bzw. das **Hören** des gesprochenen Wortes des Therapeuten in der neuronalen Aktivierung in 2 unterschiedlichen Hirnarealen statt. Die sprachlich-semantischen Inhalte werden mehr in der linken Gehirnhälfte, die Bilder und körperlichen Empfindungen in der rechten Gehirnhälfte verarbeitet. Somit findet wieder eine Vernetzung beider Anteile statt, die im Trauma unterbrochen wurde.

5.2.2 Handhaltung

In der Osteopathie rechnen die meisten Menschen damit, auf einer Behandlungsbank zu liegen. In schweren Fällen des Traumatisierung ist es nicht möglich, einen Patienten in Rückenlage zu behandeln oder überhaupt in die Trance zu gehen. Allein das würde schon eine an das Trauma erinnernde Erfahrung der Ohnmacht aktivieren. Ich habe die Erfahrung gemacht, dass Patienten sehr genau wissen, ob die Rückenlage geht oder nicht – ich frage sie also schlicht danach. Falls das nicht möglich ist, behandle ich sie im Sitzen. Wer unter Ihnen Kinder behandelt, dem wird das Behandeln im Sitzen vertraut sein. Und auch das Behandeln ohne Nutzung einer Trance ist über diese Techniken möglich.

Die Behandlung erfolgt mit einer speziellen Grifftechnik, dem sog. **Grundgriff**. Er begleitet die PDO-Behandlungen durchgehend, über ihn diagnostizieren wir den Grad der Erregung und dosieren aufgrund dieser Diagnose unser Tempo und die verbalen Interventionen. Über den gleichen Griff regulieren wir manuell das Erregungsniveau, indem wir gegensteuern. Und schlussendlich enden wir, nachdem die verbale Intervention geendet ist, in einem **Release**.

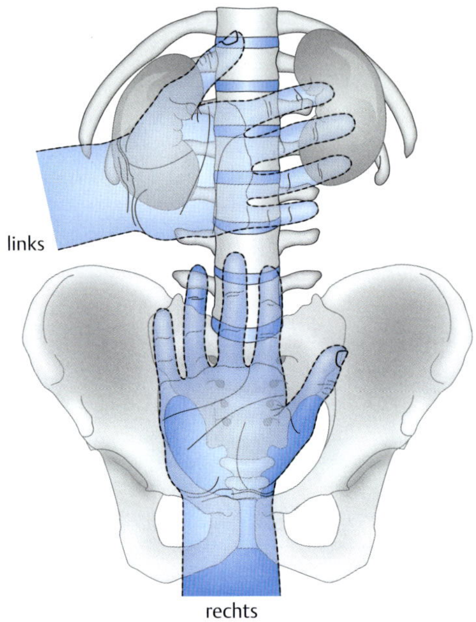

▶ **Abb. 5.1** Grundgriff.

Grundposition

Grundposition des Patienten: Der Patient legt sich in Rückenlage. Bitte sorgen Sie für eine bequeme und als sicher empfundene Position der Liege. In Kursen beispielsweise lasse ich grundsätzlich die Studenten während der Demonstrationsbehandlungen nur auf einer Seite der Bank liegen, damit sich der Patient nötigenfalls zur anderen, freien Seite orientieren kann. Die Liege sollte also nicht im Laufweg stehen oder unter einer Fensterfront, durch die der Patient den Blicken der Öffentlichkeit ausgesetzt wäre. Weiter sollten Kissen, Decken und Knierollen für seinen Komfort griffbereit liegen.

Ausgangsposition des Therapeuten: Dieser sitzt seitlich neben der Behandlungsbank auf Höhe des Beckens des Patienten, den Kopf dem Patienten zugewandt.

Grundgriff

Die **distale Hand** wird mittig unter der Längsseite des Sakrums platziert. Mit den Fingerspitzen berührt sie den 5. Lendenwirbel, der Handballen befindet sich je nach Größe des Sakrums etwa auf der Höhe des Apex ossis sacri, dem Übergang zum Os coccygis (▶ **Abb. 5.1**).

Die **proximale Hand** drehen Sie zu der distalen Hand um 90°, sodass eine T-Haltung entsteht (▶ **Abb. 5.1**). Th 12, L 1 und L 2 befinden sich mit den Dornfortsätzen in der Mitte der Handmulde, mit den Fingerspitzen dieser Hand befinden Sie sich nun am unteren Pol der einen Niere, der Handballen befindet sich am unteren Pol der anderen Niere. Bedenken Sie, dass die linke Niere ein wenig höher steht als die rechte, und justieren Sie Ihre Hand entsprechend. Die Normallage der linken Niere ist von der 11. Rippe bis zum 3. Lendenwirbelkörper, die der rechten von der 12. Rippe bis zur Unterkante des 3. Lendenwirbelkörpers.

Variante

Bei Schwangeren ist die Rückenlage manchmal nicht mehr möglich. Hier können Sie einen Griff anwenden, der die reziproke Spannungsmembran direkt am Kranium palpiert, oder aber Sie bleiben in Höhe der Nierenregion.

Intentionen

Sie kennen diesen alten Weg, den die distale Hand nun nimmt, seit Langem. Ihre Achse beschreibt letztlich eines der Grundprinzipien der Osteopathie, indem sie die Mobilität der intraspinalen und intrakraniellen Membranen beschreibt. Die fasziale Kontinuität ist die Basis der kranialen Manipulationstherapie (► **Abb. 5.2**). Visualisieren Sie sie in ihrer lebendigen Physiologie.

Beginnen Sie mit Ihrer Aufmerksamkeit am Periost des Steißbeins. Hier befindet sich die finale Anheftung der Dura mater spinalis über das Filum terminale externum. Verweilen Sie hernach auf Höhe des 3. Sakralwirbels. Folgen Sie nun der Dura mater spinalis durch die Krümmungen des Spinalkanals nach oben. Im Bereich der Lendenwirbelsäule ist die Dura relativ stark ausgebildet, ihre Zugfestigkeit entsprechend hoch. Dann verliert sie ein wenig an Volumen, um dann im Zervikalsegment wiederum stärker ausgebildet hervorzukommen. Die beiden Blätter der Dura mater spinalis unterscheiden wir in diesem Ansatz nicht.

Auf Höhe des Foramen magnum hat sie eine Fixationsstelle am Rand. Von nun an haben Sie es mit der ebenfalls bekannten reziproken Spannungsmembran zu tun: Gehen Sie über die vertikalen Ebenen der Falx cerebri in das horizontale System des Tentorium cerebelli bis hin zum Diaphragma sellae (► **Abb. 5.3**; ► **Abb. 5.4**). Bleiben Sie auf der membranös-faszialen Ebene und gehen Sie nicht zur Gefäßebene hinüber, die selbstverständlich darin entlangläuft, aber einen anderen Verlauf nimmt.

In der Sella turcica liegt die **Hypophyse**, und diese ist wiederum über das Infundibulum mit dem Hypothalamus verbunden. Da dies 2 starke Akteure in der Aktivierungsachse sind, versuchen Sie nun zunächst, diesen Bereich in einen schwebenden Gleichgewichtszustand zu bringen.

Mit der kranialen Hand versuchen Sie, ein ebenso schwebendes Gleichgewicht **beider Nieren** zu erreichen. Gehen Sie in die Tiefe, passieren Sie die verschiedenen Schichten, bis Sie die beiden Unterpole sicher auf ihrer Hand wahrnehmen können. Machen Sie sich noch einmal den Bedeutungsgehalt der Niere klar (Kap. 3.3.3) und versuchen Sie in vollkommener Präsenz diese Schritte zu vollziehen.

Beginnen Sie zunächst damit, dass Sie die Temperatur und Feuchtigkeit der oberen Haut unter

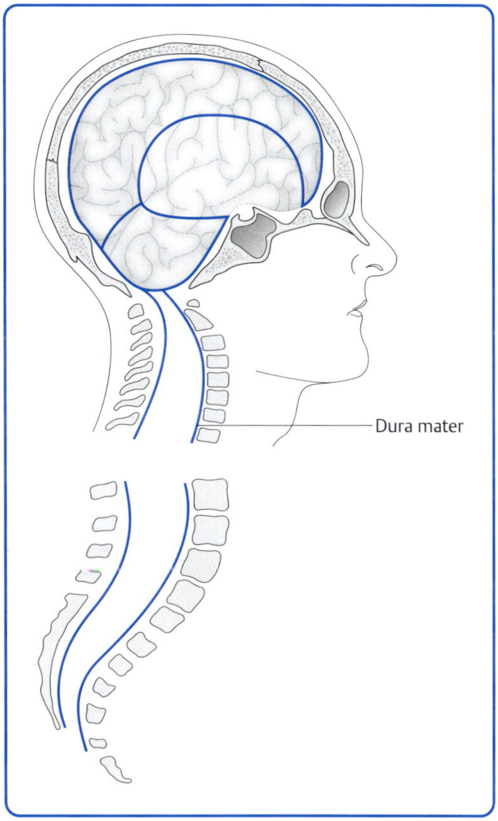

► **Abb. 5.2** Dura der Hirnhaut und des Rückenmarkes.

ihren Händen bewusst wahrnehmen. Gehen Sie nun tiefer durch die Haut und die Unterhaut, das Unterhautfettgewebe, passieren Sie den M. erector spinae und den M. quadratus lumborum. Nun stoßen Sie auf das pararenale Fett, bevor Sie auf eine bindegewebige Struktur treffen, die Gerota-Faszie (Fascia renalis). Sie bildet den einzigen etwas derberen Halt, bevor Sie eine weitere Etage tiefer auf die Capsula adiposa, einen sich wiederum luftig anfühlenden Fettkörper, direkt um die Niere stoßen. Die Gerota-Faszie ist jedoch diejenige, die uns lebhaft interessiert, da sie auch die Nebennierenrinde mit umschließt. Sie bildet mit ihrem vorderen und hinteren Blatt eine Nierenloge, die jedoch nach medial zwischen den Blättern unverbunden bleibt, die Gefäßstränge freilässt und sich als offene Faszie präsentiert. Vermutlich über diese Gerota-Faszie übermitteln sich Stressphänomene mechanisch und lassen uns das Gefühl von „Mozzarella in der Tüte“ wahrnehmen, wenn der

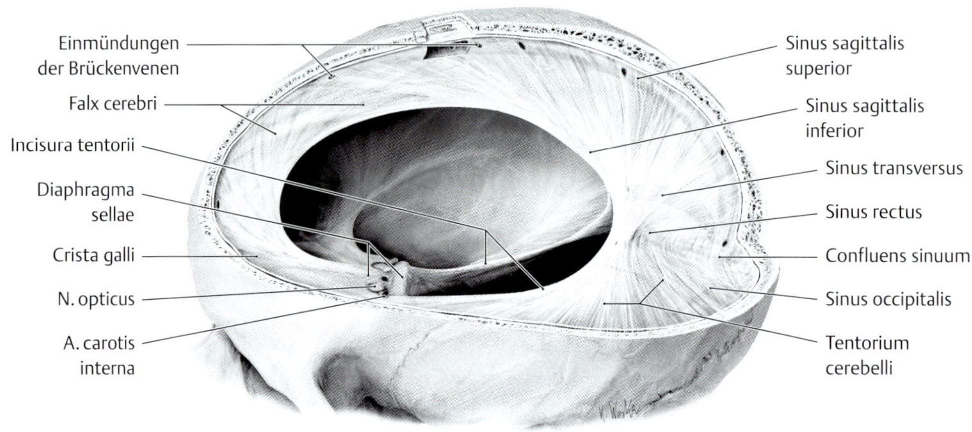

▸ **Abb. 5.3** Durasepten. Ansicht von schräg links. (Schünke M, Schulte E, Schumacher U. Prometheus. LernAtlas der Anatomie. Kopf, Hals und Neuroanatomie. Illustrationen von M. Voll und K. Wesker. 4. Aufl. Stuttgart: Thieme; 2015)

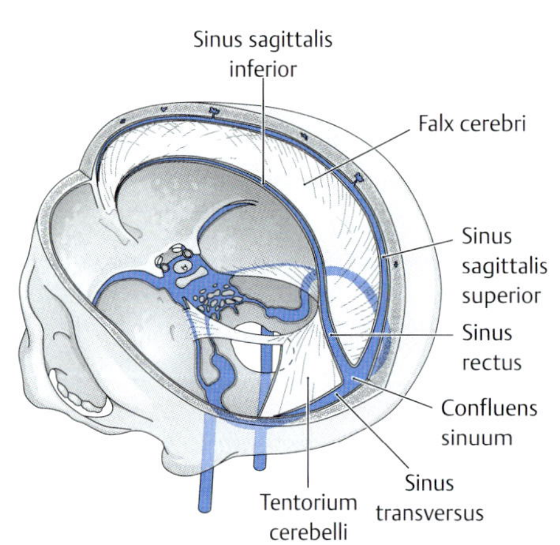

▸ **Abb. 5.4** Kraniale reziproke Spannungsmembran. (Schünke M, Schulte E, Schumacher U. Prometheus. LernAtlas der Anatomie. Kopf, Hals und Neuroanatomie. Illustrationen von M. Voll und K. Wesker. 4. Aufl. Stuttgart: Thieme; 2015)

Patient vegetativ angestrengt ist. Und über diesen offenen Weg orientieren wir die Nieren zu ihrer Mittelachse, der Aorta, hin.

Natürlich erfordert es ein hohes Maß an Aufmerksamkeit, wenn Sie nun beide Techniken miteinander kombinieren. Halten Sie sowohl die longitudinale Achse der Hypophyse als auch die horizontale Achse der Nierenregion, die die Nebennierenrinde mit einschließt, im schwebenden Gleichgewicht. Die Aorta bildet hier eine Achse, auf die Sie beide Nieren zubewegen. Diese Kombination der beiden Schwebezustände habe ich der Einfachheit halber und aus eingangs genannten Gründen **PDO-Release** genannt.

Bei dieser Technik handelt es sich bis dato noch um eine empirische Arbeit – dennoch eine, die sofort nachvollzogen werden kann, deren Wirkmechanismen jedoch noch nicht belegbar sind. Meine Arbeit geht seit nunmehr 10 Jahren in diese Richtung. Es gibt unzählige Fälle, die ich nach diesem Prinzip behandelt habe und bei denen eine Besserung des Beschwerdebildes zu verzeichnen war. Auch lässt es sich auf die Erfahrungen der von mir unterrichteten Studenten übertragen.

Versuchen Sie einmal Folgendes: Halten Sie den Patienten in ebendiesem Schwebezustand beider Achsen. Und fordern Sie ihn dann auf, an etwas zu denken, was ihn sehr ärgert oder stresst. Sie werden palpatorisch eine Spannungszunahme verzeichnen können, es wirkt, als ginge der Patient in den Opisthotonus, und beide Nieren werden härter und klar palpabel. Ich vergleiche dieses Gefühl in der Nierenregion immer mit 2 Mozzarellakäse. Versuchen Sie, dem nun entgegenzuwirken, indem Sie, obwohl der Patient weiter an etwas denkt, was ihn verärgert, dennoch mit beiden Händen in den Release-Zustand gelangen. Das, was der Patient dann im Erleben beschreibt, ist Folgendes: Er **weiß** eigentlich, dass er sich über diesen Fakt ärgert, kann aber das körperliche Gefühl, wie Ärger sich leiblich anfühlt, nicht mehr gut wahrnehmen und bleibt affektiv auf einem niedrigen Erregungsniveau.

Das ist die Ausgangslage, aus der wir dann zunächst in die **Tranceinduktion** (Kap. 5.2.3) gehen und danach die **verbalen Techniken** (Kap. 5.3 und Kap. 5.4) verwenden.

Ihre Aufmerksamkeit ist durchgehend auf folgende 4 Ebenen fokussiert.

1. Versuchen Sie – trotz der traumatischen Aktivierung – die beiden Arbeitsebenen osteopathisch in dem Release zu halten.
2. Registrieren Sie gleichzeitig in der Mimik und Körperhaltung des Patienten kleinste Veränderungen, um nötigenfalls das Tempo der Intervention zu drosseln.
3. Bauen Sie immer wieder diesen Schwebezustand auf, auch wenn Sie ihn zwischenzeitlich möglicherweise kurz haben stärker werden lassen müssen. Wenn Patienten an der Spitze ihres Traumaerlebens sind, wird dies eventuell passieren. Halten Sie dann kurz inne und nehmen Sie erst einmal den Release ein, bevor Sie fortfahren.
4. Die 4. Ebene, auf der Sie fokussiert handeln müssen, ist die Sprachebene. Hier führen Sie den Patienten, machen ihm Angebote, verringern das Tempo oder halten ganz inne, um die Aufmerksamkeit des Patienten auf körperliche, gute Empfindungen zu lenken (Kap. 5.3 und Kap. 5.4).

Ein Student hat diese Arbeit einmal „intensiv“ genannt. Das ist sie und sie ist hoch konzentrativ. Wenn Sie sich jedoch in der therapeutischen Grundhaltung der **Präsenz** befinden, z. B. über die Zuhilfenahme des Tetraeders (Kap. 1.2), bewahrt Sie dies davor, in einen Aktionismus zu verfallen oder sonst irgendwie über Ihre Kräfte zu gehen. Sie arbeiten einfach in präsenter Aufmerksamkeit.

5.2.3 Tranceinduktion in drei Schritten

Während der Anleitung in die therapeutische Trance ist die Stimme induzierend. Es geht zunächst darum, einen bestimmten Zustand zu erreichen.

Phase 1: Induktion

In der Phase der Induktion geht es darum, beim Patienten eine **Fokussierung der Aufmerksamkeit** und ein **Zentrieren im Innen** zu erreichen.

Hierbei wird die Wahrnehmung des Patienten auf **innere Wahrnehmungen** gelenkt. Während der gesamten Phase der Induktion spricht man – allmählich langsamer werdend – mit gesenkter und ruhiger Stimme: „Sie lassen langsam die Augenlider sinken, während Sie meine Hände unter Ihrem Körper spüren.“ – „Sie spüren, wie die Bank Sie trägt; lenken Sie die Aufmerksamkeit darauf, wie sich der Körper anfühlt.“ – „Lenken Sie die Aufmerksamkeit auf Ihren Atem.“ Man kann den Patienten auch eine symbolische Treppe ins eigene Innere gehen lassen, indem man z. B. rückwärts von 10 bis 1 zählt.

Dies kann manchmal waghalsig sein, wenn Sie es mit Patienten zu tun haben, die sich gar nicht spüren. Den Auftrag, die Augenlider zu schließen oder den Fluss des Atems wahrzunehmen, können die meisten jedoch ausführen. Machen Sie also eine Kehrtwende in diese sicheren Gewässer, wenn es dem Patienten nicht gelingt, das Angebotene zu spüren.

Und hier kann auch gleich die nächste Klippe lauern: Atem stockt oft bei Trauma. Lassen Sie sich als Therapeut nicht schrecken und erforschen Sie also gemeinsam mit dem Patienten auch einen stockenden Atem: „Wie genau stockt er? Und wo fließt er?“ Und so darf der Patient unter Ihrer Anleitung wahrnehmen, dass gerade der Atem sehr volatil ist.

Sollten Sie es mit einem **Schmerzpatienten** zu tun haben, ist es für diesen manchmal sehr schwer, sich auf etwas anderes als den Schmerz zu fokussieren. Hier empfiehlt es sich wiederum, ganz dicht am Erleben des Patienten zu bleiben. Sie arbeiten dann mit dem Schmerz oder dem Symptom: „Erlauben Sie sich, den Schmerz zu spüren, nähern Sie sich wie ein Forscher dem schmerzenden Bereich: Wie genau fühlt er sich an?“ Vielleicht laden Sie den Patienten hier zunächst ein, an die Ränder des Schmerzgeschehens zu gehen und auch den Bereich zu erforschen, der gerade eben noch nicht schmerzhaft ist: Wie fühlt es sich da an? Eigentlich sind wir immer noch in der Tranceinduktion, aber die Grenzen zur Behandlung sind fließend. Was Sie dem Patienten hier schon signalisieren, indem Sie sich wie ein Forscher mit ihm zusammen auch dem Schmerz zuwenden: Eine Vermeidung ist nicht nötig. Man kann sich dem Schmerz einfach widmen.

Osteopathisch zeigt sich das Erreichen der Alpha-Wellen und damit der therapeutischen Trance durch einen sehr ruhigen kraniosakralen Rhythmus.

Phase 2: Intervention

Nachdem die therapeutische Trance erreicht ist, kann sich nun die ganze Bandbreite therapeutischer Möglichkeiten entfalten.

Ich stelle Ihnen in Kap. 5.4 die Interventionen vor, die ich in den Kursen benutze. Ihnen ist es natürlich freigestellt, auch andere Techniken aus dem psychotherapeutischen Bereich einzubeziehen. Die psychodynamische Osteopathie ist nicht fertig und unverrückbar, sondern die vorgestellten Methoden bilden einen kleinen Teil ab. Der Rahmen, den die PDO bildet, kann und darf immer weiter gefüllt werden.

Die therapeutische Intervention erfolgt unter **Trance** in der **Release-Position** (Kap. 5.2.2).

Phase 3: Abschluss

Den Abschluss der Behandlung bildet eine **Reorientierung** des Patienten im **Hier und Jetzt**.

Nach Erreichen des Stillpoints in der Behandlung müssen Sie den Patienten langsam wieder im Hier und Jetzt verankern. Vergessen Sie nicht: Er war quasi in einer anderen Welt, der Welt der Erinnerung, aber auch des tiefen Kontakts mit zuvor vielleicht gemiedenen Themen, die er nun erfolgreich durchschritten hat – sofern Sie den Release erreichen konnten.

Nun können Sie durch eine Veränderung von Stimmlage und Sprechtempo den Patienten darauf vorbereiten, dass er gleich wieder in seinem normalen Alltagsleben sein wird. Das geschieht mitnichten plötzlich und unvermittelt, sondern vielmehr auf dieselbe Weise, wie es ein guter DJ mit dem Ein- bzw. Ausblenden der Musik hält: Sie steigern langsam und stetig das Tempo und heben die Stimmlage wieder an.

Auch können Sie Suggestionen nutzen, die ein Zurück im Alltag implizieren: „Sie dürfen neugierig sein, wie Sie wieder hier ankommen – ob Sie das eher durch einen tiefen Atemzug machen wollen oder durch eine kleine Bewegung, ein Strecken in den Gliedmaßen?"

Haben Sie Symbole oder Metaphern benutzt, um den Patienten auf die Ebene der Alpha-Wellen zu führen, nehmen Sie diese jetzt zurück. Beim Benutzen der inneren Treppe in der Induktion zählen Sie diese einfach wieder hoch, von 1 bis 10, um den Patienten wieder im Wachbewusstsein ankommen zu lassen.

Waren die Bilder und Empfindungen, die ein Patient während der Behandlung hatte, besonders angenehm, können Sie den Patienten auch einladen, diesen Ort einfach noch einmal aufzusuchen. Schließlich war es ja sein eigenes Inneres, das vollkommen unabhängig von Ihnen ist. Dazu können folgende Sätze hilfreich sein: „Und Sie können einfach immer wieder dahin zurückkehren." Oder: „Sie dürfen neugierig sein, wie das eben Erlebte vieles einfacher machen wird." Bei erfolgreicher Lösungssuche sind Sätze gut wie: „Und seien Sie gespannt, wie Sie das Gefundene im richtigen Moment zur Verfügung haben."

Kritiker werden jetzt zu bedenken geben, dass es sich dabei um **Suggestionen** handele. Dem stimme ich zu. Wenn Sie einmal genau hinhören, ist unsere Welt, unser Erzählen voller Glaubenssätze, voller Suggestionen. Und leider sind es nicht immer fördernde, stärkende, sondern vielmehr einschränkende und hemmende Suggestionen. Insofern nutzen wir hier ganz einfach das, was dem Menschen ohnehin innewohnen zu scheint, allerdings in eine fördernde, unterstützende Richtung.

5.3 Empfehlungen zur Nutzung der Sprache bei der osteopathischen Behandlung

5.3.1 Verwendung der Gegenwartsform

Während der ganzen therapeutischen Intervention ist es wichtig, im **Präsens** zu sprechen.

Das Grundprinzip ist zunächst einmal, dass das traumatische Geschehen minimal aktiviert wird, um es dann verändern zu können oder mit körperlichen Phänomenen zu arbeiten, beispielsweise um noch nicht zu Ende gekommene Reaktionen ablaufen zu lassen. Daher ist es wichtig, die Situationen gegenwärtig zu machen. Dazu braucht es die Formulierung in der Gegenwart. Wenn ein Patient z. B. sagt: „Dann gingen wir …", greifen Sie das auf und sagen: „Und sie gehen …"

Hier ist es elementar, dass Sie selbst absolut präsent sind und bemerken, wenn sich der Patient dem traumatischen Geschehen nähert. Eine Frequenzsteigerung des kraniosakralen Rhythmus sowie das Auftreten vegetativer Erregungszeichen sind untrügliche Zeichen.

Dann wiederum müssen Sie die Dosierung vornehmen, den Erzählfluss hemmen oder aber ein paar Momente des sicheren Behandlungsraums einbeziehen, indem Sie beispielsweise auf die Wahrnehmung einer warmen Decke auf den Beinen verweisen. Der Patient soll nicht retraumatisiert werden. Dennoch ist eine leichte Aktivierung nötig, damit wir überhaupt mit dem Geschehen arbeiten können und keine Verdrängung etablieren. Darin liegt die Kunst: zu aktivieren, nicht zu retraumatisieren und zu transformieren.

5.3.2 Zeitliche Erweiterung

Hierbei geht es um die Erweiterung des im Augenblick des Traumageschehens wahrgenommenen Zeitfensters.

Die Arbeit mit der sprachlichen Gegenwart in der Geschichte ermöglicht auch, auftretende Körperphänomene geschickt zu verbinden.

Ein Patient berichtet Ihnen z. B. von einem traumatischen Erlebnis mit einem Pferd auf der Wiese. Sein eigener Fokus wird auf dem eigentlichen Geschehen, dass das Pferd kam und ausgeschlagen hat, liegen. Sie als Therapeut führen das jetzt z. B. wie folgt: „Sie gehen über die grüne Wiese und spüren noch einmal das weiche Gras unter den Füßen …" So schaffen Sie es, die Geschichte um das Trauma herum vielfältiger werden zu lassen und um positive Empfindungen zu erweitern. Ein Patient hat mit an Sicherheit grenzender Wahrscheinlichkeit schon einmal weiches Gras unter den nackten Füßen gespürt. Zum Zeitpunkt des Traumas und in Erinnerung dessen wird er das jedoch nicht bewusst wahrgenommen haben. Und Sie erweitern das jetzt um diese positive Erfahrung und bringen gleichzeitig auf elegante Weise Zeit hinein – etwas, was zum Traumazeitpunkt fehlte. Ein Trauma wird für gewöhnlich ja als zu schnell erfahren.

Wenn Sie bei der Aufforderung sind, das weiche Gras noch einmal zu spüren, können Sie die dadurch auftretenden Körperphänomene im Jetzt ansprechen: „Bei der Erinnerung an das weiche Gras unter den Füßen: Gibt es da ein Empfinden in Ihrem Körper jetzt gerade?" – und verlangsamen somit wiederum das Tempo, mit dem sich ein Patient normalerweise direkt auf den traumatischen Moment zubewegt.

5.3.3 Einbeziehen aller Sinnessysteme

Wie im vorgenannten Beispiel schon beschrieben, erweitern wir die Geschichte des Patienten, die sich oft nur auf den Inhalt oder eine einzige Wahrnehmung reduziert, um weitere Sinnessysteme. Damit intensiviert sich **inneres Erleben**, und man kann positive besetzte Eindrücke aus anderen Lebensphasen geschickt mit einfließen lassen, sodass das limbische System nicht mehr nur das Trauma mit einem bestimmten Sinneseindruck vernetzt (Kap. 2).

Natürlich beginnt man mit dem, was für den Patienten im Vordergrund steht. Hier nehme ich entweder physiognomische Merkmale zu Hilfe, an denen ich erkennen kann, ob ein Patient z. B. Meister darin ist, Zwischentöne zu hören. Oder aber der Patient berichtet ohnehin von einem bestimmten Sinneseindruck.

Berichtet der Patient aber von einer traumatische Erfahrung und ist schon im inneren Erleben (Kontrolle über Sakrum und Nebennierenrinde), sollten Sie ihn nicht noch tiefer ins Erleben führen.

Wenn ein Patient Ihnen beispielsweise von einem Geräusch brennender Balken, dessentwegen er aufgewacht ist, berichtet, und Sie ergänzen das nun, indem Sie den Brandgeruch in das Gedächtnis rufen, ist das wenig zielführend. Ist er aber noch nicht im inneren Erleben, d. h., der Körper ist unbeteiligt, kann genau das zielführend sein. Der Indikator ist wieder der kraniosakrale Rhythmus.

5.3.4 Erleben des Patienten

Das Erleben des Patienten ist das Ausschlaggebende.

Wenn wir Patienten in ihr eigenes Erlebnis zurückführen, d. h. es aktivieren wollen, so ist es unabdingbar, in der **Geschichte des Patienten** zu bleiben. Werden Sie als Therapeut hier zu spezifisch in der sprachlichen Intervention, kann es sein, dass Sie das Erleben des Patienten verlassen und er sich überhaupt nicht mehr in der eigenen Geschichte wiederfindet.

Folgendes Beispiel mag dies verdeutlichen: Der Patient hat Ihnen von einem Tag am Strand berichtet, allerdings nicht, wie das Wetter an besagtem Tag war. Wenn Sie nun als Therapeut automatisch davon ausgehen, dass die Sonne schien und es warm war, weil Sie selbst an anderen Tagen unter keinen Umständen am Strand zu finden wären, führen Sie den Patienten zwar durch eine hübsche Geschichte, allerdings hat das dann nichts mit dessen Trauma zu tun.

Werden Sie so spezifisch wie möglich mit allem, was der Patient Ihnen im Verlauf der Anamnese oder der Behandlung schon preisgegeben hat, und bleiben Sie vage an Stellen, an denen Sie es eben nicht wissen.

Sie können auch einfach das, was der Patient Ihnen berichtet, auf **sanfte Weise wiederholen**, auch wortwörtlich. Innerhalb der Trance wirkt das nicht eigenartig, sondern der Patient fühlt sich richtig gespiegelt.

5.3.5 Weiche, offene oder direktive Formulierungen

Wenn Sie den Patienten in die Trance führen, sind einladende Formulierungen die bessere Wahl. „Entspannen Sie jetzt!", erzielt eher eine gegenteilige Wirkung. „Erlauben Sie sich, tiefer und tiefer in die Entspannung zu gehen", ist dagegen eher eine Einladung, dem wirklich zu folgen.

Allerdings darf der Therapeut **direktiv** werden, wenn der Patient ohne Umschweife und mit vollem Tempo in das traumatische Geschehen galoppiert. Hier sind Interventionen durchaus angebracht wie: „Warten Sie mal einen kleinen Moment. Verweilen Sie noch einmal bei den nackten Füßen im Gras und erforschen Sie das noch ein bisschen!"

Auch ist es wichtig, den berühmten Satz „Denken Sie jetzt nicht an einen Elefanten" wörtlich zu nehmen. Das Gehirn hört das Wort „nicht" nicht, es braucht positive Formulierungen. Und wenn Sie die Aufmerksamkeit eines Patienten von einem Bereich weglenken wollen, müssen Sie das beherzigen. So wird aus „Spüren Sie jetzt mal nicht ihre Verspannung!" ein „Seien Sie neugierig, wo Entspannung im Körper entsteht". Sie leiten diese quasi schon mit den Worten ein.

Bei inneren Suchprozessen ist es sogar wichtig, **offene Formulierungen** zu wählen, die Lösungen sollen ja erst entwickelt werden, und zwar durch den Patienten. Beispiele hierfür können sein: „Sie können sich diesen Weg einfach entwickeln lassen." – „Sie dürfen sich gestatten, auszuprobieren, wie sich die Idee anfühlt." – „Während Sie hier so entspannt liegen, dürfen Sie warten, was auftaucht!"

5.3.6 Relevanz für den Patienten

Wenn ein Patient schmerzgeplagt zu Ihnen kommt, ist es wichtig, genau damit zu arbeiten. Wir wollen ihm ja eben nicht beibringen, wie man das Thema umgehen kann, sondern wie man damit umgeht.

Bei depressiven Patienten können Sie genau das aufgreifen: „Sie haben das Gefühl, es gehe nichts weiter, und denken, es gebe keinen Ausweg." Das ist relevant für den Patienten, da es nur das Gefühl des Patienten richtig wiedergibt, aber keine Tatsachen schafft, was eine Aussage täte wie „Alles ist sinnlos für Sie!". Hiermit würde ich den Patienten auf seine Wahrnehmung fixieren und diese als Realität bestätigen.

5.3.7 Sprachliche Tools zur Ausdehnung von Zeit und Wahrnehmung

Ein Trauma hat die Eigenschaft, uns quasi zu überrollen (Kap. 2). Es geschieht zu schnell für unser Nervensystem, die Wahrnehmung fokussiert sich auf ein sehr enges Fenster. Patienten neigen dazu, sich bei Aktivierung dieses Traumageschehens wieder in dieses enge Zeit- und Wahrnehmungserleben zu begeben.

Dies gilt es auszudehnen – auch sprachlich. So können wir z. B., wenn Patienten ein bestimmtes Geschehen ins Blickfeld nehmen, dabei aber zu hoch aktivieren (erkennbar an deutlicher Aktivierung der Nebennierenrinden-Hypophysen-Achse), fragen: „Und während Sie das bemerken, was können Sie noch wahrnehmen?" Hiermit lade ich dazu ein, aus der Absolutheit der Verdichtung oder des Auseinandergerissenseins von Trauma in das pluralistische Nebeneinander von Wahrnehmungen, Gedanken, Gefühlen und Bildern zu gehen, in das Sowohl-als-auch, das das normale Leben beschreibt.

Mit Fragen wie „Was geschieht als Nächstes?" oder „Wie verändert sich Ihr Gefühl, wenn Sie dem nachspüren?" kann ich auf der Geschehensebene oder auf der Körperempfindungsebene Räume schaffen.

5.3.8 Idee? Körperliches Empfinden? Bild?

Und immer wieder geht es auch darum, theoretische Begriffe wie Wut, Angst oder die Angst vor der Angst auf eine körperliche Ebene zu bringen, auf der man sich damit auseinandersetzen kann. Ist es nur eine Idee, und ich bleibe damit in der Gedankenebene? Denke ich nur, dass ich Wut habe? Oder lässt sich das tatsächlich körperlich abbilden, ist es wahrhaftig? Hier kann man wunderbar einschieben: „Dieses Gefühl der Wut, von der Sie da sprechen, wo nehmen Sie die körperlich wahr?"

5.4 Verbale Tools der Behandlung

Parallel zur osteopathischen Palpation und Intervention mit PDO-Grundgriff (Kap. 5.2.2) beginnen Sie nun, die Sprache mit einzubeziehen und den Patienten hierüber zu leiten. Das scheint eine Herausforderung zu sein. Wer von Ihnen jedoch gewohnt ist, mit Kindern zu arbeiten, kennt es, auf mehrere Ebenen gleichzeitig mit seiner Präsenz und Aufmerksamkeit zu sein.

Zwerge auf den Schultern von Riesen

Die nun folgenden imaginativen Aspekte, die Sie sprachlich umsetzen, stammen aus vielfältigen Quellen. Ihre Ursprünge gehen oftmals auf alte Techniken der Sufis zurück oder auch der Ureinwohner Südamerikas. Viele der früheren und heutigen Lehrer und Vordenker wie A. H. Almaas, Milton Erickson, Peter Levine ([134], [135], [136]), Arnold Mindell [156] und Fred Gallo haben diese an die jeweilige Kultur und Gesellschaft angepasst und mit ihnen experimentiert, sodass sich aus heutiger Sicht kaum mehr der tatsächliche Urheber ermitteln lässt. Eingedenk dieser Tatsache nehmen wir diese Tools und passen sie weiter an den Bereich, in dem wir tätig sind, an: an die Osteopathie.

5.4.1 Doppelte Erscheinung

Voraussetzung hierfür ist (nicht im Sinne einer Grundbedingung): Die Geschichte ist Ihnen inhaltlich in groben Zügen bekannt. Der Klient wird zunächst angeleitet, während der ganzen Zeit der zeitlichen Rückschau das Bewusstsein aufrechtzuerhalten, dass er heute und jetzt hier in der Praxis ist. Lenken Sie seine Aufmerksamkeit beispielsweise auf die tagesaktuelle Kleidung oder seine berufliche Position, sein Dasein als Vater und Ehemann. Die Aufmerksamkeit auf die Kleidung oder die den Patienten wärmende Decke zu lenken, setzt einen visuell-taktilen Anker. Wenn Sie diese Positionen sichergestellt haben, bitten Sie den Patienten, von dort aus auf das Jahr X, sein **jüngeres Ich**, zurückzublicken. Er ist damit doppelt vorhanden, zum einen in dem Alter von heute – und wissend, dass er überlebt hat –, zum anderen in dem Alter von damals. Nun geleitet die Person von heute die damalige durch das Geschehen, spricht immer wieder beruhigend mit der Person von damals.

Beispiel: Der heutige Erwachsene kann beispielsweise ankündigen, dass am Tag, auf den zurückgeblickt wird, ein Unfall geschehen wird, dass dieser Unfall Schrecken einflößen, jedoch überlebt werden wird. Die meisten Menschen erinnern ein Trauma entweder gar nicht oder in den Sequenzen davor minutiös. Das bedeutet, egal wie viel Zeit inzwischen vergangen sein mag, wissen manche noch, dass sie am Frühstückstisch gesessen haben und welche Art von Brot sie aßen. In diese Sequenzen kann das heutige Ich einsteigen, indem es mit am Frühstückstisch sitzt und noch einmal ankündigt, dass ein Unfall geschehen wird. Sie als Therapeut können vorformulierte Sätze anbieten, die der Patient im inneren stillen Dialog oder aber tatsächlich laut zu seinem imaginierten jüngeren Ich sagen kann. Zum Beispiel: „Heute weißt du schon, dass dieser Tag diesen Unfall mit sich bringen wird. Ich werde da sein und bei dir sein. Und du weißt auch, dass du es überleben wirst. Ich bin bei dir!"

Kleine Aspekte können verändert werden, dass Geschehen umgeschrieben werden. Die Szenerie wird von Beginn an durchgegangen, die Person von damals gehalten und geführt. Sie beginnen auf jeden Fall zu einem Zeitpunkt, an dem der Patient noch sicher aufgehoben war (in unserem Beispiel am Frühstückstisch), und Sie enden mit dem Patienten in jedem Fall in einer sicheren Situation, nicht mitten im Geschehen.

Sind Sie gut mit dem Patienten durch die Geschichte seines Erlebnisses gekommen, schließen Sie die Behandlung mit einem nonverbal durchgeführten Release ab, der einen Stillpunkt zum Abschluss findet. Dann gehen Sie langsam heraus aus der Trance.

5.4.2 Dissoziation und Kontrolle von traumatischen Erfahrungen über die Bildschirmtechnik

Die im Folgenden beschriebene Technik eignet sich besonders für die Bearbeitung von traumatischen Erfahrungen, die in Form angstbesetzter Bilder und Vorstellungen, aber auch in Form sich gleichender Träume immer wiederkehren. Dies kann z. B. bei Unfallopfern oder Opfern eines Überfalls der Fall sein. Darüber hinaus können Inhalte von Albträumen mit dieser Methode behandelt werden.

Insbesondere die **affektiven, gefühlsmäßigen Dimensionen** lassen sich erfolgreich verändern, vor allem wenn die traumatische Situation eine Überschwemmung mit Gefühlen ausgelöst und der Patient die Kontrolle über sein gefühlsmäßiges Erleben verloren hat und seine Gefühle ein Eigenleben zu führen scheinen.

Auch hier ist der eingangs beschriebene Grundsatz wichtig, dass Sie die Geschichte in groben Zügen zuvor erkundet haben und nicht innerhalb des Trancezustands nach möglicherweise traumatisierenden oder traumaaktivierenden Elementen fragen.

Dann beginnen Sie zunächst, indem Sie dem Patienten kurz erläutern, dass Sie diese Sequenz zusammen mit dem Patienten in eine **filmische Szene** bringen werden, sodass er sich dies aus der Distanz betrachten kann. Lassen Sie ihn entscheiden, ob er mehr dem Kino oder dem heimatlichen Fernseher zugeneigt ist.

Beispiel: Ist die Entscheidung gefallen, bauen Sie mit dem Patienten eine genaue imaginierte Szenerie beispielsweise eines Kinoevents auf: Am Eingang befindet sich ein Kassenhäuschen, es riecht nach Popcorn, jemand reißt die Karte ab, man sucht sich seinen Platz und nimmt in den samtigen, bequemen Sesseln Platz. Betrachten Sie nun mit ihm die Notausgangsschilder, den Samtvorhang, die Werbung, den Eisverkauf kurz vor Beginn – was immer Ihnen aus Ihrer eigenen Erfahrung dazu in den Sinn kommt. Beziehen Sie aus dieser alltäglichen und sicher oft als sehr angenehm und entspannend erlebten Erfahrungssequenz „Kinobesuch" so viele Sinnessysteme mit ein, wie es in die Situation passt.

Der Popcornbecher wird z. B. später eine willkommene Unterbrechung sein, wenn der Film über das tatsächliche, traumatische Geschehen des Patienten abgespielt wird und Sie die Zeit dehnen müssen, da das Niveau der Aktivierung im Patienten zu groß sein kann. Dann können Sie kurz die Aufmerksamkeit des Patienten auf den Popcornbecher lenken, lassen ihn das manchmal leicht klebrige Gefühl an den Fingern erinnern, das Popcorn auch machen kann, oder Sie bauen, wenn der Patient eine kleine Pause benötigt, einen imaginierten Toilettengang ein und verlassen kurz mit ihm den Kinosaal. So können Sie die Dosierung ganz an das Erregungsniveau des Patienten anpassen.

Dissoziation des traumatischen Ereignisses/Bildschirmtechnik

Folgende Varianten sind möglich:

- visuelle Vorstellung des Ereignisses auf einer Leinwand (er befindet sich somit außerhalb des Geschehens) oder
- Abbilden des traumatischen Ereignisses auf einem Fernseher (zu dem oben genannten Vorteil wird das Bild zusätzlich kleiner, und man kann ihn bei Bedarf ausstellen)

Wichtig ist auch hier, dass der Patient die ganze Szene von Anbeginn an abbildet, d. h. von dem Moment an, in dem noch Sicherheit vorhanden ist, bis zu dem Moment, in dem wieder Sicherheit entsteht (er hat es überlebt, ist heute in der Praxis!). Entscheidend ist, dass die Behandlung nicht am schlimmsten Punkt des Geschehens abgebrochen wird, sondern Sie auf jeden Fall im Sicherheit bietenden Teil der Geschichte ankommen. Und dann verlassen Sie zusammen mit dem Patienten den imaginierten Kinosaal und kommen wieder in der Gegenwart an. Am Ende erfolgt auch hier ein nonverbal durchgeführter Release, der mit einem Stillpunkt seinen Abschluss findet.

Patienten, die immerzu unter den gleichen Bildern leiden und deshalb zu Ihnen kommen, neigen dazu, mitten im Film die Perspektive zu wechseln und in die Leinwand einzusteigen. Das erkennen Sie daran, dass der Patient auf einmal von der Draufsicht und der damit verbundenen Beschreibung in der dritten Person: „Martin geht jetzt zu seinem Auto …“, wechselt zu: „Ich gehe zu meinem Auto …“ Hier müssen Sie sanft immer wieder an den Kinosessel erinnern. Wiederum können Sie sich mit Elementen behelfen, indem der Patient den Samtsessel spüren oder noch einmal in den Popcornbecher greifen soll.

Kontrolle über den Ablauf eines traumatischen Ereignisses und Entfremdung der traumatischen Bilder

Für die folgende Technik müssen Sie selbst die Geschichte des Patienten zu dieser Sequenz gut erinnern, denn das Geschehen wird rückwärts abgespult. Wiederum durchbrechen Sie die immer gleichen Abfolgen und die beiden Hirnhälften werden wieder miteinander vernetzt:

- aktives Eingreifen in das Abspielen des Films und den Film rückwärts laufen lassen (vom Ende der traumatischen Szene an rückwärts betrachten; das Geschehen entfremdet sich dadurch) oder
- Bilder im Schnelldurchgang vor- und rückwärts laufen lassen, bis die emotionalen Affekte und Emotionen verblassen (weitere Verzerrung und Entfremdung vom damaligen Geschehen, Bilder können ohne Gefühle betrachtet werden, da sich Bilder von den Gefühlen entkoppeln)

Ängste sind für eine Person auch eine Schutzfunktion, d. h., ähnlich gefährliche Situationen sollten nicht noch einmal entstehen. Hier kann man abschließend fragen, welcher Teil der Erfahrung wertvoll ist und welcher sich auflösen soll.

5.4.3 Innerer Gastgeber, Symptom als parteiischer Botschafter

Bei dieser Technik wird die Person wiederum aufgefordert, einen inneren Raum zu kreieren, er ist Gastgeber und damit Regisseur. Das Geschehen oder das Symptom kann nicht mehr die Regie übernehmen! Dies ist sehr wertvoll, wenn sich körperliche Themen so gar nicht eindämmen lassen und sehr hartnäckig auftreten, denn dann liegt möglicherweise eine **Somatisierung** vor.

Die Person wird gebeten, einen Tisch für einen sehr besonderen Gast kostbar einzudecken. Der Gast ist das Symptom, jetzt zur Person geworden. Selbstverständlich ist das zunächst sehr schwierig für Patienten, die ja erst einmal allem Anschein nach nichts anderes wollen, als das Symptom **nicht** zu haben – und nun sollen sie es auch noch hereinbitten.

Der innere Gastgeber in Gestalt des Patienten schaut das Symptom als Person zunächst sehr aufmerksam an. Die erste, wichtige Frage des Therapeuten lautet: Was ist das für eine Person? Hat sie eine männliche/weibliche Energie? Ist sie aufgeregt, irritiert, weil sie hineingelassen wird? Welche Gefühlslage herrscht vor? Ist die Person raumbestimmend?

Dann richtet der Patient, durch Sie geführt, folgende Fragen an die Person: „Was soll ich durch dich verstehen? Was möchtest du? Wovor beschützt du mich?“ Die Tatsache, dass der Patient dem Symptom die Fragen stellt, bedeutet wieder eine Regieübernahme durch ihn, er wird nicht mehr durch das Symptom bestimmt.

Falls keine Antwort kommt, wechselt der Patient die Perspektive und schlüpft in das Symptom, schaut von da aus auf sein Ich, wird zum Symptom: Was ist die Empfindung? Lassen Sie den Patienten real antworten, was er als Symptom empfindet, wenn er auf sein Ich schaut. Hier werden Patienten oftmals irritiert innehalten, wenn sie spüren, dass das Symptom in der Regel „gute Absichten“ hat.

Beispiel: Ein Patient leidet unter Migräne und wünscht nichts mehr, als diese loszuwerden. Im Tausch der Rollen und aus der Sicht der Person gewordenen Migräne könnte eine typische Antwort lauten: „Ich will einfach, dass du in Ruhe gelassen wirst. Und ich will das nicht kommunizieren müssen, dass es mir zu viel ist.“ Die Familien von Migränepatienten oder auch die Arbeitgeber kennen gut den Ablauf eines solchen Anfalls und alle werden das Ihrige beitragen, um es schnell zu überwinden. Es ist vollkommen unstrittig, dass man mit einer Migräne in einem wunderbar dunklen und leisen Zimmer verschwinden darf, nicht mehr ans Telefon gerufen wird oder Abendessen zubereitet und Kinder zum Turnen fährt. Man ist einfach anerkannt nicht da. Um den Preis irrwitziger Kopfschmerzen und Übelkeit mit Erbrechen – aber das scheint der Seelenteil darin in Kauf zu nehmen, wenn er dafür Rast halten darf.

Nun bitten Sie den Patienten, die Rollen wieder zu tauschen, in sein eigenes Ich zu gehen und wieder auf die Person „Migräne“ zu schauen. In der Regel verändert es die Verantwortlichkeiten, wenn Patienten sehen, dass es sehr parteiische Botschafter sind. Und die Frage, weshalb man zur Gewährung solcher Ruhezeiten unbedingt eine Migräne braucht, steht sofort im Raum. „Welche kleinen Schritte können Sie einleiten, um sich selbst diese Ruhe einzuräumen, nach der Sie verlangen? Welche körperlichen Zeichen gibt es, woran können Sie schon im Kleinen erkennen, dass Sie sich Ihrer Belastungsgrenze nähern?“, könnten typische weiterführende Fragen sein, die Sie als Therapeut dem Patienten in seinem imaginierten Raum stellen.

Wenn der Prozess einigermaßen abgeschlossen ist, d. h. keine neuen Botschaften kommen, bietet der Patient dem Symptom einen Platz an. Auch dies wird ihn zunächst verwundern, will er es wahrscheinlich doch vollkommen verschwinden lassen. Wenn es jedoch ein Wächter für die Grenze ist, sollte es einen wenig aktiven und damit sitzenden Platz im Raum haben, jedoch zur Verfügung bleiben. Ist die innere Botschaft angekommen, erlebe ich es häufig in der Arbeit, dass die zuvor übermächtigen und den gesamten Raum einnehmenden Symptome auf einmal müde auf ihrem ihnen zugewiesenen Stuhl sitzen und vor sich hindösen. In solch einem Zustand ist eine Migräne alles andere als beeindruckend, und das finden die meisten Patienten auch.

5.4.4 Vergrößern und Verkleinern eines Bildes/Symbols im inneren Raum

Hierbei wird der Patient aufgefordert, einen inneren Raum zu kreieren, in dem er der Gastgeber ist.

Dann lassen Sie den Patienten das Geschehen aufrufen und fragen nicht direkt nach der einzelnen Sequenz oder nach Inhalten, sondern nur nach dem **schlimmsten Gefühl** darin. Damit nehmen Sie dieses Gefühl aus dem Zusammenhang des Erlebnisses. Für dieses Gefühl soll der Patient nun ein **Symbol** finden, das dieses Gefühl am besten zum Ausdruck bringen könnte. Sie haben damit quasi das Geschehen leicht aktiviert, was nötig ist, um überhaupt damit zu arbeiten, gehen dann aber weder ins Detail noch erforschen Sie weiter das Gefühl, sondern arbeiten von nun an nur noch mit dem Symbol.

Beispiel: Jemand hat ein traumatisches Erlebnis durchlebt – gleich welchen Inhalts! –, und das schlimmste Gefühl dabei war das Gefühl der Ohnmacht. Nun bitten Sie den Patienten, für dieses Ohnmachtsgefühl ein Symbol auftauchen zu lassen, beispielsweise eine Lawine, die einen überrollt, oder ein Fass, in das man eingesperrt ist. Wir arbeiten also nur noch mit dem Bild, nicht mehr mit real erlebten Bildern. Hier ist die Gefahr einer Retraumatisierung sehr klein bis nicht vorhanden.

Zunächst schaut man das Symbol sehr genau von außen an. Dann wird der Patient gebeten, in das Symbol hineinzuspringen. In unserem Beispiel sitzt er also in dem Fass. Natürlich ist das instinktgesteuert das Letzte, was man tun würde. Da es sich aber um ein Bild handelt und dies an sich schon surreal ist, bitten Sie den Patienten, sich dennoch darauf einzulassen. Was dann erlebt wird – und tatsächlich regelhaft –, ist zunächst einmal ein Kleinsein im Fass. Mit diesem schlimmsten Gefühl, das zu dem Symbol geführt hat, verbindet der Patient eigentlich die Spitze seines traumatischen Erlebens, z. B. existenzielle Angst. Im surrealen Erleben im Fass jedoch kommt keine Todesgefahr auf, niemand will einem an den Kragen, man sitzt einfach in einem Fass. Und erlebt: „Naja, es gibt Schöneres, aber schlimm ist es eigentlich nicht."

Diese Sequenz halten Sie nicht zu lange und fordern den Patienten auf, nun wieder vor dem Fass zu stehen. Lassen Sie ihn das Fass wieder von außen wahrnehmen. Wie ist es beschaffen, woraus besteht es? Dann wechseln Sie wieder dazu über, ihn sich im Inneren des Fasses vorstellen zu lassen. Wie fühlt es sich nun an? Ist der Patient noch genau so klein wie vorher? Größer? Ist das Fass anders? Das wiederholen Sie 3–4 Mal.

Zum Ende hin (Sie merken es, dass das während der ganzen Zeit palpierte Nervensystem die Wiederholungen beruhigend findet), lassen Sie den Patienten vor dem Fass stehen. Nun bitten Sie ihn, sich nunmehr nur noch die Ränder des Fasses anzusehen und zu versuchen, die Konturen zu erkennen. Das wird ihm nur am Anfang gut gelingen, die Ränder werden relativ schnell unscharf. Sobald sich die Unschärfe eingestellt hat, lassen Sie den Patienten in seinem Bild einen Schritt zurücktreten, während er die ganze Zeit versuchen soll, die Kanten des Fasses im Auge zu behalten. Faszinierenderweise löst sich das Symbol bei Eintritt in die Unschärfe regelmäßig auf, es verschwindet ganz einfach.

Nun bitten Sie den Patienten, sich noch einmal das **zuvor** schlimmste Gefühl des traumatischen Erlebnisses zu vergegenwärtigen: In der Regel hat es eine **Transformation** erfahren und wird vom Patienten als nicht mehr schlimm erlebt. Überprüfen Sie das, während der Patient diese letzte Einheit vollzieht, indem Sie die nervale Erregung palpatorisch einschätzen. Wieder schließen Sie mit einem Release ab.

Merke

Bitte beachten Sie, dass z. B. ein Migränepatient im Laufe vieler Jahre genau mit diesem Namen bedacht wird: Migränepatient. Dasselbe trifft für viele andere Identifikationen zu. Wenn Sie nun relativ schnell symptomfreie Intervalle schaffen, kann dadurch das Selbstbild eines Patienten schwer erschüttert werden.

Folgendes Fallbeispiel mag dies verdeutlichen:

Fallbeispiel

Fallbeispiel Flugangst

In meiner Arbeit habe ich mit einem Patienten gearbeitet, der unter jahrelanger Flugangst litt und diese nur unter starker Medikation überstehen konnte. Er nahm sogar an einem Programm der Lufthansa für Menschen mit Flugangst teil, ohne dass es einen Effekt gehabt hätte. Mithilfe der PDO-Arbeit war er nach 3 Sitzungen vollständig befreit davon – verfiel jedoch in eine depressive Verstimmung, mit der wiederum ich nicht gerechnet hatte.

Es frustrierte ihn zutiefst, dass diese ihn so schwer beeinträchtigende Flugangst in diesem Fall scheinbar spielerisch und leicht beendet werden konnte, er aber über Jahre unendliche Leiden damit hatte und etliche therapeutische Interventionen über sich ergehen ließ. Wir sind damals übereingekommen, dass es auch aufgrund der vielen Therapien zuvor so leicht ging: Die Vorarbeit war gemacht, wir haben nur noch den Körper und das Nervensystem hinzugenommen. Mit dieser Sicht der Dinge konnte er sich gut identifizieren.

5.4.5 Nachholen nicht gemachter Erfahrungen

Diese Technik eignet sich vor allem bei **Entwicklungstraumata**.

Viele Patienten leiden nicht nur unter Erfahrungen, die sie gemacht haben, sondern auch unter **entbehrten Erlebnissen**. Ein Wunschkind gewesen zu sein oder emphatische Bezugspersonen gehabt zu haben, die es einem ermöglichen, selbst Kind zu sein und sich nicht um die Bedürfnisse der Mutter gekümmert oder kleinere Geschwister versorgt haben zu müssen, wären Beispiele für solche nicht gemachten Erfahrungen.

In späteren Beziehungen wiederholen die Patienten diese gelernten, entbehrungsreichen Beziehungsmuster auf der Suche nach Erfüllung und befinden sich somit oft über Jahre hinweg in frustriertem Erleben. Nicht gemachte Erfahrungen können mithilfe der **Altersregression** in dem Lebensalter stattfinden, in dem sie hätten stattfinden müssen. Dies kann auf mehreren Wegen stattfinden:

a) Altersregression mit realen Bezugspersonen von damals
b) Wiedererleben des Tages der eigenen Geburt mit der Bezugsperson des eigenen Ich von heute
c) doppelte Erscheinung (Kap. 5.4.1)

Altersregression mit Bezugspersonen von damals

Hierzu bitten Sie den Patienten, sich den Elternteil, von dem eine Erlebensebene offen geblieben ist, einmal in den inneren Raum zu projizieren. Dann laden Sie den Patienten ein, sich vorzustellen, dieser Elternteil habe selbst ideale Eltern gehabt: „Welcher Vater/welche Mutter wäre aus ihm geworden?"

Damit öffnen Sie dem Patienten ein Tor, um hinter die – wie Hunter Beaumont es formuliert – Verstrickung beispielsweise der Mutter zu blicken [17]. Auch sie ist ja Produkt ihrer Erziehung. Allerdings geht es jetzt nicht darum, für das Verhalten oder Fehlverhalten eine Entschuldigung zu finden und es zu bagatellisieren. Es geht vielmehr darum, auf der Seelenebene der Essenz dem Wesen des Elternteils zu begegnen. Aus evolutionsbiologischer Sicht ist das Wesen der Eltern drauf ausgerichtet, den Nachkommen eine Umgebung angedeihen zu lassen, in der sie gut und genährt im Körper sowie im Herzen gedeihen können. Wenn dies nun in der realen Welt des Patienten nicht geschehen ist, gibt es einen Grund dafür, der in den Umständen und Hintergründen der Eltern selbst liegt.

Aus diesem idealen Wesensteil der Mutter gehen Sie nun mit dem Patienten zusammen eine Erlebnisebene durch, die er vermisst hat.

Beispiel: Ein Patient hat vermisst, dass er wirklich gesehen und wahrgenommen wird, wenn er aus der Schule heimkommt. Sein Wunsch ist der, eine Mutter gehabt zu haben, die ihn ansieht und sich ihm widmet. Die seine Freunde mit Namen kennt und natürlich weiß, was er gerne spielt. Natürlich ist die Schule hier nur eine oberflächliche Erscheinungsform und nur **ein** Ausdruck wahrscheinlich in vielfacher Hinsicht vorliegender Schattierungen desselben Themas – die Seele kann es dann aber auf andere Situationen übertragen. Nun steht der Patient in diesem Beispiel dem gesunden Wesenskern der Mutter gegenüber, und in den Bildern lassen Sie als Therapeut ihn das Gewünschte erleben: Führen Sie die Geschichte so, dass er als Kind heimkommt und von dieser liebenden Mutter in Empfang genommen wird. Gestalten Sie das so aus, dass der Patient ein genährtes Gefühl entwickeln kann.

Zweierlei Dinge geschehen in dieser Übung. Zum einen wird dem Patienten klar, dass z. B. der Grund für das Ausbleiben einer Zuwendung **nicht** in der Unzulänglichkeit des Patienten liegt. Oftmals fühlen sich Patienten ungenügend oder hängen der Annahme an, ein anderes Geschlecht hätte ihnen mehr Zuwendung beschert, was natürlich unmittelbar Auswirkungen auf den Selbstwert hat. Patienten sehen dadurch oftmals klar, dass das Unvermögen in der Person des Elternteils liegt, z. B. aufgrund fehlender eigener Erfahrung, aber ohne die Absicht, dem Kind Schaden zuzufügen. Und zum anderen können sie mit dem dadurch erweiterten Blickwinkel aus der immer noch bestehenden und weiter unerfüllbaren Forderungshaltung hinaustreten und sich, aus heutiger erwachsener Sicht und mit den dadurch zur Verfügung stehenden Kompetenzen, um die Erfüllung desselben Gefühls auf einer anderen Ebene widmen: Sie erfahren Selbstwirksamkeit und wachsende Unabhängigkeit.

Wiedererleben des Tages der eigenen Geburt

Manchmal gelingt es Patienten nicht, das Wesen der Eltern zu erblicken, da der Groll zu groß, das Erlittene bisher zu wenig anerkannt ist; es hat noch keine Würdigung erfahren. Oder die einwirkenden traumatischen Erlebnisse waren zu groß und überwältigend, sodass der Weg zu anspruchsvoll wäre, auch noch auf das Kernwesen des gewalttätigen Elternteils zu schauen. Dies gelänge wahrscheinlich nur wenigen, wie Albrecht Mahr einmal im anderen Zusammenhang sagte, „spirituellen Giganten". Wir wollen also machbare Dinge anbieten.

Sie haben eine große Wahrscheinlichkeit, dass zum Zeitpunkt des Tages der eigenen Geburt des Patienten noch keine großen Traumata auf der Beziehungsebene im Sinne eines Entwicklungstraumas erfolgt sind. Natürlich gibt es hier Ausnahmen, wie 2 Fallbeispiele in diesem Buch zeigen: Versuchte Abtreibungen gehören dazu oder auch das unerwünschte Kind. Abgesehen davon fällt es darüber hinaus vielen von uns leicht, einen Säugling spontan lieb zu haben.

Und so widmet sich diese Technik der Imagination dem **Tag der Geburt**. Hierzu ist es sehr hilfreich, schon viel über die Physiognomie aus dem Patienten gelesen zu haben. Wir alle haben das Bedürfnis, gesehen zu werden.

In dieser Übung trifft der Patient auf sein gerade geborenes Ich und soll es in Empfang nehmen. Hierzu brauchen Sie wieder einige wenige Eckpunkte, beispielsweise ob ein Patient in einer Klinik oder zu Hause geboren wurde oder ob sich sonst signifikante Geschichten um die Geburt ranken. „Als du geboren wurdest, hat es doch so furchtbar gestürmt, wir sind kaum ins Auto gekommen!“, wäre z. B. ein solch signifikantes Merkmal, wenn es sich dabei um Geschichten handelt, die der Patient ohnedies jedes Jahr zu seinem Geburtstag von den Eltern und Verwandten gehört hat. Somit wäre das eine Geschichte, die sich unmittelbar mit dem Tag der Geburt verwoben hat und die Sie hinzunehmen können. Elementar ist dies aber nicht, nur näher an der Wirklichkeit des Patienten.

Beispiel:

Therapeut: „Während der gesamten Übung bleiben Sie die erwachsene Frau von heute. Gehen Sie also in Ihr Geburtsjahr 1968 zurück. Gehen Sie zu diesem Tag im April, an dem es so stürmt, dass sich die Autotüren kaum öffnen lassen.“

(Bitte beachten Sie hierbei die grundsätzlichen Vorgaben zum Thema Sprachgebrauch in Kap. 5.3. Gerade bei dieser Übung, in der Sie den Patienten durch diesen Tag führen, ist es von großer Bedeutung, dass Sie ihm ausreichend Zeit lassen, seine innere Bilderwelt entstehen zu lassen.)

Therapeut: „Schauen Sie sich die Autos in den späten sechziger Jahren an, versuchen Sie die Atmosphäre des Aufbruchs wahrzunehmen. In diese aufregende Zeit sind Sie hineingeboren!“

„Gehen Sie nun unten in den Klinikeingang. Gehen Sie durch all die wartenden Menschen, vielleicht rauchen ein paar, vielleicht sehen Sie einen Kiosk.“

(Es spielt hierbei keine Rolle, ob es die tatsächliche Klinik von damals war. Das Gehirn eines Erwachsenen hat in der Regel schon viele sich doch irgendwie gleichende Kliniken bildlich abgelegt. Auf diese wird das Erinnerungsvermögen Ihres Patienten zurückgreifen.)

Therapeut: „Fahren Sie nun mit dem Fahrstuhl nach oben. Entbindungsstationen und Säuglingszimmer, wie es sie in den späten 60er Jahren noch gegeben hat, sind oft in den oberen Stockwerken einer Klinik.“

„Treten Sie in das Säuglingszimmer ein und schließen Sie behutsam die Tür. Schauen Sie mal, wo Sie das kleine Plexiglasbettchen sehen mit Ihrem Namen darauf. … Treten Sie leise ans Bett. … Wissen Sie, was Eltern machen, wenn sie ihr Baby das erste Mal mit nach Hause nehmen? Sie staunen, sind ganz ehrfürchtig … ein ganzer kleiner Mensch. … Schauen Sie mal, es ist alles vollkommen!“

(Hier können Sie nun einflechten, was Sie aus der Physiognomie gelesen haben.)

Therapeut: „Jetzt schon kann man erkennen, dass dieses kleine Mädchen ein ganz gefühlvolles Kind ist. Und dass es ganz feine Antennen hat, Zwischentöne zu hören. Reden Sie ganz behutsam mit ihr.“

(Nun können Sie beginnen, der heutigen Erwachsenen einen Dialog mit diesem Kind anzubieten, den sie im Stillen an das Kind richten oder aber laut wiederholen kann.)

Therapeut: „Vielleicht mögen Sie die kleine Sabine einmal herzlich willkommen heißen? Und dass Sie stolz drauf sind, dass sie ein Mädchen geworden ist?“

(Diese Sequenz lässt sich gut ausschmücken. Lassen Sie der Patientin viel Zeit, es auch körperlich zu empfinden, vor diesem zauberhaften kleinen Baby zu stehen und es in die Arme nehmen zu dürfen.)

Therapeut: „Und nun wickeln Sie eine Decke um die kleine Maus. Sagen Sie ihr vielleicht: Du gehörst zu mir! Und nehmen Sie sie mit!“

Jetzt führen Sie die Patientin mitsamt dem gerade geborenen Ich auf dem Arm wieder hinaus aus der Klinik und hinein in die heutige Zeit. Lassen Sie sie in die heutige Wohnung gehen, das Kind auf das Bett legen. Und noch einmal spüren, dass sie selbst es ist, die **heute** für die Bedürfnisse, den Schutz und das Wohlergehen dieses kleinen Kindes da ist.

Letztlich wird dies hinübergeführt in die Arbeit mit dem **inneren Kind**, die hinlänglich aus vielen therapeutische Richtungen bekannt ist. Durch die Verknüpfung und das körperliche gleichzeitige Empfinden mithilfe der PDO wird es allerdings ein nachdrücklich einprägsames Erleben mit guten Folgen für den Umgang mit Grenzen und Bedürfnissen im Alltag.

5.4.6 Körperliches Pendeln von Symptomen

Zunächst einmal ist das eine gute **Technik des Notausgangs**: Wenn Sie merken, Sie geraten in unruhige Fahrwasser, in denen der Patient vegetativ reagiert, oder die Zeit läuft Ihnen davon, können Sie über diese Technik das Nervensystem erst einmal zur Ruhe bringen.

Beispiel: Ein Patient berichtet über das Phänomen der Wut, dem er ständig erliegt. Jetzt gerade, in der Sitzung mit Ihnen, tritt es wieder auf. Versuchen Sie, die Idee über Wut in ein körperliches Gefühl oder Empfinden übersetzen zu lassen. „Wo spüren Sie die Wut im Körper?“, könnte eine Frage lauten. Dann lassen Sie ihn beschreiben, wie sich beispielsweise der Bauchraum eng und brodelnd anfühlt, explosionsartiger Druck entsteht oder sich die Fäuste ballen wollen.

Nun fragen Sie den Patienten, ob es eine Stelle im Körper gibt, an der die Wut **nicht** verortet ist, sondern die sich ruhig und neutral anfühlt. Wenn der Patient keinen solchen Ort angibt, dürfen Sie ihn nach den Knöcheln fragen. Die Füße sind häufig ein emotional unbeeindruckter Ort. Dann lassen Sie den Patienten sich dorthin spüren. Die Wahrnehmung dieses neutralen Raumes gibt dem Nervensystem ein wenig Zeit, sich wieder zu beruhigen.

Dann wechseln Sie wieder hin zum Raum der Wut und lassen den Patienten erforschen, ob sich etwas verändert hat. Über das Hin- und Herpendeln zwischen diesen beiden Räumen, dem neutralen Raum und dem Raum der Aktivierung, ebbt das Gefühl langsam ab und wird ruhig. Dies ist ein Punkt, um abzuschließen.

5.4.7 Mit dem sein, was ist

Die folgende Technik ist eine wunderbare Arbeitsweise, die dem Ridhwan-Training entlehnt ist. Sie ist so simpel wie effektiv – und inhaltsreich. Und dennoch ist diese Technik nicht sofort mit jedem Patienten durchführbar. Sie setzt voraus, dass ein Patient schon einmal die Erfahrung gemacht hat, aus dem Absoluten des Traumas herausgetreten zu sein. Wenn der Patient noch zu rasch in den Kampf-Flucht-Erstarrungs-Mechanismus gerät oder regressiv wird, fange ich zunächst mit anderen Techniken an, die sich mit dem isolierten Trauma beschäftigen.

Auf der anderen Seite ist diese Technik der Achtsamkeit, ganz einfach mit dem zu sein, was ist, beileibe nicht auf traumatische Erfahrungen begrenzt, sondern bedeutet eine Bereicherung der Erlebnisebenen im täglichen Sein. Wird sie ständig praktiziert, ist ihr wunderschönstes Ergebnis Präsenz.

Letztlich sagen wir mit dieser Haltung, die aus einer ständigen Praxis der Achtsamkeit resultiert „Ja“ zur Verletzlichkeit in ihrer Vielgestalt der mentalen, der physischen, aber auch der emotionalen Verletzbarkeit, ohne uns einem Gefühl des Ausgeliefertseins zu ergeben. Meist haben frühere Traumata dazu geführt, dass wir uns einen Panzer zugelegt haben, eine Haut, die uns für das Schmerzerleben unempfindlich macht. Angst und Ohnmacht werden so nicht wahrgenommen. Leider bezahlen wir diese Schutzrüstung auf teure Weise: Auch Freude, Lust, Lebendigkeit und Glück entgleiten uns in der Wahrnehmung, wir erleben sie nicht mehr. Transparenz und Sensibilität sind unmittelbare Begleiter der Verletzlichkeit; diese als Gabe zu betrachten und einzuwilligen, sie voll zu erleben, schenkt uns tiefe Verbindungen zu anderen Menschen. Auch ermöglicht uns schlussendlich diese Verletzbarkeit ein Wissen nicht nur um die Bedrohung durch die Umwelt, sondern auch um die Beeinflussbarkeit und den Umgang mit bestimmten Dingen. Und letztlich schenkt uns die Offenheit gegenüber unserer eigenen Verletzbarkeit etwas unglaublich Kostbares: Wir können über sie erfahren, wer wir wirklich sind, und damit in eine spirituelle Dimension eintauchen, die uns die Gleichzeitigkeit von Wahlfreiheit und Verantwortung, von Schaffen und Gestalten, von Kreieren und Erfahren erleben lässt. Wir erfahren uns in allen Situationen und Gefühlslagen, in Konstellationen und Altersstufen, in Herausforderungen und Segnungen. Wir werden durchlässig für das Leben. Wenn wir in der Tiefe der Persönlichkeit verstehen lernen, was Verletzbarkeit eigentlich bedeutet, werden wir für unsere essenzielle Natur empfänglich, wir lassen sie durch uns hindurchscheinen und werden zu einer durchlässigen Membran. Die Seele als solche kann, so wie sie Organe und Gestalt bildet, Gesichtszüge manifestiert und aktuelle Körpersprache wie eine Wetterlage über die Landschaft legt, offenbar werden in ihrer Einzigartigkeit des Soseins und dennoch die universelle Essenz hindurchschimmern lassen. Man könnte es zusammenfassen als Hingabe an das Leben, an die Essenz des Seins.

Im Grunde bleiben Sie mit Ihrem Patienten einfach bei dem Gefühl, das gerade auftaucht, ohne jede Deutung, ohne Inhaltsanalyse, aber auch ohne Widerstand. Es bedeutet Mut, keinerlei Wahrnehmungsfilter über die Erlebnisse zu legen, Gefühle nicht einzuteilen in die, die wir begrüßen, und die, die es tunlichst zu vermeiden gilt.

Ein Gefühl taucht auf – z. B. die Wut. Nun können Sie den Patienten fragen, was er erlebt, wenn er bei der Wut bleibt. Das Augenmerk wird also direkt auf körperliche Empfindungen gelenkt, nicht auf eine Geschichte dahinter, nicht auf weitere Bilder. Die schöne Erfahrung, die man damit machen kann, ist die, dass man ein Gefühl hat und nicht dieses Gefühl ist. In der aufmerksamen Beobachtung des Erlebens nimmt man automatisch eine Position der Draufsicht ein, man wird sowohl objektiv-subjektiver Beobachter als auch Erlebender der eigenen Erfahrungswelt, die eine reiche und bunte Gefühlsebene mit einschließt. Die vorherigen Annahmen, dass man das volle Ausmaß eines Gefühls nicht aushalten könne, weshalb sich viele Menschen für die Unempfindlichkeit Gefühlen gegenüber entscheiden, erweist sich mit dieser Methode als nicht stimmig.

In der Sicherheit des zunächst therapeutischen Settings ist die Wahrnehmung auch offen für die schützenden Aspekte des Jetzt: der sichere Raum der Praxis, der Stuhl oder die Behandlungsbank, die wohlwollende und aufmerksame Gegenwart des Therapeuten. Unter diesen Gesichtspunkten widmet er sich also in Begleitung des Therapeuten den Gefühlen, die gerade auftauchen mögen. Zu Beginn sind Sie als Therapeut gefragt, zu bemerken, wenn der Patient eventuell in Bilder abgeleitet oder eine Geschichte hinzudenkt und damit vom körperlichen Erleben abkommt. Geschichten dahinter kommen nicht ohne eigene Interpretationen daher, sie sind gefärbt von der Verzerrung der Zeit und geraten allzu leicht in Gewässer, die sehr wild sein können. Nutzen Sie als Therapeut die Geschichten nur als Trigger für ein Gefühl und schwenken Sie dann sogleich auf die körperliche Empfindungsebene, auf der die resultierenden Gefühle dann portionsweise erfahren und überwunden werden können.

Das körperliche Erleben hat die Eigenschaft, rein auf der Empfindungsebene spontan aufzutauchen – und verschwindet oft genauso schnell, wie es gekommen ist. Erst dann lassen wir als Therapeuten einen weiteren Aspekt der in diesem Augenblick vom Patienten vermittelten Geschichte zu, ebenfalls unterstützt in der körperlichen Wahrnehmung: ohne weitere Geschichte dahinter, ohne Bilder.

Die Gleichzeitigkeit des Raumes und der verschiedenen und sich überraschend schnell abwechselnden Gefühle unterstreicht noch einmal die Position des Beobachters: Der Patient erlebt, dass er Gefühle haben kann, ohne sie zu „sein". Er erlebt außerdem, dass sich Gefühle in unterschiedlicher Wichtigkeit quasi aus der Stille heraus erheben, wahrgenommen werden können und wiederum in die Stille abtauchen, ohne den von vielen Menschen im Vorfeld befürchteten Schaden angerichtet zu haben.

Diese Technik kann hervorragend gegen Ende der Therapie eingesetzt werden: Sie trainiert die Selbstregulation und Unabhängigkeit vom Therapeuten.

Fallbeispiel

Fallbeispiel Samuel

Samuel wird vorstellig in unserer Praxis, da die behandelnde Kinderärztin keinen Anhaltspunkt hat, weshalb der Junge unterhalb der Perzentilen im Wachstum liegt, und das Kind zu uns überweist.
Zunächst einmal ist auffällig, dass Samuel zwar das numerische Alter von nunmehr 6,5 Jahren hat, rein physisch jedoch noch den Leib eines Kleinkindes: Die Rippen sind noch kaum vertikalisiert, das Diaphragma abdominale noch nicht in die zweigipfelige Kuppelform gezogen und das Becken noch extrem schmal, sodass es wie bei einem Kleinstkind den Bauchinhalt noch nicht aufnehmen kann und der Bauch von Samuel weit vorsteht. Der Bauch ist hyperton, während das Lungenvolumen hypoton erscheint. Der Nabel tritt ein wenig heraus wie bei mechanisch hypertonen Bäuchen häufig. Ansonsten ist Samuel einfach klein und hat eine auffallend hohe Stimme und zieht habituell die Schultern hoch.
Die Mutter gibt die Schwangerschaft als völlig unkompliziert an, die Geburt indes sei sehr schnell gewesen. Samuel sei als Baby sehr anstrengend gewesen, unruhig und habe sich ab dem Alter von 6 Monaten nur noch im Stehen wickeln lassen, jegliches Ablegen, auch zum Schlaf, sei nicht möglich gewesen. Krabbeln habe er ganz ausgelassen und sei dann im Alter von 10 Monaten frei gelaufen.
Ich teste die möglicherweise noch persistierenden Reflexe, der Moro-Reflex lässt sich noch problemlos auslösen.
Intensiv erforsche ich sein Schlafverhalten, um herauszufinden, ob er überhaupt in den ersten 3–4 Nachtstunden in die Tiefschlafphase kommt. Die Mutter verneint dies, er sei – und dies schon als kleines Baby – nie in eine Tiefschlafphase gekommen und bei jedem kleinsten Geräusch hochgeschreckt.
Das Schlafverhalten ist deswegen so wichtig, weil Somatotropin, ein Hormon der Adenohypophyse, stoßartig 3–4 Mal pro Tag sezerniert wird – allerdings nur in den ersten 3 Tiefschlafstunden. Die diese Sezernierung regelnden Hormone sind wiederum Hormone des Hypothalamus, dem die Ausschüttung von Somatotropin hemmendem Somatostatin (Growth-Hormone-Inhibiting-Hormon) und förderndem Somatoliberin (Growth-Hormone-Releasing-Hormon) zukommt.
Osteopathisch ist also die Hypophysen-Hypothalamus-Region mit ihren Verbindungen zur Sella turcica des Os sphenoidale sowie zur Falx cerebri und zum Tentorium cerebelli von großer Bedeutung.
In den gesamten dorsalen Ketten weist Samuel eine erhöhte Spannung auf, auch hier wieder ähnlich dem Opisthotonus eines Säuglings. Diese lässt sich einigermaßen problemlos lösen, ein Release zwischen Tentorium cerebelli und Falx cerebri kann erreicht werden.
In der 2. Behandlungsstunde mache ich mir große Hoffnungen, dass das in der 1. Stunde erreichte körperliche Freiheitsstadium weiter besteht, und bin einigermaßen ratlos, als ich es palpatorisch genau so aufgebaut finde, wie ich es beim ersten Mal vorgefunden habe. Was also lässt ihn diese Grundspannung immer wieder aufbauen? Auch hier kommen mir sofort emotionale Gründe in den Sinn, denn bei einem rein mechanischen Problem wie einem dysfunktionalen Fußwurzelknochen nach Inversionstrauma folgt der Körper nur zu bereitwillig der durch den Therapeuten angebotenen ökonomischeren Grundstellung und geht nicht wieder in die Dysfunktion hinein.
Ratlos sitze ich vor dem kleinen Kerl auf dem Teppich und frage ihn: „Samuel, was ist gut daran, klein zu bleiben?" Er hat eine schlichte und sehr spontane Antwort: „Frau Kuhlmann, weißt du, dann kann ich mich viel besser verstecken!", und er macht eine Handbewegung wie ein Fisch, der durchs Wasser entweicht. Natürlich ergibt diese Antwort für mich überhaupt keinen Sinn und so bitte ich ihn ratlos auf die Behandlungsbank. Nach einer Weile fängt die neben uns sitzende Mutter auf einmal an zu weinen und berichtet von der Zeit, als sich Samuel in Schubladen und Kommoden versteckt hat, wie von Sinnen schrie und sich weder durch den Vater noch durch die Mutter erreichen noch aus seinem Versteck locken ließ. „Wir haben seine Augen nicht erreicht, die waren in einer anderen Welt!", erzählt sie und auch, was das für sie und ihren Mann für eine Qual bedeutet habe, ihren Sohn weder erreichen noch ihm helfen zu können. Hilflos saßen dann beide Eltern vor dem jeweiligen Versteck und konnten nichts tun.
Hier erinnere ich mich spontan an die Arbeiten von Ludwig Janus, der prä- und perinatales Erleben erforscht ([106], [107], [108]). Dieser Eingebung folgend frage ich die Mutter, ob sie eine Fruchtwasseruntersuchung habe vornehmen lassen. Bei dieser Frage wird Samuel stocksteif in meiner Hand, sämtliche dorsalen Faszien sind aufs Höchste gespannt, die Ne-

bennierenregion ist hoch aktiv und ich habe meine Mühe, dagegen anzuarbeiten.
Sie bejaht dies, beide Eltern sind Ärzte und ihr Alter habe sie dazu veranlasst, diese Untersuchung in der Pränataldiagnostik zum Ausschluss von Trisomie 21 vornehmen zu lassen. „Wenn ich gewusst hätte, was das für den kleinen Mann bedeutet, hätte ich das nicht zugelassen, egal, was das bedeutet hätte!", setzt sie mit Nachdruck nach und wischt sich eine Träne aus dem Gesicht.
Ich erkläre der Mutter die Hypothesen von Janus, der zufolge ein Kind zu dieser frühen Zeit sehr wohl auf der Seelenebene wahrnehmen kann, selbst wenn das Zentralnervensystem als Bewusstheitsorgan noch keine Verwertung oder Verarbeitung vorzunehmen vermag. Auch die Arbeiten von Alfred Tomatis [251] bestätigen dies in vielfältiger und eindrücklicher Weise.
Sie ist einverstanden, als ich ihr erkläre, dass wir diese Hypothese als Grundlage nehmen und dann der Arbeitsweise von Caroline Eliacheff [61], Françoise Dolto [53] und Bruce D. Perry ([170], [171], [172], [173]) folgen und mit sprachlichen Mitteln zunächst anerkennen, dass es eine Untersuchung gegeben hat, die er als bedrohlich empfunden hat, und dann eine neue Erlebensebene versuchen zu installieren.
Meine Hypothese ist, dass Samuel dies als Bedrohung für sein Leben wahrgenommen hat und seither auf der Hut ist. Etwas in ihm muss angenommen haben, dass er nur klein genug bleiben muss, damit man ihn nicht finden kann. Dies nehme ich als Arbeitshypothese. Während ich das Hypophysen-Hypothalamus-System über die faszialen Verbindungen sowie mit der anderen Hand beide Nieren, so gut es geht, im **Release** halte, arbeite ich mit einfachen Sätzen. Dabei ist es nicht wichtig, dass ein Kind den gesamten Inhalt der Sätze kognitiv nachvollziehen kann (vgl. hierzu Eliacheff [61], die schon mit kleinsten Säuglingen mit Sprache arbeitet).
„Samuel, deine Eltern haben damals nicht dich gemeint. Sie kannten dich ja noch gar nicht als Samuel. Sie konnten sich nur nicht vorstellen, in einer besonders fordernden Art und Weise Mutter und Vater zu sein. Wenn man ein krankes Kind bekommt, ist das sehr fordernd. Und davor hatten sie Angst. Heute kennen sie dich und wissen, dass du nicht einfach nur ein Embryo warst, sondern damals schon Samuel. Und heute würden sie dich nicht wieder hergeben oder in Gefahr bringen, egal was du hast."
Mit großen Augen hängt Samuel an meinen Lippen und beginnt zu lächeln. Ich bitte die Mutter an den nächsten Abenden, wenn sie ihn ins Bett bringt, einfache, mantraartige Sätze zu sagen wie: „Du bist jetzt in Sicherheit." Und wenn es für sie passe – und nur dann – auch: „Es tut mir leid. Wenn ich gewusst hätte, dass du das schon fühlst, hätten wir es nicht gemacht."
Samuel ist heute immer noch klein, aber er liegt nicht mehr unterhalb der Perzentile, sondern auf dem unteren Drittel. Seine Körperform hat sich altersentsprechend ausgerichtet, seine Stimme und Sprache gleichen nicht mehr der Kleinkindprosodie, und er verwendet normale Sätze.

Fallbeispiel
Fallbeispiel Charlotte

Charlotte kommt wegen einer vor 4 Monaten neu aufgetretenen Enuresis. Sie ist 6 Jahre alt und war mit 2 Jahren tagsüber trocken, ab dem Alter von 3 Jahren auch nachts. Natürlich liegt es nahe, zu fragen, was vor 4 Monaten vorgefallen ist. Die Mutter erinnert nichts Besonderes. Weder sei Charlotte gefallen noch habe sie in der Vorschule irgendwelche Konflikte, zu Hause sei auch nichts vorgefallen, was von Belang gewesen sei. Wenn etwas zuvor funktioniert hat und dann auf einmal nicht mehr, muss es irgendetwas dazwischen gegeben haben, was die Funktion beeinträchtigt hat.

Aus Schwangerschaft und Geburt lässt sich zunächst nichts entnehmen, Charlotte sei ein Wunschkind gewesen und alles habe auf Anhieb funktioniert. Die Geburt sei normal verlaufen, die Entbindung erfolgte spontan und ohne Hilfsmittel in einer Zeit von 10 Stunden. Die körperliche Entwicklung verlaufe ideal, Charlotte habe alle motorischen Entwicklungsschritte lehrbuchgerecht gemacht. Sie habe 2 Geschwisterkinder, das ältere sei ein Halbbruder aus der ersten Ehe des Vaters, das 2. ein jüngerer Bruder.
Da ich mit meinen Fragen ins Leere laufe, wende ich mich zunächst sicherem Terrain zu und möchte einen genauen körperlichen Befund erheben.
Dazu muss Charlotte sich teilweise entkleiden, damit ich zumindest die Beckenlinien und den groben Verlauf der Wirbelsäule begutachten kann. Ich bitte sie

also, die Hose und den Pullover auszuziehen. Nun lacht die Mutter, weil Charlotte zunächst umständlich in ihrer Hosentasche herumwühlt und dann das gelbe Innere eines Überraschungseis fest in ihrer kleinen Hand hält. Dann können wir aber umstandslos sowohl die Untersuchung im Stand als auch in Rückenlage vornehmen. Wiederum finde ich nichts, was meine Aufmerksamkeit erregt.

Über das Sakrum und das Os pubis versuche ich mir ein Bild vom kleinen Becken und der Blase zu machen, teste die Lamina pubovesicouterosacrale und frage nebenbei, was für einen Schatz sie da in ihrer Hand birgt.

Die Mutter berichtet nun, dies sei ein kleiner Pinguin, den Charlotte in das Ei gesteckt habe. Sie lasse es seit Wochen nicht los, ja, es gebe sogar ein Riesentheater, wenn irgendjemand, z. B. beim Baden oder beim Sport, versuche, ihr diesen Pinguin abzunehmen.

Nun, weiter ratlos, in welche Richtung ich forschen könnte, lasse ich meine Handhaltung zunächst so und frage sie nach dem bisher Auffälligsten, dem Nicht-Loslassen des Pinguins. „Charlotte, weshalb passt du so gut auf den Pinguin auf?" „Er ist mein Freund!" „Und ist dein Freund in Gefahr?" „Ja." – Ich finde, es ist an der Zeit, die Handhaltung zu ändern, bevor ich mich wieder dem Thema nähere, und wähle den PDO-Grundgriff, um erstens genau evaluieren zu können, ob ihre Aktivierung des Nervensystems ansteigt, und zweitens dieses dann dosieren zu können.

„Was ist so gefährlich für den Pinguin?", frage ich behutsam weiter. Ihre Antwort ist nicht aufschlussreich. „Ich passe einfach auf. Man darf ihn nicht sehen!" Ihr Aktivierungsniveau scheint angespannt, jedoch nicht alarmiert zu sein und erhöht sich auch nicht auf meine letzte Frage hin. Sie scheint zufrieden damit, ihn in der Hand zu halten. „Niemand darf den da rausnehmen, weißt du, Frau Kuhlmann." „Nein, das darf niemand", bekräftige ich, „da passt du gut auf." Sie wird ein wenig nervöser, hält aber das Ei mit seinem kostbaren Inhalt weiter in ihrer Hand. Dann bleibt sie für Minuten still.

Ich behandele zunächst nonverbal weiter, unsicher, welche der einfliegenden Intuitionen ich verfolgen soll. So entscheide ich mich zunächst, den Patchworkaspekt nach seiner Qualität zu befragen, und wende mich der Mutter zu: „Wie alt ist der erste Sohn Ihres Mannes?" Sie antwortet, dass er bereits 12 sei, allerdings nicht bei ihnen lebe, da er schwerstbehindert auf die Welt gekommen sei. Er lebe bei seiner Mutter, jedoch wohne er, wenn die Mutter in den Urlaub fahre, jeweils für 14 Tage bei ihnen.

Auf die Frage, was für eine Behinderung er habe, antwortet die Mutter, es sei ein genetischer Defekt. Daher habe sie auch so furchtbar Angst gehabt, als sie selbst dann schwanger geworden sei, und habe bei beiden Schwangerschaften ihrer eigenen Kinder eine Fruchtwasseruntersuchung gemacht. – Bei diesen Worten wird Charlotte in meiner Hand vollkommen steif und zittrig, sodass ich die Mutter schnell unterbreche. Ich bringe die emporgestiegene Erregung erst einmal über einen Release zur Abflachung. Gleichzeitig rede ich leise mit ihr: „Der Pinguin ist ganz sicher bei dir, Charlotte, siehst du?" Sie vergewissert sich mit einem Blick, dass ihre Hand das Überraschungsei noch umschlossen hält, und sieht mich dann hilfesuchend an, bestätigt dann aber: „Ja." Mittlerweile treten allerdings die Knöchel ihrer Hand weiß hervor, so fest drückt sie das Ei. „Schau, wie gut du es beschützt!" Ich lasse sie das erst einmal spüren und lasse ihr viel Zeit.

Als mein Blick kurz die Mutter streift, sehe ich, wie sie auf ihrer Lippe kaut und den Blick unentschlossen und unruhig durch das Zimmer wandern lässt. „Mögen Sie etwas sagen?", frage ich sie.

Hier muss ich einschieben, dass es viele Therapeuten gibt, die generell die Mütter aus dem Raum schicken und keinerlei Gespräche vor dem Kind führen. Ich halte es in diesem Punkt mit F. Dolto [53], C. Eliacheff [61] oder B. D. Perry ([170], [171], [172], [173]), die allesamt mit den Kindern sprechen, teilweise in Anwesenheit, teilweise ohne die Eltern, jedoch keine Tabuthemen haben. Natürlich werden z. B. Themen, die die elterliche Ehe betreffen, nicht im Detail besprochen, jedoch wird bestätigend anerkannt, dass das Kind richtig gespürt habe und die Eltern sich zurzeit nicht so gut verstünden, dies allerdings nichts mit dem Kind zu tun habe.

Je mehr ich über Körpersprache und verkörperlichten Ausdruck lerne, umso mehr weiß ich: Wir sagen nahezu alles nonverbal. Wieso sollten wir die Kinder absichtlich über etwas im Dunkeln lassen, obwohl es sie betrifft, da sie Teil des Familiensystems sind? Wir müssen natürlich altersgerecht formulieren und ihr Spüren bestätigen, damit sie lernen, ihrem Gefühl zu vertrauen. Das ist im Erwachsenenleben irgendwann schließlich ihr wichtigster Bezugspunkt: Das stimmige Gefühl in ihrem Körper, welches entsteht, wenn die

Übereinstimmung von gesprochenem Wort, Emotion, Handlung und Haltung im Gegenüber gegeben ist. Charlottes Mutter jedoch verneint, kaut aber wieder auf ihrer Lippe. In dieser Stunde komme ich nicht weiter. Jedoch kommt Licht in die Sache, als die Mutter mich 2 Tage später anruft und entschuldigend erläutert, sie habe das nicht vor dem Kind sagen wollen. Nun berichtet sie von einem harschen Streit mit ihrem Mann, bei dem sie ihm vorgeworfen habe, sie sei regelrecht froh, dass ihre eigene Familie so gute Gene in die Ehe gebracht habe. Das sei vor 4 Monaten gewesen, die Kinder hätten wegen der Lautstärke vermutlich Teile mitbekommen. Sie sei völlig überanstrengt gewesen, da sie selbst den älteren Sohn des Mannes, Thomas, immer pflegen müsse, wenn die leibliche Mutter, zu der sie keine gute Beziehung habe, im Urlaub sei. Und nun sei die nicht nur im Urlaub, sondern zusätzlich auch noch auf Kur gewesen und ihr sei alles über den Kopf gewachsen. Ihr Mann habe sie nicht einmal gefragt, sondern Thomas einfach für 3 weitere Wochen bei ihr geparkt. Darauf sei es zu dem Streit gekommen.

„Haben Sie ihm in dem Streit vorgeworfen, bei Thomas keine Fruchtwasseruntersuchung gemacht zu haben?", frage ich sie. Sie verneint. Der Streit habe dieses Thema nicht einmal im Ansatz gestreift.

„Frau M., eine letzte Frage habe ich noch – aber vorweg: Sie müssen mir nicht antworten, ich bin mir bewusst, dass es eine sehr intime Frage ist. Hätten Sie, wenn Sie gewusst hätten, dass auch ihr Kind die genetische Veränderung geerbt habe, abgetrieben?", frage ich vorsichtig. Sofort und mit Nachdruck antwortet sie, ohne zu zögern: „Ja. Das hätte ich mir unter gar keinen Umständen vorstellen können, mit so einem eigenen Kind zu leben. Mein Mann wollte nicht mal bei unserem ersten Kind eine solche machen, er war sogar beleidigt! Ich würde Thomas doch kennen, wie ich da an so was nur denken könne, hat er mir vorgeworfen. Ich habe das gegen seinen Willen gemacht. Und ich würde das heute wieder genauso machen." Ich bedanke mich bei ihr und sehe dem nächsten Besuch von Charlotte mit gemischten Gefühlen entgegen.

Anders als die Mutter von Samuel würde sie heute ebenso handeln und eine Fruchtwasseruntersuchung vornehmen lassen, weil sie selbst es sich unter keinen Umständen vorstellen kann, Mutter eines behinderten Kindes zu sein. Hier können und dürfen wir keine richterliche Rolle einnehmen. Die Mutter von Charlotte handelt nicht unerfahren und aus der Theorie heraus, sie pflegt von Zeit zu Zeit über mehrere Wochen das Kind ihres Mannes mit ebendieser Behinderung. Und sie hat sich klar gegen ein eigenes Kind mit einer solchen Erkrankung ausgesprochen.

Nun gilt es aber dennoch, Charlotte Sicherheit zu geben. Die Person, der sie anvertraut war im Leib, hat sie den Gefahren und bedrohlichen Empfindungen während einer Fruchtwasseruntersuchung, die ein Kind intrauterin erlebt (vgl. Janus [108]), ausgesetzt und hätte sich auch gegen sie entschieden, wenn Charlotte ein solches genetisches Profil aufgewiesen hätte.

Mir bleibt also nur, Charlottes Selbstwirksamkeit und Stärke zu bekräftigen. Ich erläutere der Mutter bei einem von Charlottes nächsten Besuchen meine Hypothese über den Pinguin und auch, dass es von enormer Wichtigkeit sei, dass die Mutter diesen unangetastet lasse, solange Charlotte den Pinguin nicht von sich aus freigebe. In den folgenden Wochen sehe ich Charlotte etwa 5 Mal. Jedes Mal ist der Pinguin in seinem Ei und sicher in ihrer Hosentasche oder ihrer Hand. Immer wieder bestärke ich sie darin, wie gut sie auf das Ei aufpassen könne und dass dem Pinguin nichts geschehe und er in Sicherheit sei. Während der PDO- Behandlungen frage ich sie, wie sich das anfühlt, wenn der Pinguin bei ihr so sicher ist. Sie zeigt auf den Bauch und sagt: „Da wird es warm, wenn der bei mir ist!" Dies bestärken wir ein um das andere Mal, verfestigen die damit einhergehenden Körperempfindungen.

Nach der 4. Behandlung hat sie den Pinguin plötzlich ohne das Ei in der Tasche, zieht ihn heraus und zeigt ihn mir für wenige Sekunden, bevor sie ihre Hand wieder um ihn schließt. „Nun kann man ihn schon ein bisschen sehen!", sage ich. „Er braucht vielleicht keine Schale mehr!" „Nein", sagt sie, „aber in der Tasche muss er sein!" Die Mutter berichtet, dass sie von einer auf die andere Nacht keine Windel mehr eingenässt habe, und ist sehr zufrieden. In der 5. Behandlung dann erzählt mir die Mutter, Charlotte lasse den Pinguin öfter in einer kleinen Muschel auf ihrem Nachttischchen und passe nicht mehr jede Minute auf ihn auf. Damit entlasse ich sie.

Fallbeispiel

Fallbeispiel Laura

Laura kommt zu mir, weil sie seit vielen Jahren unter Rückenschmerzen leidet, die sämtlichen Therapien bisher unverändert getrotzt haben. Vor allem träten die Rückenschmerzen bilateral-tieflumbal nach dem Liegen auf, mehr als 4 Stunden könne sie nicht in liegender Position verbleiben. Wenn sie sich tagsüber bewege, sei es auszuhalten, jedoch nie schmerzfrei. Laura ist Regisseurin und berichtet, dass zudem nach längerem Arbeiten auch Schulter- und Nackenverspannungen mit anschließenden Kopfschmerzen hinzukämen. Gegen die Schmerzen wird Laura Procain und Kortison gespritzt, die sonstige Medikation ist Diclofenac.

Anamnestisch ist eine Ellenbogenfraktur zu verzeichnen, mehrfache rechtsseitige Patellaluxationen als Kind sowie eine Femurfraktur. Sie ist verheiratet und hat 3 Kinder, berichtet über ein harmonisches Familienleben mit dem üblichen Trubel, den die Organisation von 3 pubertierenden Kindern mit sich bringt. Sie wirkt aufgeräumt, klar und reflektiert.

In der körperlichen Untersuchung fallen vor allem eine ausgeprägte Abflachung des Rückens auf, sowohl die physiologische LWS-Lordose als auch die BWS-Kyphose sind aufgehoben und völlig gerade. Der Kopf ist translatiert, rechtsseitig ein Genu valgum, die Patella ist mittlerweile aber stabil.

Zunächst einmal konzentriere ich mich auf die rechte Beinseite, mobilisiere die fixierte Fibula und Malleolengabel über Balanced Ligamentous Tension (BLT) und befreie die Membrana interossea. Die Patella wirkt stabil in ihrem letztendlich gefundenen Bett, die Innenrotation der Hüfte können wir leicht beheben. Über den M. psoas und den Glenard-Griff nähere ich mich der rechten Beckenseite, die allerdings nicht fixiert ist, und mobilisiere das Nierenlager. Die linksseitig ähnliche Hypertonie derselben Region behandele ich ebenso. Die Dynamisierung des leicht hypotonen Magens und des stark hypotonen Dünndarmbereichs befreit spontan die Halswirbelsäulenregion.

So weit, so gut. Allerdings hat sie beim 2. Kontakt wiederum eine lumbale Spannung, eine ebenso hypertone Region im Nierenlager: Es hat sich also wieder aufgebaut – wobei die Hypotonie des Bauchraums nicht mehr ins Gewicht fällt.

Natürlich liegt es nun nahe, nach Stressfaktoren zu fragen, die zum Wiederaufbau dieser so hohen Spannung in der thorakolumbalen Region geführt haben könnten. Ich frage Laura, ob sie einverstanden ist, wenn wir uns einmal ihrem Hintergrund ein wenig näherten und herauszufinden versuchten, ob eine psychische Komponente zum wiederkehrenden Aufbau der hohen Lumbalspannung geführt haben könnte. Sie bejaht sofort mit den Worten, sie wolle diese Schmerzen wirklich loswerden. Mittlerweile habe ich von der zuvor durchgeführten Untersuchungssituation zum PDO-Grundgriff gewechselt und kann darüber jede Stressvermehrung in ihrem System wahrnehmen, während ich nun nach einem Gefühl bzw. einer Situation frage, die ihr in der vergangenen Zeit Stress bereitet hat.

Nun berichtet Laura von einer vor etwa 3 Jahren erlebten Situation, in der sie sich komplett ausgeliefert gefühlt habe. Als sie die kurz umreißt, befindet sie selbst, dass das nicht so schlimm sein könne, sie empfinde das als nicht schwerwiegend genug, um eine solche Reaktion ihres Körpers zu rechtfertigen. In der palpatorischen Untersuchung bestätigt sich ihr Befund: Das System bleibt völlig ruhig. Darauf frage ich sie, ob sie früher schon einmal eine Situation erlebt hat, in der sie möglicherweise Ohnmachtsgefühlen gegenüberstand. Mich leitet bei der Frage die Kenntnis über das limbische System, das selbst dann, wenn ein Auslöser auch nur annähernd als ähnlich erlebt wird, wieder auf die erste traumatische Situation reagiert, als würde es sich um diese handeln.

Hierauf reagiert sie in der Mimik sehr emotional, ihre Stimme wird fein-fistelig und ihr schießen Tränen in die Augen. Im System der Nieren-Hypophysen-Region reagiert sie mit einer starken Spannungszunahme. Das reicht mir als Indiz aus, um damit zu arbeiten – und zunächst lasse ich sie dort wieder etwas zur Ruhe kommen, bevor sie nun berichtet.

Sie sei als 6-Jährige wegen eines Femurbruchs in ein Krankenhaus eingeliefert worden. Den habe man damals fixiert, indem man durch beide Knie jeweils Fixateur externe geschossen habe und sie daran „aufgehängt habe“, um Zug auf das Bein zu bringen. Beide Beine deshalb, um ein Verdrehen des Beckens zu verhindern. Und so habe sie 6 Wochen in der Klinik liegen müssen, und ihre Eltern hätten nur jeweils mittwochs und samstags für 1,5 Stunden zu Besuch kommen dürfen.

Ich lasse sie die Geschichte erzählen, weil ihr Nervensystem dies erlaubt. Hätte sie stärker reagiert, hätte ich jeweils unterbrochen und eine andere Technik eingeflochten, um eine eventuelle Retraumatisierung zu vermeiden. So aber ist dies auf diesem einfacheren Weg möglich. Ich biete ihr den Weg an, über die **doppelte Erscheinung** (Kap. 5.4.1) zu arbeiten und ihr heutiges Selbst mit in die Situation zu bringen, und zwar vom Zeitpunkt vor dem Unfall, bei dem sie sich das Bein gebrochen hat, bis hin zu den vielen Stunden, die das 6-jährige Mädchen alleine fixiert und immobilisiert in der Klinik lag.

Der Einstieg vor dem Unfall kann mit der Technik der doppelten Erscheinung sehr schön erfolgen: Ein traumatisches Geschehen tritt ja vollkommen unvorbereitet in unser Leben. So bitte ich sie als ihr heutiges erwachsenes Selbst, an den Morgen des Unfalls zu gehen und die damals 6-Jährige ganz sanft zu wecken. Dann bitte ich Laura, sie möge als die erwachsene, kompetente Frau von heute ihrem damaligen Selbst sagen, dass das Kind sich sehr erschrecken werde an dem Tag und einen Unfall haben werde, den sie aber gesund und heil überleben werde. Für das Nervensystem ist das vermutlich ähnlich, als würde ein guter und liebender Erwachsener ein Kind auf einen schmerzhaften Besuch beim Arzt vorbereiten.

Zwei Punkt führen mich darin: In der Imagination der Patientin erlebt das Kind das Geschehen zum einen vorbereitet mit dem Wissen um den Ausgang („Du hast es überlebt"), was zum Zeitpunkt des Traumageschehens, das wir ja als existenziell erleben, nicht klar ist, und zum anderen wird das Kind begleitet und ist nicht mehr allein (vgl. Kap. 2.5.2). Während des ganzen Unfallgeschehens ist Laura als heutige Erwachsene dabei und erklärt, hält, tröstet. Und natürlich lasse ich immer wieder Zeit dazwischen, dehne die Zeit aus und beruhige das Nervensystem manuell. So kommen wir sicher durch die Erfahrungen: die Fahrt in die Klinik, die Diagnosestellung und Operation – immer sitzt sie als Erwachsene daneben.

Die einsame Zeit im Krankenhaus schmückt Laura nun in ihrer Fantasie mit der Erwachsenen freudig aus, indem sie die Vorstellung hat, der Kleinen die ganze Zeit vorzulesen und vorzusingen. Plötzlich stockt sie allerdings und wird stocksteif in meiner Hand: Sämtliche sympathikotonen Anteile beginnen zu feuern. Aus dem ruhigen Erzählfluss zuvor und ihrer ebenso normalisierenden Reaktion überrascht mich das ebenso wie sie – und nun murmelt sie, eine Begebenheit habe sie völlig vergessen und die tauche gerade auf.

Hier unterbreche ich nun wirklich, lasse sie zunächst einmal wieder ein bisschen mit ihrem Bewusstsein im Behandlungsraum ankommen, ihre Füße spüren, und erst, als sie sagt, dass es jetzt wieder gut sei, gehen wir den nächsten Schritt. Durch ihre körperliche Reaktion weiß ich, dass wir uns bei Auftauchen dieser zuvor vergessenen (verdrängten!) Begebenheit direkt einer traumatischen Erfahrung genähert haben, daher habe ich sofort das Jetzt eingesponnenen, die Sicherheit in dem Behandlungsraum, meine Gegenwart, ihr Körperempfinden der Füße – und damit ihr Nervensystem herausbegleitet aus dem, was hätte passieren können: Sie wäre in Erzählfluss geraten und damit direkt in die lange verschütteten und vermutlich aus gutem Grund verdrängten Erinnerungen gerauscht. Denken Sie noch einmal an die ▶ **Abb. 2.4** zur Spaltung: Wenn die Erinnerungsfetzen wieder durch die Bewusstseinsgrenze treten, wird die sympathikotone Aktivität sofort hochgefahren.

Nach der Beruhigung nehme ich nun neben der Hilfestellung der erwachsenen Frau in der doppelten Erscheinung die umgekehrte Reihenfolge der Geschichte und frage sie, ob es einen Moment gegeben habe, an dem sie sich wieder wirklich sicher gefühlt habe. Sie bejaht: Dies war 2 Jahre danach. Noch immer weiß ich nicht, worum es inhaltlich geht, sondern kümmere mich ausschließlich erst einmal darum, ein sicheres Netz zu weben. Und dann gehen wir imaginativ zu dem Zeitpunkt 2 Jahre nach dem Geschehen, und ich frage sie, in welcher Situation das war. Sie berichtet, sie sehe sich am Küchentisch der neuen Wohnung sitzen und wirklich spüren, dass immer noch beide Eltern für sie da seien. Was das körperlich für ein Gefühl sei, wenn sie dies spüre, frage ich. Sie lächelt und sagt, es werde warm und weit in ihr.

Das also ist unser zweiter Eckpunkt, diese Situation am Küchentisch. Und von da aus können wir jetzt rückwärtsgehen, und sie berichtet, ihre Eltern hätten sich damals während des Krankenhausaufenthalts getrennt und sie vor vollendete Tatsachen gestellt, weil sie beide eine neue Wohnung hatten, als Laura aus der Klinik kam. Diese Situation bearbeiten wir wieder in der doppelten Erscheinung. Die 6-Jährige ist an der Hand der Erwachsenen Laura, als diese aus der Klinik in eine ganz andere Wohnung kommt und ihr beide Eltern mitteilen, sie hätten sich getrennt. Das mische ich jetzt mit der Pendeltechnik, indem ich sie zwi-

schendurch immer wieder das soeben erlebte Gefühl der Sicherheit körperlich erinnern lasse.
Als erwachsene Frau von heute fällt ihr selbst ein Satz ein, den sie den imaginierten Eltern sagen wollen würde: „Das ist nicht fair von euch!“ Und als ich bejahe, dass das stimme, nickt sie bekräftigend. Dieser Satz ist ihr selbst eingefallen, daher bringe ich nicht Wut oder was auch immer ich selbst für ein angemessenes Gefühl gehalten hätte, ins Spiel. Und vermutlich ist dieser Satz von ihr gespiegelt aus der hernach gemachten Erfahrung, dass sich wirklich **beide** Eltern um sie gekümmert und jeden Rosenkrieg vermieden haben.
Mit einem tiefen Release schließe ich die Behandlung ab. Sie kann nun gut verstehen, weshalb sie auf die scheinbar so nebensächliche aussichtslose Situation stark reagiert hatte – und konnte es körperlich abschließen. Verstehen allein hätte ihr nichts genutzt, das autonome Nervensystem kümmert sich nicht um kognitive Prozesse.

6 Behandlungsaufbau

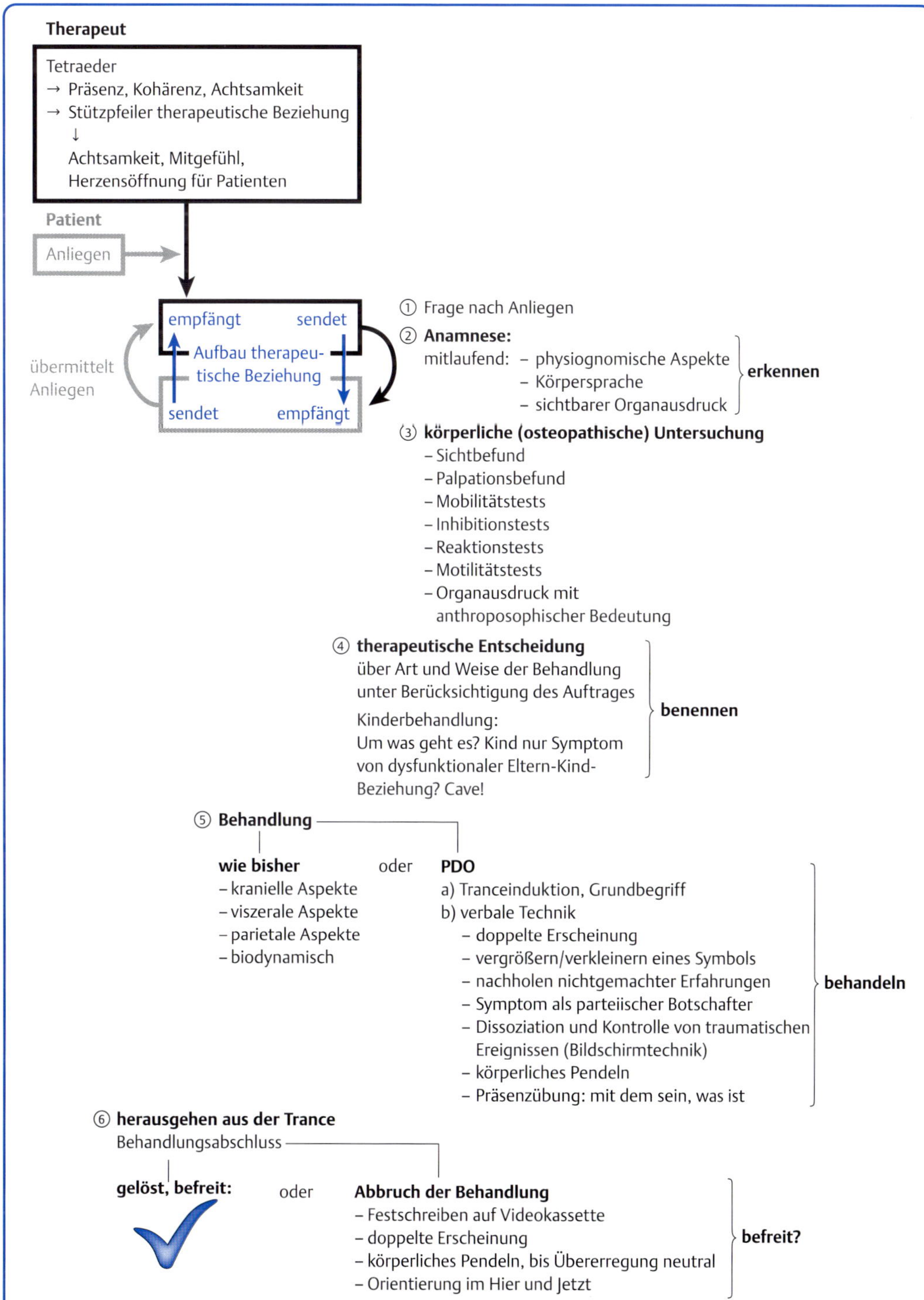

▶ **Abb. 6.1** Behandlungsaufbau.

6.1 Grundhaltung des Therapeuten

Tetraeder als (therapeutische) Grundhaltung:

- für sich selbst (Präsenz, eigene Kohärenz, Selbstachtsamkeit)
- für den Patienten (Respekt, Achtsamkeit, Herzensöffnung, Mitgefühl)
- Stützpfeiler einer guten therapeutischen Beziehung als Grundvoraussetzung der Therapie

Das Tetraeder soll Ihnen dazu dienen, eine zu große Hingabe oder ein zu starkes Abwenden zu vermeiden. Der Patient, vor allem einer, bei dem Sie einen traumatischen Hintergrund vernuten oder der gleich mit diesem Anliegen kommt, braucht ein Gegenüber, das Klarheit und Sicherheit ausstrahlt.

6.2 Anamnese

- Klären des Behandlungsauftrags, Anliegen benennen lassen (um die Grenzen des Patienten voll respektieren zu können, brauchen wir ein klar formuliertes Anliegen)
- übliche osteopathische Anamnese
- Frage nach Herausforderungen im bisherigen Leben

Die osteopathische Anamnese, die Sie ohnedies vornehmen, mit den Fragen nach Operationen, Unfällen, Medikamenteneinnahme, aber auch der derzeitigen Familiensituation des Patienten: Ist er in diesen wichtigen Beziehungen gehalten, hat Unterstützung? Oder ist er allein? Hat er einen gut haltenden Freundeskreis? Ergänzen Sie die Frage nach emotionalen Herausforderungen im Leben Ihres Patienten. Dazu würde z. B. zählen, dass sich die Eltern getrennt haben, er früh nahe Angehörige verloren hat oder häufig umgezogen ist. Achten Sie bitte darauf, dass Sie nicht nach Traumata fragen. Noch einmal: Trauma liegt **nicht** im Erlebnis, sondern im Erleben und der Bewertung des Patienten.

6.3 Befund und Behandlung

Während der Anamnese registrieren Sie nun den körpersprachlichen Ausdruck: Wie bewegt erzählt der Patient, wie lebendig ist seine Gestik? Schützt er bestimmte Bereiche? Atmet er durchgehend, oder verflacht die Atmung während des Erzählers und wird gar ganz angehalten? Sie erfassen dabei sichtbare Organausdruckszonen, aber auch physiognomische Aspekte.

Letztere dienen in der Vernetzung dazu, sich ein gutes Bild vom Typus des Patienten machen zu können. In diesem Buch hat dieser Teil nicht Eingang gefunden, da ich dem Werk *Physiognomik* von Rau und Rau [186] nichts mehr hinzuzufügen gehabt hätte. Im Unterricht nehmen Sie einen wichtigen Raum ein. Wie ich die Physiognomie in die PDO einfließen lasse, versuche ich anhand einiger Beispiele deutlich zu machen.

Bitte beachten Sie den Hinweis, dass alle aufgeführten Aspekte nur in der Vernetzung mit den anderen Arealen sinnvoll und richtig bewertet werden können. Einen Rückschluss anhand eines einzigen Merkmals zu ziehen, ohne zu prüfen, ob dieses ggf. durch einen anderen Aspekt aufgehoben wird, wäre nicht sinnvoll. Dennoch führe ich Beispiel an, um Ihnen den diagnostischen Wert zu vermitteln.

6.3.1 Erkennen

Physiognomische Aspekte

1. **Grundsätzliches Naturell:** Hier spielt z. B. die Frage eine Rolle, mit welchem grundsätzlichen Typus oder Mischtypus ich es zu tun habe. Wäre beispielsweise ein Ruhenaturell stark aufgeregt und aus der Fassung gebracht und kann Erlebnisse nicht mehr verdauen, dann wiegt das Trauma im Erleben dieses Menschen vermutlich deutlich schwer, denn sein Grundnaturell ist nicht so leicht aus der Ruhe zu bringen. Auch ist ein reines Bewegungsnaturell in deutlich höherer Bereitschaft, in eine körperliche Auseinandersetzung zu gehen, als ein Empfindungsnaturell. Dies ist bei der Imagination in der Behandlung von großem Wert; wenn ich einem Patienten mit dem Typus des

Empfindungsnaturells z. B. in der Technik der doppelten Erscheinung Angebote zum Umgang mit dem Trauma mache, wählt dieser eher nicht die direkte körperliche Auseinandersetzung, einfach aufgrund der geweblichen Zartheit. Er wird eher in Erstarrung verfallen oder auch die Flucht ergreifen.

2. **Ohr (angeborenes seelisches Bedürfnis):** Hier liegt z. B. eine wichtige Information darüber vor, ob ein Patient das Bedürfnis hat, über innere seelische Bewegungen zu sprechen. Bei manchen Menschen ist dies von Natur aus nicht gegeben – und diese werden, wenn ich die Vernetzung mit dem Ausdruck des Mundes noch dazu nehme und dieser das Ausdrucksmerkmal noch verstärkt, eher zäh in den Antworten sein. Hier wähle ich dann meist eine eher wortkarge Technik aus.
3. **Mund (Ausdruck der Seele, aber auch aktuelle Mimik):** Der Mund ist ein wichtiger Indikator der aktuellen Gefühlslage. Stellen Sie sich spaßeshalber kurz einmal den Geschmack einer Zitrone vor – Ihr Mund wird schnell reagieren. Bitterkeit drückt sich hier aus, aber auch, ob ein Mensch sein Erleben eher von der Verstandesseite einordnet oder über die Gefühlsseite. Dies beeinflusst wiederum die Wahl meiner Worte und Techniken.
4. **Auge (Spiegel der Seele):** In den Augen können Sie viel über dissoziative Momente lesen oder auch über Präsenz. Ist Letztere gut gegeben, kann man schnell in die Technik „Mit dem sein, was ist“ wechseln. Dieser Mensch hat eine zuverlässige Wahrnehmung davon, im Hier und Jetzt geborgen und sicher zu sein, und kann sich aus dieser Position dem Traumageschehen widmen, ohne schnell gefährdet zu sein, in eine nicht zu bewältigende Retraumatisierung abzugleiten.
5. **Nase (Ausdruck der Persönlichkeit):** Die Nase eines Menschen zeigt Ihnen z. B. etwas über die Bereitschaft der Verantwortungsübernahme, über die Lust, sich körperlich einzubringen, und auch, wie genau Sie in der Begleitung seine Geschichte leiten müssen. Reicht ihm das grobe Bild oder mag er es eher detailliert?
6. **Kinn/Kiefer (Handlungs- und Tatbereitschaft):** Neben der Handlungs- und Tat- bzw. Einsatzbereitschaft sehe ich hier auch, ob ein Patient verzeihen oder gar nicht loslassen kann. In Begleitung durch die verbalen Techniken in der Trance braucht es oft ein wenig mehr Würdigung und auch die Idee der imaginierten Genugtuung, damit dieser Mensch eine andere Traumabewertung vornehmen kann. Auch sehe ich, ob ein Patient vielleicht schnell persönlich getroffen ist, und gehe entsprechend vorsichtig vor.
7. **Stirn (gedankliche Ausrichtung):** Ein wesentlicher Aspekt in der Stirn ist natürlich die Art der Gedankenverarbeitung. Wenn ein Patient z. B. nicht gut Bilder aufrufen kann und sie schlicht nicht sieht, bleibe ich dichter am körperlichen Erleben mit diesem Menschen und steige nicht so sehr in die Imagination ein. Das schwierigere Unterfangen, Bilder aufzurufen, würde ihn eventuell stressen.
8. **Hinterkopf (Triebe, Motivation):** Hier ist wieder die körperliche Geschicklichkeit und Einsatzbereitschaft sichtbar, die hilfreich für die Behandlung sein kann. Dann verwende ich z. B. eher Bewegungsaspekte in der Imaginationen. Ein Talent fürs Tanzen zeigt sich hier z. B. ebenfalls deutlich. Im Tanz erleben sich die meisten Menschen als leicht und unbeschwert – und damit kann dieser zu einer wunderbaren Ressource werden.
9. **Seitenhaupt (ökonomische Ausrichtung):** Diese Bewertung spielt in der Traumabearbeitung keine große Rolle, ist aber der Vollständigkeit der Vernetzung halber mit erwähnt.
10. **Oberkopf (Spiritualität, Ausrichtung auf das Ich, Intuition):** Wenn ein Patient sehr deutlich in Richtung Spiritualität ausgerichtet ist, können Sinnfragen eine große Rolle im Leben dieses Menschen spielen. Oft haben Erlebnisse für diesen Menschen dann einen tiefergehenden Hintergrund und eine tiefere Bedeutung. Glaube an sich lässt Menschen weniger schnell traumatisiert zurück – das können wir hilfreich einfließen lassen.
11. **Achsen des Kopfes (Verstärkungen)**

6.3.2 Benennen

Vor allem wichtig in der Kinderbehandlung: Worum geht es? Keine vorschnellen Interpretationen! Indikatoren im Patienten oder im Beziehungsgefüge von Mutter und Kind

6.3.3 Untersuchung

Körperliche Untersuchung, Inhibitionstests

- der übliche osteopathische, umfassende Befund
- mitlaufend: **Erkennen** anthroposophischer Aspekte des Organausdrucks

Therapeutische Entscheidung

- über die Art und Weise der Behandlung unter Berücksichtigung des Auftrags

6.3.4 Behandeln

Entweder Behandlung wie bisher

1. kraniale Aspekte
2. parietal
3. viszeral
4. biodynamisch

Oder psychodynamische Osteopathie

1. Tranceinduktion, Einnahme des Grundgriffs
2. verbale Technik:
   - doppelte Erscheinung
   - Vergrößern und Verkleinern eines Bildes/Symbols
   - Nachholen nicht gemachter Erfahrungen:
     a) Tag der Geburt
     b) andere nicht gemachte Erfahrung
   - Symptom als parteiischer Botschafter
   - Dissoziation und Kontrolle von traumatischen Ereignissen (Bildschirmtechnik)
   - körperliches Pendeln
   - mit dem sein, was ist
3. Herausgehen aus der Trance:
   1. Grund: gelöst, befreit
   2. Abbruch:
      a) Gründe, die in der Person des Therapeuten liegen, wie Zeittaktung oder eigene, dem Thema des Patienten ähnliche Themen oder aber eigene Verstrickung
      b) Gründe, die im Patienten liegen (zu starke Erregung, Dissoziation)

Ein Behandlungsabbruch ist keine Schande, sondern ein guter Umgang mit übernommener Verantwortung. Patienten reagieren in der überwiegenden Zahl sehr positiv darauf, wenn Sie Ihre derzeitigen Grenzen erkennen und damit verantwortungsvoll umgehen. Hier ist wichtig, dass Sie sich ein gutes Netzwerk aufbauen und den Patienten weiterverweisen, anstatt ihn einfach ins Nichts fallen zu lassen. Sätze wie „Hier komme ich mit Ihnen an meine eigene Grenze – ich würde Sie gern an diese mir bekannte Psychotherapeutin weiter verweisen" stoßen dem Patienten nicht übel auf, sondern halten ihn auch über Ihre Praxisgrenzen hinaus. Natürlich sind die Therapeuten heute ebenfalls oft überlastet. Vielleicht klären Sie in einem persönlichen Gespräch, ob Sie im Notfall Patienten schicken dürfen, die kurzfristig eine Intervention erhalten können.

Gründe für einen Behandlungsabbruch können sowohl beim Therapeuten als auch beim Patienten oder auch schnöde an der verstrichenen Zeit liegen. Ein Behandlungsabbruch wird aber nicht dergestalt vorgenommen, als hätten Sie sich an einem heißen Topf verbrannt, sondern langsam und sicher geführt.

Herausgehen in letztgenannten Fall über:

- Festschreiben in Videokassette (Geschehen quasi auf einer imaginären Videokassette festschreiben, in den Schuber stellen und beim nächsten Mal genau da ansetzen)
- doppelte Erscheinung
- körperliches Pendeln, bis sich die Übererregung beruhigt hat
- Orientieren im Hier und Jetzt (Bezug nehmen auf den Raum, auf den heutigen Tag etc.)

In diesem Fall ist es elementar, dass Sie dem Patienten versichern, dass Sie sich kümmern. Dies kann geschehen darüber, dass Sie einen neuen Termin vereinbaren oder in Ihrem Netzwerk an einen anderen Therapeuten/Psychotherapeuten verweisen, wenn Sie erkennen, dass Sie an Ihrer Grenze der Möglichkeiten sind. Ein Abbruch ist in diesem Fall ein verantwortungsvoller Umgang.

6.3.5 Befreit?

Bei Wiedervorstellung sollte das zuvor bearbeitete Thema auf Nachfrage keine vegetativen Reaktionen mehr auslösen. Das Symptom sollte verschwunden sein. Dann erst ist das Geschehen körperlich integriert, der Patient kann die Vorkommnisse, die zum Trauma geführt haben, nun in seine Lebensgeschichte als ein Teil seiner gelebten Biografie integrieren. Er hat eine Erfahrung gemacht. Erst jetzt kann man schauen, ob diese Erfahrung auch etwas Gutes mit sich gebracht hat.

Sollte das Geschehen noch nicht entsprechend gewürdigt und noch nicht körperlich integriert sein, kann eine Frage nach positiven Aspekten sehr sarkastisch wirken. Sie müssen also zuvor – wieder über den Grundgriff – zunächst den derzeitigen Erregungs- und Aktivierungsgehalt des Themas überprüfen.

7 Kontraindikationen

Die psychodynamische Osteopathie will und kann keine Psychotherapie ersetzen. Sie will vielmehr denen bei der Ausübung der Osteopathie ausgelösten und auftauchenden Phänomene der psychoemotionalen Erinnerungen kompetent begegnen. Ferner kann sie zu diagnostischen Zwecken genutzt werden oder auch rückläufig, indem dem behandelnden Psychotherapeuten, so er kein Körperpsychotherapeut ist, die Sprache des Körpers aus der Sicht der psychodynamischen Osteopathie lesbar gemacht wird. Dies setzt ein gutes Netzwerk behandelnder Ärzte und Therapeuten voraus. Ich verstehe die Osteopathie in all ihren Anwendungsgebieten ohnehin nicht als Alternativmedizin, sondern vielmehr als Komplementärmedizin.

So beziehen sich die Kontraindikationen auf den derzeitigen, sich stetig erweiternden Kenntnisstand. Weiterhin hängen sie eng von der Erfahrung wie auch der Selbsterfahrung des Therapeuten ab.

Auch spielen die Umgebungsfaktoren eine Rolle sowie das therapeutische Setting samt der aufgebauten therapeutischen Beziehung. Es ist erforderlich, eine tragfähige therapeutische Beziehung aufzubauen, damit sich der Patient seinen Traumata oder Somatisierungen zuwenden kann. Dies kann sehr schnell geschehen oder aber das Resultat mehrerer Einheiten sein. Das hängt sehr von den individuellen Fertigkeiten und Gegebenheiten ab.

Einige Krankheitsbilder der Psychiatrie sind von der Behandlung mit psychodynamischer Osteopathie ausgenommen, solange wie in der Osteopathie keine grundlegenden Kenntnisse über diese Krankheitsbilder gelehrt werden. Oder sie sollte nur in enger Abstimmung mit dem behandelnden Psychotherapeuten angewendet werden:

Diese sind zum Beispiel:

- Patienten mit Persönlichkeitsstörungen
- Patienten mit nicht ausreichender Impulskontrolle
- akut suizidale Patienten
- Schizophrenien mit schweren Ich-Störungen
- schwere Depressionen
- Patienten mit neuroleptischer Medikation

8 Literaturverzeichnis

[1] Adelman JS, Estes Z. Emotion and memory: A recognition advantage for positive and negative words independent of arousal. Cognition 2013; 129: 530–535

[2] von Adler RH, Herzog W, Joraschky P, Köhle K, Langewitz W, Söllner W, Wesiack W, Hrsg. Uexküll: Psychosomatische Medizin, Theoretische Modelle und Klinische Praxis. 7. Aufl. München: Elsevier; 2011

[3] Aeppli E. Psychologie des Bewussten und Unbewussten. Zürich: Werner Classen; 1947

[4] Ainsworth MDS, Wittig B. Attachment and the exploratory behavior of one-year-olds in a strange situation. In: Boss BM, ed. Determinants of infant behavior. New York: Basic Books; 1969: 113–136

[5] Ainsworth M, Beharr M, Waters E, Wall S. Patterns of attachment. Hillsdale: Erlbaum; 1978

[6] Albus C, Herrmann-Lingen C. Koronare Herzkrankheit: Bio-psycho-soziale Aspekte zur Ätiologie und Pathogenese. In: von Adler RH, Herzog W, Joraschky P, Köhle K, Langewitz W, Söllner W, Wesiack W, Hrsg. Uexküll: Psychosomatische Medizin, Theoretische Modelle und Klinische Praxis. 7. Aufl. München: Elsevier; 2011: 875–885

[7] Alexander FM. Der Gebrauch des Selbst. Grundlagen der Alexander-Technik. München: Goldmann; 1993

[8] Alexander G. Eutonie. Ein Weg der körperlichen Selbsterfahrung. München: Kasel; 1992

[9] Amsterdam B, Levitt M. Consciousness of self and painful self-consciousness. Psychoanal Study Child 1980; 35: 67–84

[10] Andrade J, Kavanagh D, Baddeley A. Eye-movements and visual imagery: a working memory approach to the treatment of post-traumatic stress disorder. Br J Cain Psychol 1997; 36: 209–223

[11] Anzieu D. Das Haut-Ich. Frankfurt a. M.: Suhrkamp; 1991

[12] Arbib MA. Beyond the mirror system: imitation and evolution of language. In: Nehaniv C, Dautenhahn H, eds. Imitation in animals and artifacts. Boston: MIT Press; 2002: 229–280

[13] Arbib MA. From monkey-like action recognition to human language: an evolutionary framework for neurolinguistics. Behav Brain Sci 2005; 28: 105–167

[14] Bainbridge Cohen B. Sensing, feeling, and action. The experimental anamtomy of body-mind centering. Northampton: Contact Editions; 1993

[15] Bauer J. Warum ich fühle, was du fühlst: Intuitive Kommunikation und das Geheimnis der Spiegelneurone. München: Heyne; 2006

[16] Bauer J. Prinzip Menschlichkeit. Warum wir von Natur aus kooperieren. München: Heyne; 2008

[17] Beaumont H. Auf die Seele schauen. Spirituelle Psychotherapie. München: Kösel; 2009

[18] Benedetti F. Placebo and the new physiology of the doctor-patient relationship. Physiol Rev 2013; 93: 1207–1246

[19] Benedetti F, Carlino E, Pollo A. How placebos change the patient's brain. Neuropsychopharmacology 2011; 36: 339–354

[20] Bentzen, M. Das neuroaffektive Bilderbuch. Paragon Publishing; 2016

[21] Bentzen M, Hart S. Windows of opportunity – a neuroaffective approach to child psychotherapy. London: Karnac Books; 2015

[22] Bentzen M, Hart S. Neuroaffektive Therapie mit Kindern und Jugendlichen. Lichtenau: G. P. Probst; 2016

[23] Bergson H. Materie und Gedächtnis. Eine Abhandlung über die Beziehung zwischen Körper und Geist. Hamburg: Felix Meiner; 1991

[24] Birbaumer N, Schmidt RF. Biologische Psychologie. 7. Aufl. Berlin, Heidelberg: Springer; 2010

[25] Boadella D. Befreite Lebensenergie. Einführung in die Biosynthese. München: Kasel; 1991

[26] Boadella D. Somatic psychotherapy: its roots and traditions. Energy & Character 1990; 21: 2–26

[27] Boll-Klatt A, Korhs M. Praxis der psychodynamischen Psychotherapie. Grundlagen, Modelle, Konzepte. Stuttgart: Schattauer; 2015

[28] Bowlby J. Trennung: Psychische Schäden als Folge der Trennung von Mutter und Kind. München: Kindler; 1976

[29] Bowlby J. Bindung. In: Grossmann KE, Grossmann K, Hrsg. Bindung und menschliche Entwicklung. John Bowlby, Mary Ainsworth und die Grundlagen der Bindungstheorie. Stuttgart: Klett-Cotta; 2003

[30] Bowlby J. Bindung und Verlust. Mutterliebe und kindliche Entwicklung. München, Basel: Ernst Reinhardt; 2006

[31] Bowlby J. Frühe Bindung und Kindliche Entwicklung. 6. Aufl. München: E. Reinhardt; 2010

[32] Boyesen G. The primary personality and its relationship to the streamings. In: Boadella D, ed. In the wake of Reich. Norwich: Fletcher & Son; 1976

[33] Boyesen G. Über den Körper die Seele heilen. 12. Aufl. München: Kösel; 2009

[34] Boyesen P, Huber H. Eigentlich möchte ich...: Leben zwischen Wunsch und Wirklichkeit. München: Kösel; 1991

[35] Boyesen G, Boyesen M. Biodynamik des Lebens. Die Gerda-Boyesen-Methode. Grundlage der biodynamischen Psychologie. Essen: Synthesis; 1987

[36] Blechschmidt E. Anatomie und Ontogenese des Menschen. Kißlegg: FE-Medienverlag; 1979

[37] Blechschmidt E. Die Frühentwicklung des Menschen. München: Kiener, 2011

[38] Blechschmidt E. Ontogenese des Menschen. Kinetische Anatomie. München: Kiener; 2012

[39] Brazelton T. Touch as a touchstone. In: Barnard D, Brazelton T, eds. Touch: The foundation of experience. Madison: International Universities Press; 1990

[40] Brazelton T, Cramer B, Bertrand G. Die frühe Bindung – Die erste Beziehung zwischen dem Baby und seinen Eltern. Stuttgart: Klett-Cotta; 1991

[41] Brooks CW. Erleben durch die Sinne. Sensory Awareness. Paderborn: Junfermann; 2005

[42] Cannon WB. The James-Lange-Theory of emotions: A critical examination and alternative theory. Am J Psychol 1927; 39: 106–124

[43] Clark A. Being there. Putting brain, body and world together again. Cambridge: MIT Press; 1997

[44] Condon W, Ogston W. Speech and body motion synchrony of the speaker-hearer. In: Horton D, Jenkins J, eds. The perception of language. Columbus, OH: Charles E. Merrill; 1971: 150–184

[45] Conrad K. Die beginnende Schizophrenie (1958). Versuch einer Gestaltanalyse des Wahns. 6. Aufl. Stuttgart: Thieme; 1992

[46] Corballis MC. From hand to mouth: The origins of language. Princeton: Princeton University Press; 2002

[47] Damasio A. Ich fühle, also bin ich. Die Entschlüsselung des Bewusstseins. München: List; 2006

[48] Damasio A. Der Spinoza-Effekt. Wie Gefühle unser Leben bestimmen. Berlin: List; 2014

[49] Damasio A. Descartes' Irrtum. Fühlen, Denken und das menschliche Gehirn. München: List; 2015

[50] Deetjen P, Speckmann E, Hescheler J, Hrsg. Physiologie. 4. Aufl. München: Urban & Fischer/Elsevier; 2004

[51] Dekkers A. Ich bin, der ich war. Erinnerungen verarbeiten und bewältigen durch Meditation. Stuttgart: Freies Geistesleben & Urachus; 1999

[52] Dekkers-Appel H, Dekkers A, Mauss AR, Hrsg. Psychotherapie und der Kampf um das Menschsein. Ansätze zu einer anthroposophischen Psychotherapie. Dornach: Verlag am Goetheanum; 1997

[53] Dolto F. Alles ist Sprache. Kindern mit Worten helfen. Berlin: Quadriga; 1989

[54] Dolto F. Alltagsprobleme mit Kindern und Jugendlichen. Weinheim, Berlin: Quadriga; 1992

[55] Dornes M. Der kompetente Säugling: Die präverbale Entwicklung des Menschen. Frankfurt a. M.: Fischer; 1993

[56] Dornes M. Die frühe Kindheit: Entwicklungspsychologie der ersten Lebensjahre. Frankfurt a. M.: Fischer; 1997

[57] Dornes M. Affektspiegelung – Zur symbol- und identitätsbildenden Funktion früher Interaktion. In: Streeck U, Hrsg. Erinnern, Agieren und Inszenieren. Enactments und szenische Darstellungen im therapeutischen Prozeß. Göttingen: Vandenhoeck & Ruprecht; 2000: 59–85

[58] Dossey L. Heilungsfelder. Wenn die Seele den Körper heilt. Psychoneuroimmunologie. Amerang: Crotona; 2012

[59] Downing G. Körper und Wort in der Psychotherapie: Leitlinien für die Praxis. 3. Aufl. München: Kösel; 1996

[60] Ekman P, Ellsworth P. Gesichtsausdruck und Gefühl. Paderborn: Junfermann; 1988

[61] Eliacheff C. Das Kind, das eine Katze sein wollte: Psychoanalytische Arbeit mit Säuglingen und Kleinkindern. München: dtv; 1997

[62] Engel E. Schmerz umfassend verstehen: Der biopsychosoziale Ansatz zeigt den Weg. Bern: Huber; 2011

[63] Feldenkrais M. der Weg zum reifen Selbst: Phänomene menschlichen Verhaltens. Paderborn: Junfermann; 1994

[64] Feuerbach L. Wider den Dualismus von Leib und Seele, Fleisch und Geist (1846). In: Schmidt A, Hrsg. Anthropologischer Materialismus: ausgewählte Schriften. Frankfurt a. M., Berlin: Europäische Verlagsanstalt; 1985: 23–34

[65] Fintelmann V. Intuitive Medizin – anthroposophische Medizin in der Praxis. Stuttgart: Hippokrates; 2007

[66] Fromm E. Haben oder Sein. Die seelischen Grundlagen einer neuen Gesellschaft. München: dtv; 2017

[67] Garbe E. Das kindliche Entwicklungstrauma. Verstehen und bewältigen. 3. Aufl. Stuttgart: Klett-Cotta; 2018

[68] Gebert F. Psychologie: Die Intelligenz der Gefühle. Focus Magazin 2004; 24. https://www.focus.de/wissen/mensch/neurowissenschaft/psychologie-die-intelligenz-der-gefuehle_aid_201408.html. Stand: 18.10.2018

[69] Geleman S, Wood S, Spellacy W, Abrams R. Fetal movement in response to sound stimulation. Am J Obstet Gynecol 1982; 143: 484–485

[70] Geißler P. Der Körper in Interaktion. Handeln als Erkenntnisquelle in der psychoanalytischen Therapie. Gießen: Psychosozial-Verlag; 2008

[71] Geißler P, Hrsg. Körperbilder. Sammelband zum 3. Wiener Symposium „Psychoanalyse & Körper". Gießen: Psychosozial-Verlag; 2003

[72] Gendlin ET. Das Selbsterleben in der Psychotherapie. München, Wien: Urban & Schwarzenberg; 1978

[73] Gendlin ET. Focusing. Technik der Selbsthilfe bei der Lösung persönlicher Probleme. Salzburg: O. Müller; 1981

[74] Gindler E. Gymnastik des Berufsmenschen (1926). In: Stolze H, Hrsg. Die konzentrative Bewegungstherapie: Grundlagen und Erfahrungen. Berlin: Mensch und Leben; 1984

[75] Goleman D. Emotionale Intelligenz. München, Wien: Carl Hanser; 1996

[76] Goleman D. Die heilende Kraft der Gefühle. Gespräche mit dem Dalai Lama über Achtsamkeit, Emotion und Gesundheit. München: dtb; 1998

[77] Gottschling S, Amend L. Leben bis zuletzt. Was wir für ein gutes Sterben tun können. Frankfurt a. M.: Fischer; 2016

[78] Grossmann K. Die „Neonatal Behavioral Assessment Scale" von T. B. Brazelton und ihre Bedeutung innerhalb einer deutschen Längsschnittuntersuchung. Der Kinderarzt 1988; 15: 1283–1288

[79] Grossmann K, Grossmann KE. Bindungen: das Gefüge psychischer Sicherheit. 4. Aufl. Stuttgart: Klett-Cotta; 2006

[80] Grossmann KE, Grossmann K. Die Bedeutung der frühen Mutter-Kind-Beziehung – Ergebnisse und Forschungen. In: Grill HJ, Stauber M, Teichmann A, Hrsg. Psychosomatische Gynäkologie und Geburtshilfe 1987. Berlin: Springer; 1988

[81] Hammer L. Psychologie & Chinesische Medizin. Zukunftsweisende Erkenntnisse über das energetische Zusammenspiel von Emotionen und Körperfunktionen. Oy-Mittelberg: Joy; 2000

[82] Hart S. Brain, attachment, personality: an introduction to neuroaffective development. London: Karnac Books; 2008

[83] Hartmann C, Hrsg. Das große Still-Kompendium: Autobiografie, Philosophie der Osteopathie, Philosophie und mechanische Prinzipien der Osteopathie, Forschung und Praxis. 2. Aufl. Pähl: Jolandos; 2005: 231ff.

[84] Heidegger M. Sein und Zeit. Tübingen: Max Niemeyer; 1993

[85] Hein H. Die Fallen fallen: Schieb dich frei. 2. Aufl. Berlin: epubli; 2015

[86] Heisterkamp G. Heilsame Berührungen: Praxis leibfundierter analytischer Psychotherapie. München: J. Pfeiffer; 1993

[87] Heller L, Lapiere A. Entwicklungstrauma heilen. München: Kösel; 2013

[88] Hensel T, Hrsg. EMDR mit Kindern und Jugendlichen. Göttingen: Hogrefe; 2006

[89] Henry JP. Psychological and physiological responses to stress: the right hemisphere and the hypothalamo-pituitary-adrenal-axis. An inquiry into problems of human bonding. Integr Psychol Behav Sci 1993; 28: 369–387

[90] Herbold W, Sachsse U. Das sogenannte innere Kind. Vom inneren Kind zum Selbst. Stuttgart: Schattauer; 2012

[91] Herman J. Die Narben der Gewalt: : Traumatische Erfahrungen verstehen und überwinden. Paderborn: Junfermann; 2003

[92] Hofman A. EMDR in der Therapie psychotraumatischer Belastungssyndrome. Stuttgart: Thieme; 1999

[93] Hoffmann SO. Charakter und Neurose. Ansätze zu einer psychoanalytischen Charakterologie. Frankfurt a. M.: Suhrkamp; 1979

[94] Holzapfel W. Im Kraftfeld der Organe. Dornach: Verlag am Goetheanum; 2008

[95] Huber M. Multiple Persönlichkeiten. Seelische Zersplitterung nach Gewalt. Paderborn: Junfermann; 2010

[96] Huber M. Viele sein. Ein Handbuch. Komplextrauma und dissoziative Identität. Paderborn: Junfermann; 2011

[97] Husemann F. Anthroposophische Medizin. Ein Weg zu den heilenden Kräften. Dornach: Verlag am Goetheanum; 2011

[98] Husemann F, Wolff O. Das Bild des Menschen als Grundlage der Heilkunst. Entwurf einer geisteswissenschaftlich orientierten Medizin. Bd. II: Zur allgemeinen Pathologie und Therapie. 6. Aufl. Stuttgart: Verlag freies Geistesleben; 2000

[99] Husemann F, Wolff O. Das Bild des Menschen als Grundlage der Heilkunst. Entwurf einer geisteswissenschaftlich orientierten Medizin. Bd. 1: Zur Anatomie und Physiologie. 11. Aufl. Stuttgart: Verlag freies Geistesleben; 2017

[100] Husemann F, Wolff O. Das Bild des Menschen als Grundlage der Heilkunst. Entwurf einer geisteswissenschaftlich orientierten Medizin. Bd. I: Zur Anatomie und Physiologie. 11. Aufl. Stuttgart: Verlag freies Geistesleben; 2003

[101] Hüther G. Die neurobiologische Verankerung von Erfahrungen und ihre Auswirkungen auf das spätere Verhalten. In: Streeck U, Hrsg. Erinnern, Agieren und Inszenieren. Enactments und szenische Darstellungen im therapeutischen Prozeß. Göttingen: Vandenhoeck & Ruprecht; 2000: 86–96

[102] Hüther G. Die Macht der inneren Bilder. Wie Visionen das Gehirn, den Menschen und die Welt verändern. 5. Aufl. Göttingen: Vandenhoeck & Ruprecht; 2006

[103] Hüther G, Korittko A, Wolfrum G, Besser L. Neurobiologische Grundlagen zur Herausbildung psychotraumabedingter Symptomatiken. Trauma und Gewalt 2010; 1: 18–31

[104] Huxley A. Zeit muss enden. München: dtv; 1964

[105] Ironson GI, Freund B, Strauss JL, Williams J. A comparison of two treatments for traumatic stress: A community-based study of EMDR and prolonged exposure. J Clin Psychol 2002; 58: 113–128

[106] Janus L. Die Psychoanalyse der vorgeburtlichen Lebenszeit und der Geburt. Gießen: Psychosozial-Verlag; 2000

[107] Janus L. Der Seelenraum des Ungeborenen: Pränatale Psychologie und Therapie. 3. Aufl. Düsseldorf: Patmos; 2011

[108] Janus L. Wie die Seele entsteht. Unser psychisches Leben vor, während und nach der Geburt. Heidelberg: Mattes; 2011

[109] Jenkins M, Langlais P, Delis D, Cohen R. Learning and memory in rape victims with post traumatic stress disorder. Am J Psychiatry 1988; 155: 278–279

[110] Johnson D. Rolfing und die menschliche Flexibilität. Essen: Synthesis; 1980

[111] Johnson SM. Charakter-Transformation. Erkennen, Verändern, Heilen. Oldenburg: Transform; 1994

[112] Kamper D, Wulf C, Hrsg. Schweigen. Unterbrechung und Grenze der menschlichen Wirklichkeit. Berlin: Dietrich Renner; 1992

[113] Kegan R. Die Entwicklungsstufen des Selbst. Fortschritte und Krisen im menschlichen Leben. München: Kindt; 2011

[114] Keleman S. Formen des Leids. Emotionale Verletzungen und ihre somatischen Muster. Berlin: Ulrich Leutner; 2005

[115] Keleman S. Körperlicher Dialog in der therapeutischen Beziehung. München: Kösel; 1990

[116] Keleman S. Verkörperte Gefühle: Der anatomische Ursprung unserer Erfahrungen und Einstellungen. München: Kösel; 1992

[117] Kernberg O. Innere Welt und äußere Realität: Anwendungen der Objektbeziehungstheorie. Stuttgart: Klett-Cotta; 1988

[118] Kirschbaum C, Hellhammer DH. Noise and stress – salivary cortisol as a non-invasive measure of allostatic load. Noise Health 1999; 1: 57–66

[119] Kirschbaum C, Wolf OT, May M, Wippich W, Hellhammer DH. Stress- and treatment-induced elevations of cortisol levels associated with impaired declarative memory in healthy adults. Life Sci 1996; 58: 1475–1483

[120] Klein M. Die Psychoanalyse des Kindes. Frankfurt a. M.: Fischer; 1987

[121] Kogan, G. (Hrsg.) Dein Körper arbeitet. Wegweiser zu Gesundheit, Energie und Gleichgewicht. Markt Erlbach: Volksverlag; 1983

[122] Kogan I. Die Suche nach Gewißheit – Enactments traumatischer Vergangenheit. In: Streeck U, Hrsg. Erinnern, Agieren und Inszenieren. Enactments und szenische Darstellungen im therapeutischen Prozeß. Göttingen: Vandenhoeck & Ruprecht; 2000: 127–140

[123] Kohut H. Die Heilung des Selbst. Frankfurt a. M.: Suhrkamp; 1991

[124] Kohut H. Entwicklung der narzisstischen Selbstregulation. In: Boll A, Kohrs M, Hrsg. Praxis der psychodynamischen Psychotherapie. Grundlagen, Modelle, Konzepte. Stuttgart: Schattauer; 2013: 123ff.

[125] Korb O. Wenn die Organe sprechen könnten. Grundlagen einer seelisch-leiblichen Gesundheit. Frankfurt a. M.: Info3-Verlag; 2014

[126] Kornfield J. Das weise Herz. Die universellen Prinzipien buddhistischer Psychologie. München: Goldmann Arkana; 2008

[127] Kranich EM. Der innere Mensch und sein Leib. Eine Anthropologie. Stuttgart: Verlag freies Geistesleben; 2003

[128] Krause P. Vom Wesen der Organe. Spirituelle Hintergründe der Organtransplantation. Flensburg: Flensburger Hefte Verlag GmbH; 2012

[129] Kretschmer E. Körperbau und Charakter. Wien, Berlin: Springer; 1977

[130] Kübler-Ross E. Interviews mit Sterbenden. München: Droemer Knaur; 2001

[131] Küchenhoff J. Der Körper als Ort der Beziehungsinszenierung. In: Streeck U, Hrsg. Erinnern, Agieren und Inszenieren. Enactments und szenische Darstellungen im therapeutischen Prozeß. Göttingen: Vandenhoeck & Ruprecht; 2000: 143–160

[132] Kurtz R, Prestera H. Botschaften des Körpers: Bodyreading. Ein illustrierter Leitfaden. München: Kösel; 1993

[133] Lang H. Die Sprache und das Unbewusste. Jacques Lacans Grundlegung der Psychoanalyse. Frankfurt a. M.: Suhrkamp; 1986

[134] Levine PA. Trauma-Heilung. Das Erwachen des Tigers. Essen: Synthesis; 1998

[135] Levine PA. Sprache ohne Worte: Wie unser Körper Trauma verarbeitet und uns in die innere Balance zurückführt. 8. Aufl. München: Kösel; 2011

[136] Levine PA, Kline M. Verwundete Kinderseelen heilen. München: Kösel; 2007

[137] Liem T, Sommerfeld P, Wührl P. Theorien osteopathischen Denkens und Handelns. Stuttgart: Hippokrates; 2008

[138] Lipton BH. Intelligente Zellen. Wie Erfahrungen unsere Gene steuern. Burgrain: Koha; 2008

[139] Lowen A. Der Verrat am Körper. Reinbek bei Hamburg: Rowohlt; 1988

[140] Lowen A. Bioenergetik. 2. Aufl. Reinbek bei Hamburg: Rowohlt; 2011

[141] Lüth, P. Sprechende und stumme Medizin. Über das Patienten-Arzt-Verhältnis. Frankfurt, New York: Herder & Herder; 1974

[142] MacLean PD. The Triune Brain in Evolution: Role in Paleocerebral Functions. New York: Plenum Publishing Co.; 1990

[143] MacLean PD. Cerebral evolution of emotion. In: Lewis M, Haviland JM, eds. Handbook of emotions. New York: Guilford Press; 1993: 67–83

[144] Madert K-K. Trauma und Spiritualität. Wie Heilung gelingt. Neuropsychotherapie und die transpersonale Dimension. München: Kösel; 2007

[145] Mahler M. Die psychische Geburt des Menschen. Symbiose und Individuation. Frankfurt a. M.: Fischer; 1996

[146] Mahr A. Ausbildung systemische Familien- und Strukturaufstellungen [unveröffentlichtes Ausbildungsmanuskript].

[147] Mahr A, Hrsg. Konfliktfelder – Wissende Felder: Systemaufstellungen in der Friedens- und Versöhnungsarbeit. Heidelberg: Carl-Auer; 2003

[148] Mahr A. Von den Illusionen einer unbeschwerten Kindheit und dem Glück, erwachsen zu sein. München: Scorpio; 2016

[149] Marks S. Scham – die tabuisierte Emotion. 7. Aufl. Ostfildern: Patmos; 2018

[150] Marlock G, Weiss H. Handbuch der Körperpsychotherapie. Stuttgart: Schattauer; 2007

[151] Matsuzawa J, Matsui M, Konishi T et al. Age-related changes of brain gray and white matter in healthy infants and children. Cerebral Cortex 2001; 11: 335–342

[152] Merleau-Ponty M. Phänomenologie der Wahrnehmung. München: de Gruyter; 1974

[153] Merleau-Ponty, M. Die Struktur des Verhaltens. Berlin: de Gruyter; 1976

[154] Merleau-Ponty, M. Das Sichtbare und das Unsichtbare. München: Fink; 1994

[155] Middendorf I. Der erfahrbare Atem. Paderborn: Junfermann; 1987

[156] Mindell A. The dream body. Körpersymptome als Sprache der Seele. Fellbach: Bonz; 1985

[157] Morgenthaler F. Technik: Zur Dialektik der psychoanalytischen Praxis. Gießen: Psychosozial-Verlag; 2005

[158] Moore KL, Persaud TVN, Torchia MG. Embryologie. Entwicklungsstadien, Frühentwicklung, Organogenese, Klinik. München: Elsevier; 2013

[159] Müller MJ, Netter P. Unkontrollierbarkeit und Leistungsmotivation. Einflüsse auf Cortisol- und Testosteronkonzentrationsänderungen während einer mental-leistungsbezogenen und einer psychisch-aversiven Belastungssituation. Z Med Psychol 1992; 1: 103–113

[160] Nager F. Das Herz als Symbol. Basel: Editiones Roche; 1993

[161] Nisenbaum LK, Abercrombie ED. Enhanced tyrosine hydroxylation in hippocampus of chronicle stressed rats upon exposure to a novel stressor. J Neurochem 1992; 58: 276–281

[162] Nouwen HJM. Die Gabe der Vollendung. Mit dem Sterben leben. Freiburg: Herder; 1994

[163] Oerter R, Montada L. Entwicklungspsychologie. 5. Aufl. Weinheim: Beltz; 2002: 991

[164] Özkan I, Sachsse U, Streeck-Fischer A, Hrsg. Zeit heilt nicht alle Wunden. Kompendium zur Psychotraumatologie. Göttingen: Vandenhoeck & Ruprecht; 2012

[165] Papousek M, Schieche M, Wurmser H, Hrsg. Regulationsstörungen der frühen Kindheit. Frühe Risiken und Hilfen im Entwicklungskontext der Eltern-Kind-Beziehungen. Bern: Huber; 2004

[166] Parfy E, Redtenbacher H, Sigmund R, Schoberberger R, Butschek C, Hrsg. Bindung und Interaktion. Dimensionen der professionellen Beziehungsgestaltung. Wien: Facultas Universitätsverlag; 2000

[167] Peichl J. Jedes Ich ist viele Teile. Die inneren Selbst – Anteile als Ressource nutzen. München: Kösel; 2011

[168] Peichl J. Hypno-analytische Teilearbeit. Ego-State-Therapie mit inneren Selbst-Anteilen. Stuttgart: Klett-Cotta; 2012

[169] Perls F. Gestalttherapie in Aktion. Stuttgart: Klett-Cotta; 1991

[170] Perry BD. The neurodevelopmental impact of violence in childhood. In: Schetky D, Benedek EP, eds. Textbook of child and adolescent forensic psychiatry. Washington, D. C.: American Psychiatric Press; 2001: 221–238

[171] Perry BD. Für die Liebe geboren. Freiburg im Breisgau: Arbor; 2012

[172] Perry BD, Szalavitz M. Der Junge, der wie ein Hund gehalten wurde: Was traumatisierte Kinder uns über Leid, Liebe und Heilung lehren können – Aus der Praxis eines Kinderpsychiaters. 8. Aufl. München: Kösel; 2008

[173] Perry BD, Pollard R, Blakeley T, Baker W, Vigilante D. Childhood trauma, the neurobiology of adaptation and „use-dependent“ development of the brain. How „states“ become „traits“. Infant Ment Health J 1995; 16: 271–291

[174] Petzold H. Integrative Bewegungs- und Leobtherapie. Paderborn: Junfermann; 1990

[175] Petzold H. Integrative Therapie. Modelle, Theorien und Methoden einer schulenübergreifenden Psychotherapie. Paderborn: Junfermann; 1994

[176] Piaget J. Der Aufbau der Wirklichkeit beim Kinde. Stuttgart: Klett-Cotta; 1974

[177] Piaget J. Das Weltbild des Kindes. München: dtv, Klett-Cotta; 1978

[178] Piaget J. Das Erwachen der Intelligenz beim Kinde. Stuttgart: Klett-Cotta; 1992

[179] Pinker S. Das unbeschriebene Blatt. Die moderne Leugnung der menschlichen Natur. Frankfurt a. M.: Fischer; 2017

[180] Pinker S. Gewalt. Eine neue Geschichte der Menschheit. Frankfurt a. M.: Fischer; 2013

[181] Pollak SD, Cicchetti D, Hornung K, Reed A. Recognizing emotion in faces: Developmental effects of child abuse and neglect. Dev Psychol 2000; 36: 679–688

[182] Porges SW. The polyvagal theory. Neurophysiological foundations of emotions, attachment, communication and self-regulation. New York: Norton; 2011

[183] Porges SW. Die Polyvagal-Theorie und die Suche nach Sicherheit. Traumabehandlung, soziales Engagement und Bindung Gespräche und Reflexionen. 2. Aufl. Lichtenau: G.P. Probst; 2018

[184] Porges SW. Making the world safe for our children: Down-regulating defence and up-regulating Social Engagement to ‘Optimise’ the Human Experience. Children Australia 2015; 40: 114–123

[185] Rass E. Bindung und Sicherheit im Lebenslauf. Psychodynamische Entwicklungspsychologie. Stuttgart: Klett-Cotta; 2012

[186] Rau E, Rau C. Physiognomik: Was Körper und Gesicht verraten. Stuttgart: Haug; 2016

[187] Reddemann L. Imagination als heilsame Kraft. Zur Behandlung von Traumafolgen mit ressourcenorientierten Verfahren. Stuttgart: Klett-Cotta; 2008

[188] Reddemann L. Würde – eine Annäherung an einen vergessenen Wert in der Psychotherapie. 3. Aufl. Stuttgart: Klett-Cotta; 2016

[189] Renn K. Dein Körper sagt dir, wer du werden kannst. Focusing – Weg der inneren Achtsamkeit. Freiburg, Basel, Wien: Herder; 2009

[190] Reemtsma JP. Vertrauen und Gewalt. Versuch über eine besondere Konstellation der Moderne. Hamburg: Hamburger Edition HIS Verlagsgesellschaft mbH; 2017

[191] Revenstorf D, Peter B, Hrsg. Hypnose in Psychotherapie, Psychosomatik und Medizin. Berlin, Heidelberg: Springer; 2009

[192] Rilke RM. Briefe an einen jungen Dichter. Köln: Anaconda; 2009: 24ff.

[193] Rilke RM. Briefe aus Muzot 1921 bis 1926. Nachdruck des Originals von 1937. Nicosia, Zypern: Verone; 2017

[194] Rilke RM. Gesammelte Werke. Geneva: Eurobooks LPG Services SA; 1998: 472

[195] Rizolatti G, Sinigaglia C. Empathie und Spiegelneurone. Die biologische Basis des Mitgefühls. Frankfurt a. M.: Suhrkamp; 2008

[196] Rohen JW. Morphologie des menschlichen Organismus. Stuttgart: Verlag freies Geistesleben; 2007

[197] Rohen JW, Lütjen-Drecoll E. Die Entwicklung der Funktionssysteme des menschlichen Organismus. 2. Aufl. Stuttgart: Schattauer; 2004a

[198] Rohen JW, Lütjen-Drecoll E. Funktionelle Embryologie. Stuttgart: Schattauer; 2004b

[199] Roth G. Das Gehirn und seine Wirklichkeit. Kognitive Neurobiologie und ihre philosophischen Konsequenzen. Frankfurt a. M.: Suhrkamp; 1994

[200] Roth G. Persönlichkeit, Entscheidung und Verhalten. Warum es so schwierig ist, sich und andere zu ändern. Stuttgart: Klett-Cotta; 2015

[201] Rothschild B. Der Körper erinnert sich. Die Psychophysiologie des Traumas und der Traumabehandlung. Essen: Synthesis; 2002

[202] Rost C, Hrsg. EMDR zwischen Struktur und Kreativität. Bewährte Abläufe und neue Entwicklungen Paderborn: Junfermann; 2016

[203] Rückerl T, Ehrlich J. NLP in Action. Die Kunst des NLP als angewandte Psychologie im täglichen Leben und in der professionellen Kommunikation. Paderborn: Junfermann; 2001

[204] Rüegg JC. Psychosomatik, Psychotherapie und neuronale Plastizität – wie Worte wirken. Wien Med Wochenschr 2009; 154: 347–352

[205] Rüegg JC. Traumagedächtnis und Neurobiologie, Konsolidierung, Rekonsolidierung, Extraktion. Trauma & Gewalt 2009; 3: 6–17

[206] Rüegg JC. Die Herz-Gehirn-Connection. Wie Emotionen, Denken und Stress unser Herz beeinflussen. Stuttgart: Schattauer; 2013

[207] Rüegg JC. Gehirn, Psyche und Körper. Neurobiologie von Psychosomatik und Psychotherapie. Stuttgart: Schattauer; 2014

[208] Ruppert F. Seelische Spaltung und innere Heilung. Traumatische Erfahrungen integrieren. München: Klett-Cotta; 2007

[209] Ruppert F. Symbiose und Autonomie. Symbiosetrauma und Liebe jenseits von Verstrickungen. Stuttgart: Klett-Cotta; 2012

[210] Sachse R. Therapeutische Beziehungsgestaltung. Göttingen: Hogrefe; 2006

[211] Sapolsky RM. Why zebras don't get ulcers: an updated guide to stress, stress-related diseases and coping. New York: W. H. Freeman & Co.; 1998

[212] Sapolsky RM. Gulcocorticoids and hippocampal atrophy in neuropsychiatric disorders. Arch Gen Psychiatry 2000; 57: 925–935

[213] Scaer R. Das Trauma-Spektrum: Verborgene Wunden und die Kraft der Resilienz. Lichtenau: G. P. Probst; 2014

[214] Scaer R. The body bears the burden: Trauma, dissociation and disease. New York: Routlegde, Taylor & Francis Group; 2014

[215] Scaer R. Acht Schlüssel zur Gehirn-Körper-Balance. Neurophysiologische Grundlagen einer somatisch orientierten Traumatherapie. Lichtenau: G. P. Probst; 2017

[216] Scheler M. Über Scham und Schamgefühl. Gesammelte Werke Bd. 10. Bern, München: Francke; 1957: 67–154

[217] Schmitz H. Der unerschöpfliche Gegenstand. Grundzüge der Philosophie. Bonn: Bouvier; 1990

[218] Schore AN. Affektregulation und die Reorganisation des Selbst. 2. Aufl. Stuttgart: Klett-Cotta; 2009

[219] Schore AN. Schaltstellen der Entwicklung. Stuttgart: Klett-Cotta; 2012

[220] Schünke M, Schulte E, Schumacher U. Prometheus. LernAtlas der Anatomie. Kopf, Hals und Neuroanatomie. Illustrationen von M. Voll und K. Wesker. 4. Aufl. Stuttgart: Thieme; 2015

[221] Schubert C. Psychoneuroimmunlogie und Psychotherapie. Stuttgart: Schattauer; 2015

[222] Schleip R.; Findley, T. W.; Chaitow, L.; Huijing, P. A. Lehrbuch Faszien. Grundlagen, Forschung, Behandlung. München: Elsevier; 2014

[223] Schultz RL, Feitis R. The endless web. Fascial anatomy and physical reality. Berkeley: North Atlantic Books; 1996

[224] Seidler GH. Der Blick des Anderen. Eine Analyse der Scham. 2. Aufl. Stuttgart: Klett-Cotta; 2001

[225] Seligmann M. Erlernte Hilflosigkeit. Weinheim: Psychologie VerlagsUnion; 1995

[226] Selye H. The stress of life. New York: McGraw-Hill; 1956

[227] Shapiro F. EMDR – Grundlagen und Praxis. Handbuch zur Behandlung traumarisierter Menschen. Paderborn, Junfermann; 2013

[228] Siegel DJ. Die Alchemie der Gefühle. Wie die moderne Hirnforschung unser Seelenleben entschlüsselt. Anschauliche Einführung in die interpersonelle Neurobiologie. München: Kailash; 2010

[229] Spitzer M. Wechselwirkungen: Stress mit Serotonin. Nervenheilkunde 2003; 22: 482–485

[230] Steding G, Seidl W. Cardio-vaskuläres System. In: Hinrichsen KV, Hrsg. Humanembryologie: Lehrbuch und Atlas der vorgeburtlichen Entwicklung des Menschen. Berlin, Heidelberg: Springer; 2014: 205–293

[231] Steiner R. Über Gesundheit und Krankheit. Grundlagen einer geisteswissenschaftlichen Sinneslehre. Dornach: Rudolf-Steiner-Verlag; 1997

[232] Steiner R. Die Geheimwissenschaft im Umriß. Dornach: Rudolf-Steiner-Verlag; 2005

[233] Steiner R. Die zwölf Sinne des Menschen. Dornach: Rudolf-Steiner-Verlag; 2009

[234] Steiner R. Gesundheit und Krankheit. Stuttgart: Verlag Freies Geistesleben; 2010a

[235] Steiner R. Sprechen und Sprache. Stuttgart: Verlag Freies Geistesleben; 2010b

[236] Steiner R. Allgemeine Menschenkunde als Grundlage der Pädagogik. Basel: Rudolf-Steiner-Verlag; 2011

[237] Steiner R, Wegmann I. Grundlegendes für eine Erweiterung der Heilkunst nach geisteswissenschaftlichen Erkenntnissen. Dornach: Rudolf-Steiner-Verlag; 2001

[238] Stern DN. Die Lebenserfahrung des Säuglings. 6. Aufl. Stuttgart: Klett; 1998

[239] Stern DN. Tagebuch eines Babys. München: Piper; 1994

[240] Still AT. Osteopathy defined. Journal of Osteopathy 1895; 1: 1–3

[241] Still AT. Osteopathy: Research and Practice. First published in 1910. Seattle: Eastland Press; 1992

[242] Storch M, Cantieni B, Hüther G, Tschacher W. Embodiment. Die Wechselwirkung von Körper und Psyche verstehen und nutzen. Bern: Huber; 2006

[243] Streeck U. Szenische Darstellungen, nichtsprachliche Interaktion und Enactments im therapeutischen Prozess. In: U. Streeck, Hrsg. Erinnern, Agieren und Inszenieren. Enactments und szenische Darstellungen im therapeutischen Prozeß. Göttingen: Vandenhoeck & Ruprecht; 2000: 13–58

[244] Streeck U. Psychotherapie komplexer Persönlichkeitsstörungen. Grundlagen der psychoanalytisch-interaktionellen Methode. Stuttgart: Klett-Cotta; 2007

[245] Streeck U. Auf den ersten Blick. Psychotherapeutische Beziehungen unter dem Mikroskop. Stuttgart: Klett-Cotta; 2004

[246] Streeck-Fischer A. Adoleszenz und Trauma. Göttingen: Vandenhoeck & Ruprecht; 1998

[247] Streeck-Fischer A. Trauma und Entwicklung: Frühe Traumatisierungen und ihre Folgen in der Adoleszenz. Stuttgart: Schattauer; 2006

[248] Streeck-Fischer A. Die Entwicklungstraumastörung. In In: Özkan I, Sachsse U, Streeck-Fischer A, Hrsg. Zeit heilt nicht alle Wunden. Göttingen: Vandenhoeck & Ruprecht; 2012: 109–123

[249] Teichler R. Die Entwicklung der Seele im Lebenslauf. Stuttgart: Verlag freies Geistesleben; 2012

[250] Tiedemann JL. Scham. Gießen: Psychosozial-Verlag; 2016

[251] Tomatis A. Das Ohr und das Leben. Erforschung der seelischen Klangwelt. Olten, Freiburg: Walter; 1999

[252] Trepel M. Neuroanatomie: Struktur und Funktion. München: Urban & Schwarzenberg; 1995

[253] Trevarthen C. Growth and education of the hemispheres. In: C. Trevarthen, ed. Brain circuits and functions of thee mind. Cambridge, UK: Cambridge University Press; 1990: 334–363

[254] Trevarthen C. Lateral asymmetries in infancy: implications for the development of the hemispheres. Neurosci Biobehav Rev 1996; 20: 571–586

[255] Tronick E, Adamson L. Babies as people. New findings on our social beginnings. New York: Macmillan Publishing; 1980

[256] Tschuschke V. Psychoonkologie. Psychologische Aspekte der Entstehung und Bewältigung von Krebs. 3. Aufl. Stuttgart: Schattauer; 2011

[257] Van der Kolk B. Verkörperter Schrecken: Traumaspuren in Gehirn, Geist und Körper und wie man sie heilen kann. 4. Aufl. Lichtenau: G. P. Probst; 2017

[258] Van der Kolk B, McFarlane A, Weisaeth L. Traumatic Stress: Theorie, Praxis, Forschung zu posttraumati-

schem Streß. Grundlagen & Behandlungsansätze. Paderborn: Junfermann; 2000

[259] Vogel H-H. Die vier Hauptorgane. Anthroposophisch-menschenkundliche Gesichtspunkte zur Entwicklungsgeschichte, Pathologie, Psychosomatik und Therapie. Bad Boll: Natur-Mensch-Medizin Verlags-GmbH; 1995

[260] Vogel H-H. Organe der Ich-Organisation. Bad Boll: Natur-Mensch-Medizin Verlags-GmbH; 1996

[261] Vogel L. Der Dreigliedrige Mensch. Morphologische Grundlagen einer allgemeinen Menschenkunde. Dornach: Verlag am Goetheanum; 2005

[262] Weber M. Wissenschaft als Beruf. Studienausgabe der Max-Weber-Gesamtausgabe Band 17. Tübingen: Mohr Siebeck; 1994: 6ff.

[263] Wellendorf E. Mit dem Herzen eines anderen leben. Die seelischen Folgen der Organtransplantation. Stuttgart: Kreuz; 1998

[264] von Weizsäcker, V. Der Gestaltkreis. Theorie der Einheit von Wahrnehmen und Bewegen. 5. Aufl. Stuttgart: Thieme; 1986

[265] von Weizsäcker V. Der kranke Mensch. Eine Einführung in die medizinische Anthropologie. Stuttgart: K. F. Koehler; 1951

[266] Wessa M, Flor H. Posttraumatische Belastungsstörungen und Traumagedächtnis. Z Psychosom Med Psychother 2002; 48: 28–37

[267] Winnicott D. Home is where we start from. New York: Norton; 1986

[268] Winnicott D. Reifungsprozesse und fördernde Umwelt. Studien zur Theorie der emotionalen Entwicklung. Gießen: Psychosozial-Verlag; 2002

[269] Winnicott, D. Vom Spiel zur Kreativität. 12. Aufl. Stuttgart: Klett-Cotta; 2010

[270] Wittling W, Schweiger E. Neuroendocrine brain asymmetry and physical complaints. Neuropsychologia 1993; 31: 591–608

[271] Yehuda R. Zur Bedeutung der Epigenetik für die posttraumatische Belastungsstörung und ihre intergenerationale Weitergabe. In: Özkan I, Sachsse U, Streeck-Fischer A, Hrsg. Zeit heilt nicht alle Wunden. Göttingen: Vandenhoeck & Ruprecht; 2012: 22–38

[272] Yeudall LT. Neuropsychological assessment of forensic disorder. Canada's Mental Health 1977; 25: 7–15

Sachverzeichnis